# 現代アメリカの医療政策と専門家集団

*Taku Amano*
天野 拓

慶應義塾大学出版会

# 目次

# 現代アメリカの医療政策と専門家集団

# 序章　研究の目的と意義

## (一)「専門家重視政策」とその政策過程

他の先進諸国と比較した場合、アメリカの医療政策[1]は、どのような観点から特徴づけることが可能であろうか。現在にいたるまで国民皆医療保険制度が存在しない点が、もっとも重要な特質のひとつであることは、いうまでもない。実際、日本も含めた他の先進諸国の多くが、国民皆医療保険制度を保有しているのに対して、アメリカでは、高齢者や貧困層といった一部の層を対象とした公的医療保険制度――メディケア（Medicare）・メディケイド（Medicaid）――が存在するにすぎない。むしろ医療保険制度の中心を占めているのは、一九三〇―四〇年代以降急速に発達してきた、民間医療保険制度である。

しかし、アメリカの医療政策の特質を、医療保険政策だけに限定されず、より広範な観点からとらえる議論も存在する。たとえば、広井良典は、「わが国においてアメリカの〝医療政策〟が論じられるとき、それは圧倒的にその〝医療保険〟政策の側面に限定されており、アメリカの医療を論じる際に忘れてはならない……『医学研究振興政策』という側面がほとんど無視されている」とし、アメリカの医療政策の特質を、医療保険政策のみならず、医学・生命科学研究政策にも着目しながら、とらえている。[2] 広井によれば、アメリカの医療政策の第一次的な目標は、連邦政府が医学・生命科学研究に莫大な予算を投資してきた点に明らかなように、最高水準の医学を実現する点にある。これに対して、国民皆医療保険制度の不在に端的に示されているように、アメリカでは公的医療保険の整備が進まず、医療サービスに対する国民のアクセスの保障は遅れてきた。こうした政策は、たとえば、国民皆医療保険制度が存在する一方、医学の発展には相対的に重点が置かれてこなかった、日本の医療政策とは対照的である。すなわちアメリカの医療政策は、公的医療保険制度の整備を通じた「医療への平等なアクセスの保障」よりもむしろ、医学研究支援を通じた「最高の医学」を実現することに、力を注いできたのである。(3)

本書では、広井の指摘を踏まえつつ、しかしそれとは異なる観点から、アメリカの医療政策の特質にアプローチしたい。アメリカの医療政策は、ことのほか医学の発展を重視してきただけでなく、同時に医学の発展や臨床的応用に携わる専門家――科学者・医師――の存在を尊重してきた。すなわち、「最高の医学」の実現と同時に、高度な医学（的知識）の担い手である科学者・医師の職業活動上の自律性（autonomy）（職業活動上の諸決定に関して外部からの介入をうけないこと）を、重視してきたのである。現代の医療では、高度な専門的知識（医学的知識）が必要とされるため、科学者・医師といった専門家が極めて重要な役割を果たす。科学者は、主に医学の発展を目的とした医学研究活動に携わり、医師は、主に医学の臨床的応用に基づいた患者に対する診療活動の提供に携わる。歴史的にみて、アメリカでは他国にもまして、これら専門家の職業活動上の自律性が、尊重されてきた。すなわち、医学研究活動については科学者、そして患者に対する診療活動については医師が、それぞれ大きな自己決定権限を有してきたのである。こうしたアメリカの医療政策の特質を、本書では、「専門家重視政策」と呼ぶことにしたい。

では、何故アメリカでは、歴史的に専門家の自律性を尊重する政策――「専門家重視政策」――がとられてきたのであろうか。この問いに答えるためには、医療政策が決定されてきたプロセス＝医療政策過程に目を向ける必要があろう。政策は、大統領、行政機関、政党・議員、利益団体など、様々なアクター（政治主体）間の相互作用のなかで、具体的に決定される。アメリカにおいて歴史的に、専門家の職業活動上の自律性を尊重する政策がとられてきた背景には、まさに医療政策過程の有力アクター間における、政治的コンセンサスの存在があった。一方の、科学者の医学研究活動に関係する主要な政策領域は、医学研究政策（medical research policy）であるが、この医学研究政策過程においては、科学者の医学研究活動上の自律性を尊重するという点について、国立衛生研究所（National Institutes of Health：以下ＮＩＨと略記する）、議会（委員会）、利益団体の間にコンセンサスが存在してきた。他方、医師の患者に対する診療活動に関係する主要な政策領域は、医療保険政策（health insurance policy）であるが、この医療保険政策過程においても、医師の診療活動上の自律性を尊重するという点について、有力団体である、アメリカ医師会（American Medical Association：以下ＡＭＡと略記する）、民間医療保険団体、企業団体、そして共和党や一部民主党の間に、コンセンサスが形成されてきた。アメリカの「専門家重視政策」は、専門家の自律性を尊重するという点についての、こうした有力アクター間の政治的コンセンサスに支えられてきたのである。

## (二) 一九九〇年代以降の変容

しかし一九九〇年代以降、アメリカの「専門家重視政策」は、転換点に直面する。その背景には、従来まで「専門家重視政策」を支えてきた医療政策過程の、大きな変容があった。専門家――科学者・医師――の自律性を尊重するという点についての有力アクター間の政治的コンセンサスが崩壊し、これまでのように自律性を尊重すべきか否かをめぐり、激しい対立が生じてきたのである。現代アメリカの医療政策過程に生じている変容の重要な一側面は、この点に求められる。こうした専門家の自律性をめぐる対立は、自律性を主張する専門家集団――科学者コミュニティおよびＡＭＡ――と、その見直しを求める利益団体の間の対立に、象徴的にあらわれている。

医学研究政策過程の場合、こうした対立、すなわち専門家である科学者の自律性を尊重すべきか否かという点をめぐる対立の第一は、医学研究の優先順位決定問題をめぐり生じた。従来までの科学者コミュニティ主導の医学研究体制においては、疾病患者のニーズが十分には重視されていないと主張する、エイズ、乳癌、パーキンソン病などの患者団体と、科学者自らによる決定を尊重すべきであると主張する、専門家集団である科学者コミュニティとの間に、対立が生じたのである。対立の第二は、生命倫理問題をめぐるものだった。胎児組織(fetal tissue)研究、ヒト胚(human embryo)・胚性幹細胞(embryonic stem cell)研究、クローン(clone)研究などの先端医療研究に関して、倫理的・宗教的に問題があるとして反対する「プロ・ライフ(pro-life)」[4]派団体と、医学上の重要性からその推進を主張する科学者コミュニティとの間に、対立が生じたのである。すなわち一九九〇年代以降、これまでのように科学者の自律性を尊重すべきか否かをめぐり、専門家集団である科学者コミュニティと、医療研究により患者の声を反映させるべきであるとする患者団体、そして倫理的・宗教的な立場から先端医学研究の規制を求めるプロ・ライフ派団体との間に、激しい対立が繰り広げられた。このように医学研究政策においては、患者や市民から、科学者の自律性を見直そうとする動きが生じ、それが新たに激しい対立を生み出している。すなわち、専門家である科学者による医学研究に関する意思決定に対して、異議を申し立てる、あるいは決定過程自体への参加を求める動きである。本書では、これを「民主化」を求める動きと呼ぶことにする。

これに対して、医療保険政策過程においても、専門家である医師の診療活動上の自律性を尊重すべきか否かめぐり、激しい対立が生じている。一九八〇年代後半以降のアメリカでは、医療費高騰問題が深刻化し、その抑制の必要性が切迫したものとなった。その結果急速に発展したのが、マネジドケア(managed care)と呼ばれる新たなタイプの民間医療保険である。このマネジドケアの重要な特質のひとつは、医療費の抑制を目的に、保険者が医師の診療活動の内容を管理・規制する点にあった。そしてマネジドケアの急速な発展の結果、民間医療保険団体も、マネジドケアを中心とした団体へと変容していく。こうしたマネジドケアの発展を強く後押ししたのが、企業（団体）である。医療費の高騰は、民間医療保険と契約し、従業員の保険料を負担している企業（団体）の経営を直撃した。その結果、企業（団体）は、医療費抑制のために、従来型民間医療保険からマネジドケアへと、保険契約を切り替え始めたのである。しかし、マネジドケアによる医師の診療活動に対する管理・規制の強化は、当然のことながら医師側に大きな懸念や不満をもたらした。その結果、医師の自律性の尊重を求める専門家集団であるAMAと、マネジドケアの促進やそのもとでの医療費抑制を重視する民間医療保険団体、そして企業団体との間に、激しい対立が生じたのである。このように医療保険政策においては、医療費（医師の職業報酬）を支出・管理する役割を担う民間医療保険や企業の側から、医師の自律性を見直そうとする動きが生じ、それが新たに激しい対立を生み出している。すなわち、これまで専門家である医師が自由な決定を下してきた診療活動を合理化（効率化）することによって、医療費の抑制を図ろうとする動きである。本書では、これを「合理化」[5]を求める動きと呼ぶことにする。[6]

このように、専門家の職業活動を「民主化」、あるいは「合理化」しようとする動きの高まりを背景に、一九九〇年代以降の医療政策過程においては、従来までの政治的コンセンサスが崩壊するとともに、専門家の自律性を尊重すべきか否かをめぐり、激しいアクター間対立が生じている。その結果、それに支えられてきた「専門家重視政策」も、現在転換点に直面しつつあるといえよう。医学研究政策についていえば、医学研究の優先順位決定問題については、その決定過程に対して、患者や市民の参加を促す政策がとられつつあるし、生命倫理問題についても、ヒト胚・胚性幹細胞研究のケースにみられるように、倫理的・宗教的な配慮から、科学者の研究活動の自由を一定程度制限しようという政策がとられつつある。また医療保険政策についていえば、マネジドケアに対して診療活動上の自律性を保持・回復するための政策的措置を講じようというAMA側の戦略は、一定の成果を挙げている部分もみられるが、概して困難に直面している。こうした状況は、現在アメリカの医療政策が、人間の生死、そして人間の身体的・精神的な福利厚生に直接関係する医療という領域において、専門家がどのような位置を占めていくべきか、より具体的には、科学者による自由な医学研究の発展と、疾病に苦しんでいる患者のニーズ、さらには倫理的・宗教的な文化・価値観とのバランスをいかにとっていくか（医学研究政策）、また、可能な限り医療サービスの質を下げることなく、医師の診療活動への適正な介入を行うことにより、どのように医療費を抑制していくか（医療保険政策）、といった極めて重要な問題に、直面しつつあることを意味している。

本書が試みようとするのは、こうした「専門家重視政策」転換の背景に存在する、一九九〇年代以降の医療政策過程の変容――専門家の自律性を尊重すべきか否かをめぐる対立の激化――についての、実証的な分析に他ならない。

## (三) 研究の意義

もちろん、アメリカの医療政策・政策過程については、これまでも多くの先行研究が存在する。[7] では、先行研究と比較した場合の本研究の意義は、どのような点に求められるであろうか。

先行研究と比較した場合、本研究の意義の第一は、現代アメリカにおける医療政策過程の変容について、専門家――科学者・医師――の自律性に着目しつつ、考察する点にある。確かにこれまでの研究においても、アメリカの医療政策・政策過程において、医師の診療活動上の自律性が尊重されてきた点、そしてそれに変化が生じている点には、一定の注意が払われてきた。[8] しかし、医療におけるもうひとつの重要な専門家である科学者をも視野に入れ、科学者・医師双方の自律性をめぐる変容に着目し、医学研究政策と医療保険政策の共通点に焦点を当てた研究は存在しない。すなわちアメリカにおいて、医学研究政策（過程）と医療保険政策（過程）いずれについても、歴史的に専門家——科学者・医師——の職業活動上の自律性が尊重されてきた点、そしてそれが一九九〇年代以降、そろって大きな変化に直面している点に着目する研究はなされてこなかった[9]。

第二に、本研究の意義は、アメリカの医療政策過程の転換点を、一九九〇年代以降の時期に求める点にある。従来までの研究——医学研究政策であれ医療保険政策であれ——は、概して一九六〇—七〇年代をアメリカの医療政策過程の転換点として位置づける傾向にあった。確かに、かつて医療政策過程に存在してきた有力アクター間の政治的コンセンサスが動揺しはじめるのは、一九六〇—七〇年代以降のことである。しかし以下の考察によって明らかになるが、その崩壊が本格的に進むのは、一九九〇年代以降に入ってからである。実際には、医学研究政策、医療保険政策、両政策過程に重要な変容が生じ、「専門家重視政策」が転換点に直面する時期が、ともに一九九〇年代以降である点に関しては、偶然的な要素も大きい。しかし、一九九〇年代以降の医療政策過程の変容を理解する上で、こうした同時性に注目しない訳にはいかないだろう。全体的にみて先行研究では、医学研究政策であれ医療保険政策であれ、一九九〇年代以降の医療政策過程の変容の意味合いについて、十分な注意が払われてこなかった。

本研究の意義の第三は、一九九〇年代以降の医療政策過程の変容について、党派的・イデオロギー的な対立とは、異なる観点から考察する点にある。近年のアメリカ政治では、従来と比較して、民主・共和両党のイデオロギー的性格が強まるとともに、その支持団体自体もいずれかの政党と一体化する傾向にあることから、党派的・イデオロギー的な対立が激化している。しかし、専門家（科学者・医師）の自律性に対して見直し——「民主化」であれ「合理化」であれ——を求める動きは、共和・民主両党、そして保守派（伝統的価値の保持や民間・市場原理の導入を重視する勢力）およびリベラル派（平等の促進や政府や行政機関の公的役割の拡張を重視する勢力）双方の間に、イデオロギー的な差異を超えるかたちで、支持を広げつつある。また、専門家の自律性の尊重に理解を示す勢力も、党派やイデオロギーを越えて存在している。

以上が、先行研究と比較した場合の、本研究の意義である。しかし加えて、本書の考察は、医療分野に限定されず、より広範な展望を有している点でも、一定の意義があるものと考える。実は、専門家の自律性に対する見直しは、医療のみならず、現在他の多くの領域で、生じているからである。既に述べたように、医学研究政策においては、これまで科学者が大きな決定権限を有してきた医学研究活動に対して、「民主化」を求める動きがみられる。他方で医療保険政策については、これまで医師が大きな決定権限を有してきた患者に対する診療活動に対して、「合理化」を求める動きがみられる。[10] 実は、こうした変容は、専門家全般に生じている傾向でもある。たとえば科学技術の領域について見た場合、[11] 一方では、一九六〇―七〇年代以降、科学技術をめぐる意思決定過程をより「民主化」していこうとする動きが盛んになっている。専門家だけでなく市民も参加しつつ科学技術をめぐる問題に関して対話を行う「コンセンサス会議（consensus conferences）」の試みなどが、これにあたる。[12] こうした「民主化」を求める動きは、環境、エネルギー、農業など、科学技術に関係する様々な領域において、表面化しつつある。[13] 他方では一九六〇―七〇年代以降、科学技術の専門家の職業活動に対して、「合理化」を求める動きも、高まりをみせている。近年その急速な発展にともない、科学技術の有する経済的な価値が、ますます大きなものになってきた。しかし同時に、かつてのような経済成長が見込まれない中、政府・企業は財政的な締め付けを強化し、自らが科学技術の専門家の職業活動に拠出している資金・予算について、その効率的な使用を求めるようになっている。その結果、科学技術の専門家の職業活動に対して、「合理化」や「効率化」、あるいは営利性がこれまでになく求められるようになってきた。たとえば、産学連携の動き、資金の効率的な使用を求める動き（たとえば商業化を前提とした研究開発を重視する傾向）、などがこれにあたる。[14] また科学技術以外でも、近年専門家（たとえば弁護士）の巨大組織（ロー・ファーム）への被雇用化が進み、その職業活動はますます「合理化」（官僚制的コントロール）の波にさらされつつある。(15)

このように、専門家の自律性を見直す動き——「民主化」であれ「合理化」であれ——は、医療に限定されず、現在科学技術など様々な領域において、表面化しつつある。それゆえ、本書の考察は、医療にとどまらず、現在広範に生じつつある、高度な専門的知識の担い手としての専門家（集団）をめぐる状況の変化と、それが問いかけているものについて理解する上でも、一定の意義を有するものといえる。

## ㈣　本書の構成

以下、本書の構成について、簡単に述べたい。

第一部では、本書の分析アプローチについて、明らかにする。それは第一に、従来までのアメリカの医療政策の特質を、他国に増して専門家——科学者・医師——の職業活動上の自律性を尊重してきた点（「専門家重視政策」）に求めるとともに、それが政策過程における、有力アクター間のコンセンサスに基づいてきた点に焦点を当てる。第二に、従来までの「専門家重視政策」が現在転換点に直面している背景に存在する、一九九〇年代以降のアメリカの医療政策過程の変容を、専門家の職業活動上の自律性を尊重するという点についての既存の政治的なコンセンサスの崩壊および、これまでのように自律性を尊重すべきか否かめぐるアクター間の対立の激化として、位置づける。第三に、こうした医療政策過程の変容の要因を、二段階の変容プロセスとして捉える。変容の第一段階は、一九六〇—七〇年代以降医療政策領域における利益団体政治が大きく変容する段階であり、新たに創設される、あるいは政治活動を活発化する利益団体が急増していく段階である。第二段階は、一九九〇年代に入り新たな政治的争点の出現を背景に、これら新たに参入し専門家の自律性の見直しを求める利益団体と専門家集団との間に、激しい対立が生じる段階である。第一部では、まずこうした分析アプローチを構築する上で重要な示唆を得た「専門職（profession）」論とその意義について概観し、さらに本書が分析する医療政策過程の変容を現代アメリカ政治全体のなかに位置づけた上で（第一章）、本書の基本的な分析アプローチを構成する、上記の三点について詳しく述べていきたい（第二、三章）。

続く第二部、第三部は、一九九〇年代以降の医療政策過程の変容についての、いわば実証部分に相当する。考察にあたっては、主に自律性を主張する専門家集団と、その見直しを求める利益団体の間の対立に焦点を当てる。まず第二部では、一九九〇年代以降の医学研究政策過程において、科学者の医学研究活動上の自律性を尊重すべきか否かをめぐり、科学者コミュニティと、その医学研究活動上の自律性の見直しを求める利益団体との間に、対立が生じた点について、具体的な考察を行う。すなわち、①医学研究の優先順位決定問題（NIHにおける研究予算配分・研究体制のあり方をめぐる問題）（第四章）、そして②生命倫理問題（胎児組織、ヒト胚・胚性幹細胞、クローン研究の是非をめぐる問題）（第五章）、という新たな政治的争点をめぐり、専門家集団である科学者コミュニティと、その自律性の見直しを求める利益団体――具体的には、患者団体、そしてプロ・ライフ派団体――との間に、激しい対立が生じている点について考察する。そして、こうした政策過程の変容に関する分析を通じて、実際に科学者の医学研究活動上の自律性に対して、現在一定の制限を設ける政策がとられつつある点も、明らかにしたい。

第三部では、一九九〇年代以降の医療保険政策過程において、医師の診療活動上の自律性を尊重すべきか否かをめぐり、AMAと、その自律性の見直しを求める利益団体との間に、激しい対立が生じた点について考察を行う。すなわち、医師の診療活動上の自律性の尊重か、マネジドケアの促進やそのもとでの医師の診療活動の管理・規制による医療費の抑制か、という点をめぐり、専門家集団としてのAMAと、民間医療保険団体、そして企業団体との間に、激しい対立が生じた点について考察を加える。対立を激化させた要因である新たな政治的争点は、医療費高騰問題を背景にしたマネジドケアをめぐる諸争点であり、具体的には、(1)供給者運営(あるいは出資)組織(provider-sponsored organization)問題(第六章)、(2)「患者の権利(patient's right)」の保障問題(第七章)、(3)医師の団体交渉(collective bargaining)問題(第八章)、という三つに分類される。そして考察を通じて、マネジドケアに対して医師の診療活動上の自律性を保持・回復するための政策的措置を講じようというAMA側の戦略が、現在困難な状況にある点も、同時に明らかになるだろう。

最後に終章では、これまでの議論をまとめるとともに、本書で考察した医療政策過程の変容に関する今後の展望を示し、加えて本書の考察から浮かび上がる、アメリカ医療政策が現在直面している課題について、簡単な考察を加えたい。

なお、以下の記述に関して留意すべき点について、あらかじめ述べておきたい。本書は既に述べたように、一九九〇年代以降のアメリカの医療政策過程の変容について分析するにあたり、専門家の自律性を尊重するという点についての既存の政治的なコンセンサスの崩壊および、これまでのように自律性を尊重すべきか否かをめぐるアクター間対立の激化に焦点を当てる。その中心に位置するのは、専門家集団と、その自律性の見直しを求める利益団体との間の対立である。具体的には、科学者コミュニティと患者団体、そしてプロ・ライフ派団体との間の対立、AMAと民間医療保険団体、そして企業団体との間の対立が、これにあたる。したがって以下、医療政策過程の変容を記述するにあたっても、主にこれらアクター間の対立に焦点を当てることになる。

しかし、こうした対立には、他のアクター——たとえば大統領、議会(政党)——も、当然関わっている。それ故、これらのアクターの動向にも、必要最小限の記述を加えるが、本書が焦点を当てる専門家の職業活動上の自律性をめぐる対立の中心を占めるのは、なによりも専門家集団とその自律性の見直しを求める利益団体との間の対立である。したがって、以下一九九〇年代以降の医療政策過程の変容を考察するにあたって、主にこの両者の間の対立を記述の中心に据える点は、強調しておきたい。また、こうした対立は、一九九〇年代以降顕著なものとなるが、対立それ自体の始まりはそれ以前の時期にさかのぼることもあり、考察時期がそれ以前にまで及ぶ場合もあるが、考察の中心はあくまでも、一九九〇年代以降の時期に置かれる。

(1) ここでいう「政策」とは、政府や行政機関の諸施策をさし、法律などと並んで、行政機関の資源配分や活動の統制をめぐる基準や指針なども含む。
(2) 広井良典『アメリカの医療政策と日本——科学・文化・経済のインターフェイス』(勁草書房、一九九二年)、三二頁。
(3) 広井良典『脱「ア」入欧——アメリカは本当に「自由」の国か』(NTT出版、二〇〇四年)、六二頁。
(4) 生命を尊重する立場から、中絶に反対する政治的立場をさす。これに対して、女性の中絶に関する選択権を尊重すべきとの立場を、「プロ・チョイス(pro-choice)」と呼ぶ。
(5) ここでいう「合理化」とは、いわゆる「形式合理化(formal rationalization)」をさしている。
(6) 既存の議論のなかでは、専門家の自律性に対して見直しを求める動きとして、主に以下の二つが指摘されてきた。第一は、消費者意識(consumerism)や権利意識の高まり、公衆の教育水準の高まり、公衆間の専門家に対する倫理的な不信の高まりなどを背景に、クライアントや市民が、専門家による意思決定に挑戦する(異議を申し立てる)、あるいは意思決定自体への参加を求める動きであり、第二は、コスト抑制の必要性、市場競争の激化、官僚制化の進展などを背景に、専門家と契約・雇用関係を結び、その職業活動に対する資金を支出・管理している政府、企業、保険会社などが、その合理化を求めて職業活動に介入しようとする動きである。前者は「脱専門職化(deprofessionalization)」、後者は「合理化」、「プロレタリア化(proletarianization)」などと呼ばれてきた。本書では、前者を「民主化」、後者を「合理化」と呼ぶことにする。詳しくは、第一章第一節を参照。
(7) 主な先行研究については、以下の文献を参照。医学研究政策については、Stephen Strickland, *Politics, Science,*

*and Dread Disease: A Short History of United States Medical Research Policy* (Cambridge: Harvard University Press, 1972); Davis Spignan, *HeartBeat: The Politics of Health Research* (Washington D. C.: Robert B. Luce, 1976); Edward J. Burger, *Science at White House* (Baltimore: Johns Hopkins University Press, 1980); Eli Ginzberg and Anna B. Dutka, *The Financing of Biomedical Research* (Baltimore: Johns Hopkins University Press, 1990); Maureen Hogan Casamayou, *The Politics of Breast Cancer* (Washington D. C.: Georgetown University Press, 2001). 久塚純一監訳『乳がんの政治学』（早稲田大学出版部，二〇〇一年）; Daniel Callahan, *What Price Better Health? Hazards of the Research Imperative* (Berkeley: University of California Press, 2003). 医療保険政策については，Paul Starr, *The Social Transformation of American Medicine* (New York: Basic Books, 1982); Theodore R. Marmor, *Political Analysis and American Medical Care* (Cambridge: Cambridge University Press, 1982); Calum R. Paton, *U. S. Health Politics: Public Policy and Political Theory* (Aldershot: Avebury, 1990); David Wilsford, *Doctors and the State: The Politics of Health Care in France and the United States* (Durham and London: Duke University Press, 1991); Marian Dohler, "Policy Networks, Opportunity Structures, and Neo-Conservative Reform Strategies in Health Policy," Bernd Marin and Renate Mayntz eds., *Policy Networks: Empirical Evidence and Theoretical Consideration* (Frankfurt am Main: Campus, 1991); Mark Peterson, "Political Influence in the 1990s: From Iron Triangles to Policy Networks," *Journal of Health Politics, Policy and Law*, 18(2), 1993. アメリカの医療政策の概観的研究については，Kant Patel and Mark Rushefsky, *Health Care Politics and Policy in America, 2ed.* (New York: M. E. Sharpe, 1999); Carol S. Weissert and William G. Weissert, *Governing Health: The Politics of Health Policy, 2ed.* (Baltimore and London: Johns Hopkins University Press, 2002); Kant Patel and Mark Rushefsky, *Health Care Policy in an Age of New Technologies* (New York: M. E. Sharpe, 2004).

(8)　たとえば，Starr, *op. cit*; James Bjorkman, "Politicizing Medicine and Medicalizing Politics; Physician's Power in the United States," Giorgio Freddi and James W. Bjorkman eds., *Controlling Medical Professionals: The Comparative Politics of Health Governance* (London; Sage, 1989); James A. Morone, *The Democratic Wish: Popular Participation and the Limits of American Government* (New York: Basic Books, 1990); Wilsford, *op. cit.*

（9）本書の問題意識と一定程度重なり合う部分を持つのは、モランの研究であろう。彼は、現代先進諸国における医療改革を、（一）医療サービスの消費面（主に医療保険）、（二）医師の規制面（診療活動・報酬の規制）、（三）科学技術面（科学技術の促進）、という三つの側面に分類し、イギリス、ドイツ、アメリカという先進三カ国を事例に、それぞれの国における改革の動向について国際比較的考察を行っている。モランは、アメリカのケースについての考察のなかで、民主化や市場競争の導入が医療政策過程にも影響を及ぼしているとし、一九六〇—七〇年代以降、医療政策過程が開放的かつ流動的なものへと変化している点に着目している。しかし、政策過程についての分析が極めて不十分であるほか、やはり専門家の自律性をめぐる政治的な変化についての考察が不十分である。また、一九九〇年代以降の医療政策過程の変容の意味合いについての考察も、なされてはいない。Michael Moran, ***Governing the Health Care State: A Comparative Study of the United Kingdom, the United States, and Germany*** (Manchester: Manchester University Press, 1999).

（10）なお、医学研究の領域においても「合理化」（たとえば産学連携の動き）、医療保険の領域においても「民主化」（インフォームド・コンセントの促進や医療過誤訴訟の増加など）の動きが、それぞれ生じている。しかし本書では、あくまで専門家の自律性を見直そうとする動きが医療政策過程に影響を及ぼした点に焦点を当てるため、医学研究の領域においては「民主化」、医療保険の領域においては「合理化」の動きが、それぞれより重要であるとみなす。

（11）こうした変化を理解する上で、マイケル・ギボンズらの議論は示唆的である。ギボンズらは、現代社会において、科学研究のあり方に大きな変化が生じているとし、それをモード1からモード2への変化として捉えた。モード1では、研究活動は、アカデミズムの内部、各ディシプリン内部の論理によって進められ、研究成果の価値は、ディシプリンの知識体系の発展にいかに貢献しているかによって決まる。研究成果は、学術雑誌、学会などの制度化された「学者共同体」の枠を出ることはない。研究活動の遂行にあたっては、専門家である科学者が支配的な位置を占め、教育訓練を受けていない外部社会の人間が参加することが困難である。他方で、モード2では、問題解決には、単一のディシプリンだけでなく、多様なディシプリンからの参加が求められる。研究成果は、アカデミズム、「学者共同体」の枠を超えて広がる。参加者の範囲は格段に拡大し、科学者のみならず、産業界、政府の専門家、市民も、必要に応じて参加する。専門家だけが、研究活動上の諸決定にあたって、支配的かつ独占的な地位を占めることはできない。Michael Gibbons et al, *The New Production of Knowledge: The Dynamics of Science and Research in Contemporary Societies* (London: Sage Publication, 1994), マイケル・ギボンズ編著、小林信一監訳『現代社会と知の創造―モード論とは何か―』丸善ライブラリー、一九九七年。

(12) 小林傳司『誰が科学技術について語るのか―コンセンサス会議という実験―』(名古屋大学出版会、二〇〇四年)。他の試みについては、たとえば、平川秀幸「科学技術と市民的自由――参加型テクノロジーアセスメントとサイエンスショップ」『科学技術社会論研究』第1号、二〇〇二年、五一―五七頁。

(13) 科学技術の様々な分野における「民主化」を求める動向については、James C. Petersen, *Citizen Participation in Science Policy* (Amherst: University of Massachusetts Press, 1984); Malcom L. Goggins and William A. Blanpied et al, *Governing Science and Technology in a Democracy* (Knoxville, TN: University of Tennessee Press, 1986); Alan Irwin, *Citizen Science: A Study of People, Expertise and Sustainable Development* (New York: Routledge, 1995); Daniel Lee Kleinman ed., *Science, Technology, and Democracy* (New York: State University of New York Press, 2000).

(14) たとえば、Derek Curtis Bok, *Universities in the Marketplace: The Commercialization of Higher Education* (Princeton, New Jersey: Princeton University Press, 2003), デレック・ボック著、宮田由紀夫訳『商業化する大学』(玉川大学出版部、二〇〇四年)、ウィリアム・K・カミングス「高等教育の第三の革命、大学の開放化」『高等教育研究』第一集、一九九八年、一九九―二一三頁。Marilyn Werber Serafini, "Research for Hire," *National Journal*, March, 30, 1996, pp. 704–708. アメリカにおける産学連携とその問題点については、たとえば、宮田由紀夫『アメリカの産学連携：日本は何を学ぶべきか』(東洋経済新報社、二〇〇四年)。

(15) たとえば、Raymond Murphy, "Proletarianization or Bureaucratization: the Fall of Professional?" Rolf Torstendahl and Michael Burrage eds., *The Formation of Professionals: Knowledge, State and Strategy* (London: Sage Publication, 1990), pp. 71–95; Herbert M. Kriezer, "The Professions are Dead, Long Live the Professions: Legal Practice in a Postprofessional World," *Law and Society Review*, 33(3), 1999, pp. 713–759; Keith A. Roberts and Karen A. Donahue, "Professing Professionalism: Bureaucratization, and Deprofessionalization in the Academy," *Sociological Focus*, 33(4), 2000, pp. 365–383.

# 第一部　分析アプローチ

# 第一章　専門家の自律性と医療政策過程

本書は、専門家の自律性を尊重すべきか否かをめぐる対立の激化に着目しつつ、一九九〇年代以降の医療政策過程の変容について、分析を行う。すなわち、現在アメリカの「専門家重視政策」が転換点に直面している背景に存在する、医療政策過程の変容について分析する。本書のこうした分析アプローチは、いわゆる「専門職(professions)」論を出発点としている。第一章では、まずこの点について述べ、さらに本書の分析アプローチの要点について概観する。(詳しい内容については、第二、第三章で述べる)。そして最後に、本書が分析する医療政策過程の変容を、現代アメリカ政治全体の流れのなかに位置づけたい。

## 第一節　専門家の自律性とその条件

「専門職」論では、専門家の職業的特質である自律性に焦点が当てられるとともに、それが一定の政治的条件のもとに確立・維持されている点が指摘されてきた。また、専門家の職業活動上の自律性に対する介入が、どのような要因や形態のもとに生じるか、といった点も、明らかにされている。こうした議論は、本書の分析アプローチを構築する上で、重要な示唆を与えてくれる。本書の分析アプローチは、まさに専門家の自律性を支える政治的条件である「専門家重視政策」をめぐり、専門家集団とその自律性に介入しようとする利益団体との間に激しい対立が生じている点に焦点をあてる。以下まず、この「専門職」論について概観したい。

## (一) 医療における専門家とその自律性

近代医療では、極めて高度な専門的知識、具体的には近代医学が必要とされる。もちろん近代以前の医療においても、医学の存在は重要であった。しかし、それ以前の医学と比較した場合、近代医学の特質は、極めて「合理的（rational）」かつ高度に「形式化（formalize）」されている点にある。[1] このように、近代医療においては高度な近代医学（的知識）が必要とされるため、主に以下の二種類の専門家の存在が重要となる。第一は、近代医学の発展に携わる「科学者（scientist）」であり、第二は、近代医学のもとに、患者に対して具体的な診療活動を行う「医師（doctor, physician）」である。科学者は、医学研究活動を通じて、医療に不可欠な存在である、専門的知識＝近代医学を発展させる。これに対して医師は、専門的知識＝近代医学を臨床的に応用し、患者に対して診療活動を行う。[2] 科学技術に関する専門家は、大きく分類すれば、主に純粋な科学研究に従事するタイプと、主に臨床的な応用活動に従事するタイプの二種類に区分できる。前者は、自らの専門的知識、技能の流通・使用が比較的閉じた同業者集団に限定され、知識の利用が非専門家に向かう場面と相対的に切り離された専門家をさし、後者は、自らの専門的知識、技能が不断に非専門家との接触を通して利用される現場に立ち会う専門家である。[3] 厳密な区分は難しいが、本書の議論と対応させれば、このうち科学者は主に前者のカテゴリーに該当し、医師は主に後者のカテゴリーに属するといえる。

重要なのは、これら科学者や医師といった職業が、これまで「専門職（professions）」という概念で呼称されてきた点である。この専門職とは、主に労働社会学や社会階層論のなかで用いられてきた概念であり、具体的には医師・弁護士・技術者・大学教員・科学者などの専門的な職業をさす[4]。では、「専門職」というカテゴリーで括られる職業は、他の職業とどの点で異なるだろうか。換言すれば、専門職の職業的な特質とは何か。この点については、これまでも様々な議論が展開されてきた[5]。かつての「専門職」論においては、カー＝サンダーズやグードらの議論に代表されるように、専門職が有する様々な職業的「特性（trait）」が指摘されてきた[6]。たとえば、（一）一連の抽象的な知識・技術の取得のための長期的な専門的訓練、（二）倫理綱領に基づいた高度なサービス志向（依頼者としてのクライアントへの奉仕）、（三）同業者団体＝専門職団体の存在、（四）しばしば、何らかの資格制度に基づき、職業活動の遂行が法的に認可されること、（五）教育・訓練の基準を、自ら決定する権限を有すること、などの特性がこれにあたる[7]。なかでも、とりわけ重視されてきたのが、（一）と（二）の点である。たとえば、グードは、（一）と（二）の点を専門職の中核的な特性とみなし、さらにそこから派生する一〇にのぼる特性を指摘している[8]。

これに対して、近年の定義で最も重要とされるのが、エリオット・フリードソンのものである。彼は専門職の職業的特質として最も重要なのは、その職業活動上の「自律性（autonomy）」であるとする。すなわち、専門職の職業的特質は、職業活動の遂行にあたり外部からの監視や規制を受けないことをさす。この自律性とは、「独立しており、自由で、他からの指示を受けない、という特質ないし状態」であり、まずもって労働の技術的な内容や条件についての統御権として位置づけられる。「専門職の場合、自律性とはとりわけ仕事の内容と条件に対する統御権を示すことは明らかである。つまり、専門職は仕事を行う上で、他からの指示を受けないのである」。このように専門職の職業的特質の中心はその自律性に求められ、これまでの「専門職」論で指摘されてきた、右記のような他の諸特性（長期的な専門的訓練や高度なサービス志向など）は、自律性の前提条件、あるいはその派生物として位置づけられることになる[9]。この自律性には、職業活動の内容に関する側面と、経済的・社会的な条件に関する側面という、二つの側面が存在する。前者は、職業活動の内容に関する自己決定権限をさし、後者は、職業報酬や開業条件などについての自己決定権限をさす[10]。本書では主に前者に焦点を当てるが、両者は互いに関係しあっている。さらに、自律性には、個々の専門職が個人的に有する側面と、個々の専門職を統制する専門家集団——本書の事例でいえば、医師会といった専門職団体や科学者コミュニティ——が集団的に有する側面の二つが存在する。すなわち、個々の専門職が職業活動上の自律性を有する場合（個人としての自律性）と、専門職が集団として職業活動上の自律性を有する場合、たとえば専門職が集団として職業活動上の基準や倫理的基準などを自己規制する場合（集団としての自律性）が存在する。職業活動に関する同僚評価（peer review）などは、後者のケースにあたろう。この両者は、対立する側面も存在するが、互いに支えあっている面も大きい[11]。

この自律性は、他の多くの職業には認められてはいないものであり、専門職が享受しえる職業的特質といえる。現在の議論では、こうした自律性に依拠した定義が支配的であり、本書もそれを採用する。すなわち、職業活動上の自律性——職業遂行者が、クライアント、他の専門職のメンバーではない人間、雇用組織などによる外部からの圧力なしに、職業活動上の決定を下すことが認められている状態[12]——こそが、他の職業と比較した場合の、専門職の職業的特質である。なお、科学者については、医師や弁護士など他の専門職とは異なり、その職業サービスに対して直接的な依頼者（クライアント）が存在しないため、専門職と位置づけるべきか否かという点については、意見が分かれる。たとえば、カー゠サンダーズやフリードソンは、専門職を、単なる純粋科学の研究者ではなく、科学的知識を日常生活の場で応用する実務者ととらえる立場から、科学者を専門職から排除している[13]。すなわち先に述べた、主に純粋な科学研究に従事するタイプと、主に臨床的な応用活動に従事するタイプの二種類のうち、前者を専門職から除外しているのである。しかし科学者は、高度な専門的知識の保有や職業活動上の自律性などの点で、医師や弁護士など他の多くの専門職と共通点を有しているため、専門職として位置づけるべきとの見解も存在する。本書も、とりわけ職業活動上の自律性という面での共通点に着目し、科学者を専門職のひとつとして位置づけることにする。[14]

## (二)　自律性を支える条件

ではなぜ、専門職は他の職業とは異なり、職業活動上の自律性を確立・維持できるのだろうか。専門職の職業的特質たる自律性を支える条件とは何か。

専門職の職業活動上の自律性の前提条件としては、第一に、当然のことながら、高度な専門的知識・技術の存在がある。専門職は、大学・専門大学院などの高等教育制度における習得・訓練を通じて、高度な専門的な知識や技術を所有している。他方で専門職以外のひとびとには、専門的知識・技術が欠落しているため、専門職の遂行する職業サービスについて、自ら判断・評価することが難しい。こうした専門的知識・技術の非対称性のもと、専門職以外のひとびとは、専門職に対して職業活動上の決定を委ねる（すなわちその自律性を認める）のである。第二に、様々な諸制度の存在、具体的には高等教育制度、資格制度、倫理綱領の存在がある。専門職は、高等教育制度のもと、高度な専門的知識・技術を習得するとともに、知識・技術を自己管理することが可能となる。次に資格制度のもと、専門職は、資格志願者の専門的知識・技術を自ら評価・選別する権利を獲得する。最後に倫理綱領のもと、専門職は自ら同業者の活動を規制することができる。ただし、現実的に重要なのは、こうした制度の存在だけでなく、諸制度に対する専門職団体の自己統制（self-regulation）である。

しかし、専門職の職業活動上の自律性を支えているのは、専門的知識の存在、そして諸々の制度の自己統制だけではない。それは同時に、（外部）社会による認知の有無にも規定される。専門職が職業活動上の自律性を確立・維持している理由としては、もちろん専門職自らが高度な専門的知識や技術を保有しているという理由も大きい。しかし、専門職の職業活動上の自律性は、（外部）社会の側の認知にも依存している。[15] すなわち、（外部）社会が、専門職の職業活動上の自律性を正当なものと認めることも、専門職が職業活動上の自律性を確立・維持する上での、ひとつの重要な要件となる。「社会が専門職にその自律性を付与した場合に、専門職は自己統制的となり、自らクオリティをコントロールし、自己管理を行うべき存在となる」[16]。そして、こうした認知を獲得するためには、専門職（団体）自らの（外部）社会に対する政治的な働きかけが、重要な役割を果たす。換言すれば、専門職がその職業活動上の自律性を確立・維持するためには、その正当性を、政治活動を通じて、（外部）社会にアピールしなければならない。ここで、専門職（団体）のアクター（政治主体）としての側面が、重要となる。「自律性や自己統制といった目的を実現するためには、専門職は政治的な領域に参入し、利益団体として活動しなければならない」[17]。そして、この（外部）社会の認知において、とりわけ重要なのは、正当性を保証する上で大きな影響力を持つ、政府や行政機関（いわゆる「国家」）の認知である。すなわち、専門職の自律性にとって、政府や行政機関に、自らの職業活動上の自律性の正当性を認めてもらう点が、きわめて重要となる。専門職団体自らの資格制度や高等教育制度の自己統制も、政府や行政機関に認められて、初めて実質を伴うものとなる。[18]

このように、専門職がその自律性を確立・維持する上では、一定の政治的条件が重要である。また、そうした政治的条件を獲得する過程では、専門職（団体）のアクター（政治主体）としての側面が重要となる。[19]「自律性とは、専門職に対して、社会、とりわけ国家によって与えられるものである。こうした段階で、専門職は何にも増して、不可避的に政治過程に参入することになる」[20]。

## (三) 自律性に対する介入

以上述べたように、専門職の職業活動上の自律性は、専門的な知識・技術の存在、高等教育制度・資格制度・倫理綱領などの諸制度の自己統制とともに、(外部) 社会、とりわけ政府や行政機関がそれを正当なものと認める点にも依拠する。しかし、これは同時に、これら諸条件が崩壊した場合、専門職の職業活動上の自律性は、喪失の危機に陥ることを意味する。「専門職」論では、こうした専門職の職業活動上の自律性の喪失プロセスを、「脱専門職化 (deprofessionalization)」と呼んできた。「脱専門職化」とは、「専門職が所有している、あるいは所有しているとされる、一連の特質が失われていく」プロセス、すなわち、すでに専門職として確立された職業がその諸特質を喪失していくプロセスをさす[21]。なかでも重要なのが、専門職の中核的な特質たる、職業活動上の自律性の喪失であることは、いうまでもない。ここでいう自律性が、職業活動の遂行にあたり外部からの介入を受けないという状態であるとすれば、その喪失とは、職業活動に対する外部からの介入が強まることをさしている。

この「脱専門職化」論は、一九七〇年代以降、「専門職」論の領域で盛んに議論されてきた[22]。ではこうした議論においては、専門職の職業活動上の自律性に対する介入は、どのような要因に基づき、いかなる形態のもとに、生じるとされているのか。既に述べたとおり、専門職の職業活動上の自律性は、専門的知識・技術の存在、資格制度などの諸制度の自己統制とともに、(外部) 社会、とりわけ政府や行政機関の認知のもとに、確立・維持される。したがって、「脱専門職化」が、専門職の職業活動上の自律性の喪失が生じるのは、上記の諸条件が失われた場合といえる。たとえば、教育水準の向上、メディアによる知識の普及、専門的知識自体の標準化・ルーティーン化によって、専門職と専門職以外のひとびとの間の知識量の差異や、専門職の有する知識・技術の「専門性」、「秘儀性」が失われていくことは、専門職の職業活動に対する外部からの介入をより容易なものとし、その自律性の喪失を招くであろう。また、専門職が、その自律性を支える諸制度に対する自己統制力を失っていくこと、たとえば資格制度に対する自己統制を失うことも、その自律性に大きな影響を与えるだろう。しかし同時に、専門職（団体）の、アクター（政治主体）としての活動を通じた、（外部）社会、とりわけ政府・行政機関の認知の構築が、その有効性を失う場合も重要である。専門職（団体）は、自らの職業活動上の自律性の正当性を、政治活動を通じて、（外部）社会、とりわけ政府・行政機関などに認めてもらわなければならない。したがって、専門職に対する不満が高まり、専門職（団体）が（外部）社会、とりわけ政府や行政機関に対して、自らの職業活動上の自律性の正当性を認めさせることができなくなった場合（たとえば専門職に対する倫理的な不信が高まる場合）、専門職の職業活動は外部からの介入を受け、その自律性は脅かされることになる。資格制度などに対する外部からの介入も、こうした状況において生じる場合が多い。

実際に一九六〇―七〇年代以降、専門職の職業活動に対する介入は、徐々に進展しつつある。では、こうした介入はどのようなかたちで生じるのか。既存の議論においては、主に以下の二つのケースの存在が、指摘されてきた。第一は、専門職の職業活動や職業サービスのクライアント、あるいは市民が、専門職の職業的な決定に挑戦する（異議を申し立てる）、あるいは決定過程自体への参加を求めるケースである。現代社会においては、消費者意識（consumerism）の高まり、公衆の教育水準の高まり、権利意識の高揚、専門職に対する様々な面での倫理的な不信や不満の増大などを背景に、クライアントや市民が専門職の決定に異議を申し立てたり、専門的な意思決定過程への参加を求めている。公民権運動や消費者運動、女性運動などの興隆も、これらの変化に影響を及ぼした。こうしたかたちでの介入を、本書では「民主化」と呼ぶことにする。[23] 第二は、直接・間接的に雇用・契約関係を結び、専門職の職業活動に対する資金を支出・管理している政府、企業、保険会社などが、その職業活動の合理化を求めるケースである。たとえば、コストを抑制する必要性の高まり、市場競争の激化、専門職の

（政府・企業・保険会社などの）組織への被雇用化の進展、官僚制化などを背景に、政府、企業、保険会社などは、ますます専門職の職業活動の合理化（効率化）を図ろうとしている。これらの圧力は、公的・民間セクター双方から、生じている。こうしたかたちでの介入を、本書は「合理化」と呼ぶことにする。(24) この二つ、すなわち「民主化」および「合理化」が、専門職の職業活動に対する介入の主要な形態ということができる。

## 第二節　医療政策過程分析へ

### (一)　政策過程分析へ

#### 1　「専門職」論からの示唆

以上、「専門職」論の検討を行ってきた。本書の分析アプローチを構築するにあたり、「専門職」論は、以下の点を明らかにした点で、極めて重要である。すなわち、第一に、医療において重要な役割を果たしている、科学者・医師といった専門家の職業的特質が、職業活動上の自律性である点、第二に、専門家の職業活動上の自律性が、専門的知識や諸制度の自己統制とともに、一定の政治的条件、すなわち政治活動などを通じた（外部）社会——とりわけ政府や行政機関——の認知に基づいている点、第三に、そのため、そうした条件が崩壊した場合、たとえば（外部）社会——とりわけ政府・行政機関——からの認知が危機に瀕した場合、専門家の職業活動上の自律性は、外部からの介入によって脅かされる（「脱専門職化」が生じる）点、第四に、そうした介入が、本書の表現を用いれば、「民主化」や「合理化」といった形態で生じている点、の四点である。

まず、本書の自律性への着目が、「専門職」論における、専門家の職業的特質としての自律性をめぐる議論に由来する点は、いうまでもない。また、専門家の職業活動に対する介入――換言すれば、その自律性に対する見直し――が、本書の言うところの「民主化」や「合理化」といった形態で生じているとする指摘も、重要である。しかし同時に、専門家の自律性が政治的条件に支えられており、それゆえそうした条件が崩壊した場合、専門家の職業活動上の自律性は、外部からの介入によって脅かされるとの指摘からも、本書の分析アプローチは大きな示唆を得ている。「専門職」論では必ずしも明確にされてはいないが、専門家の自律性を支える政治的条件として重要なのは、自律性を尊重する具体的な政策がとられている点であろう。それゆえ、自らの自律性を確立・維持しようとする専門家（集団）は、政治活動を通じてそうした政策の実現を求め、他方、専門家の自律性に対する見直し――「民主化」であれ「合理化」であれ――を求める勢力は、政治活動を通じてそれを変更あるいは阻止しようとする。本書の分析アプローチは、まさに一九九〇年代以降の医療政策過程において、自律性を支える政治的条件を獲得・維持しようとする勢力と、その見直しを求める勢力――すなわち、自律性を尊重する政策の実現を求める専門家集団と、その変更・阻止を求める利益団体――の間の対立が激化している点に焦点をあてる。以下、この点について、より詳しく述べたい。

## 2　自律性を支える政治的条件としての政策

確かに「専門職」論では、専門家の自律性が政治的条件に支えられているとの点は指摘されてきた。これは、専門家の自律性の確立・維持（あるいは変容）が、政治と密接に関係している点を明らかにした点で、極めて重要である。しかし「専門職」論では、政治活動を通じた（外部）社会、とりわけ政府や行政機関の認知が必要とされる、との指摘にとどまっており、この政治的条件に関して、必ずしも十分な考察がなされているとはいえない。すなわち、政治的条件に関する考察が、不十分といえる。それは、もともと「専門職」論自体が、主に専門家の職業的特質それ自体に焦点を当ててきたためであると思われる。しかし専門家の職業的特質たる自律性が政治的条件に支えられている限り、その確立・維持や変容過程に関して理解するためには、政治的条件に関するより詳細な考察が不可欠と思われる。たとえばビョークマンは、一方で、「専門職」論では、これまで専門職について優れた議論が展開されてきたが、その多くが、主に専門職の職業的特質に焦点をあてる傾向にあり、その政治との関係性については、十分な議論がなされてこなかったとする。他方、政治学においては、主に専門職団体（たとえば医師会）の利益団体としての政治活動に焦点が当てられてきたが、その政治活動と、団体のメンバーの職業活動（たとえばその自律性）との関係性などの点については、十分な考察がなされてはこなかった。しかし、福祉国家において専門職が置かれた状況について理解するためには、この両者を結びつける（専門職の職業的特質である自律性と政治との関係性について明らかにする）作業が必要である。ビョークマンは、実際に、専門職団体と国家（政府や行政機関）との関係性への着目などの点で、両者の考察は収斂しつつあるとする。「専門職に関する社会学的研究と、利益団体に関する政治学的な研究は、収斂しつつある」[25]。

しかし依然として、全体的にみれば、こうした作業は必ずしも十分には行われていないのではないか。専門家の自律性が政治的条件に支えられているとして、そうした条件を、どのように理解すればよいだろうか。本書は、専門家の自律性を支える政治的条件に関して理解するためには、専門家の自律性を尊重するという具体的な諸政策について明らかにする必要がある、との立場に立つ。なぜなら、専門家の職業活動上の自律性を支える政治的条件とは、専門家の自律性を尊重する政策がとられている点に象徴的に示されると考えられるからである。

## 3　政治的条件である「専門家重視政策」をめぐる対立

実際、アメリカでは、歴史的に科学者や医師といった専門家の職業活動上の自律性が尊重されてきたが、それは、医療政策過程における政治的コンセンサスのもとに、専門家の自律性を尊重する政策──「専門家重視政策」──がとられてきたためであった。まさにアメリカ医療における専門家の自律性は、こうした政治的条件のもとに確立・維持されてきたのである。そして、科学者コミュニティやアメリカ医師会といった専門家集団は、政治活動を通じて、「専門家重視政策」の実現を強く求めてきた。しかしこの政治的条件は、一九九〇年代以降大きく変容する。これまでのように専門家の自律性を尊重すべきか否かをめぐり激しい対立が生じるとともに、専門家の自律性を尊重する政策――「専門家重視政策」――が、ひとつの転換点に直面しているのである。専門家の自律性が政治的条件に支えられているとすれば、その見直しはまさに、それら条件への挑戦――その変容を迫る動き――としてあらわれる。まさに、現在のアメリカ医療においては、専門家の職業活動の「民主化」や「合理化」を求める勢力（利益団体）が、自律性を支える政治的条件である、「専門家重視政策」を変更しようと政治活動を展開し、それが政策過程において新たなアクター（政治主体）間対立をもたらしているといえる。すなわち、自律性を主張する専門家集団とその見直しを求める利益団体との間の対立である。

このように、「専門職」論において指摘されてきた、専門家の自律性を支える政治的条件は、具体的な政策、すなわち専門家の自律性を尊重する政策の分析を通じてはじめて明らかにすることができるのではないだろうか。そして、本書が焦点をあてるのは、まさにこうした専門家の自律性を支える政治的条件である「専門家重視政策」をめぐり、一九九〇年代以降の医療政策過程において生じている激しい対立に他ならない。これまで述べてきたように、本書の分析アプローチは、アメリカの医療政策過程の変容について、専門家の自律性に焦点を当てつつ考察する点にあるが、その背景には、まさに「専門職」論が指摘してきた、専門家の自律性を支える政治的条件（「専門家重視政策」）をめぐる、こうした政治的対立を明らかにしようという問題意識の存在がある。

## (二)　政策過程分析の要点

以上、本書の分析アプローチの出発点としての、「専門職」論が持つ意義について述べてきた。では本書は、このように専門家の自律性に着目しつつ医療政策過程の変容を分析するにあたって、具体的にどのようなアプローチをとるのか。その内容については、第二、第三章でより詳細に述べるとして、ここでは、まず本書の分析アプローチの要点について、簡単に述べておくことにしたい。それは、以下の三点に集約することが可能である。

第一に、従来までのアメリカの医療政策の特質を、他国に増して専門家——科学者・医師——の職業活動上の自律性を尊重してきた点に求めるとともに、それが政策過程における、有力アクター間のコンセンサスに基づいてきた点に焦点を当てる。序章で述べたとおり、アメリカの医療政策の特質は、様々な視点から位置づけることが可能であるが、本書ではそれを、科学者および医師という二大専門家の職業活動上の自律性を尊重してきた点に求める。一方の医学研究政策では、科学者（コミュニティ）自身による研究優先順位決定、具体的な研究プランの選定における同僚評価（peer review）の原則、科学者の自由な好奇心に基づいた基礎研究の重視といったかたちで、科学者の医学研究活動上の自律性が尊重され、他方の医療保険政策では、公的・民間保険を問わず医療保険制度において、医師—患者関係に対する政府、行政機関、保険者などの第三者の介入が抑制されてきたという点で、医師の患者に対する診療活動上の自律性が尊重されてきた。本書では、こうした政策を「専門家重視政策」と呼ぶことにする。そして、「専門家重視政策」がとられてきた背景には、政策過程の有力アクター間のコンセンサスの存在があった。医学研究政策過程では、科学者の医学研究活動上の自律性を尊重するという点に関して、行政機関（NIH）、議会（委員会）、そして利益団体の間に、強いコンセンサスが存在してきた。また医療保険政策過程においても、医師の診療活動上の自律性を尊重するという点について、有力団体であるアメリカ医師会（AMA）、民間医療保険団体、企業団体、そして共和党や一部民主党の間に、政治的コンセンサスが存在してきた。「専門家重視政策」は、まさにこうした政策過程に支えられてきたのである。

しかし一九九〇年代以降、アメリカの「専門家重視政策」は、ひとつの転換点に直面している。その背景には、それを支えてきた医療政策過程の変容が存在した。本書の分析アプローチは第二に、一九九〇年代以降のアメリカの医療政策過程の変容を、専門家の職業活動上の自律性を尊重するという点についての政治的なコンセンサスの崩壊として、これまでのように専門家の自律性を尊重すべきか否か、をめぐるアクター間対立の激化として、位置づける点にある。医学研究政策においては、科学者の医学研究活動を「民主化」しようという動きが、そして医療保険政策においては、医師の患者に対する診療活動を「合理化」しようという動きが生じ、政策過程において激しい対立をもたらしているのである。その中心に存在するのが、自律性を主張する専門家集団と、その見直しを求める利益団体の間の対立である。さらに第三に、こうした医療政策過程の変容の要因を、二段階の変容プロセスとして捉える。変容の第一段階は、一九六〇―七〇年代以降医療政策領域における利益団体政治が大きく変容する段階であり、新たに創設される、あるいは政治活動を活発化させる利益団体が急増していく段階である。医学研究政策においては、患者団体（エイズ患者団体、乳癌患者団体を含む）、そしてプロ・ライフ派団体が、そして医療保険政策においては、マネジドケアをメンバーとする民間医療保険団体、そして企業団体が、それぞれ新たに創設、あるいはその政治活動を活発化させる。第二段階は、一九九〇年代に入り新たな政治的争点の出現を背景に、これら新たに参入してきた利益団体と専門家集団との間に、激しい対立が生じる段階である。

一般に、「政治的な争点」とは、「地位や資源の配分に関係する、手続き的、あるいは実質的な諸問題をめぐり、二つ、あるいはそれ以上の同一的な集団間に生じる紛争（conflict）」をもたらす存在といえる。それが、アクター自らの争点拡大努力やマス・メディアの注目などを背景に、「明白に、権威的意思決定者の積極的かつ真剣な考慮の対象となった、一連の項目」として浮上した場合、それは「公式アジェンダ（formal agenda）」となる。(26)本書では、まさに専門家集団とその自律性の見直しを求める利益団体との間の対立（紛争）、すなわち集団間の紛争を強調する立場から、「政治的争点」が「公式アジェンダ」化していくプロセスすべてを、「新たな政治的争点の出現」と総称することにする。医学研究政策過程の場合、こうした対立の第一は、医学研究の優先順位決定問題をめぐる、科学者コミュニティとエイズ、乳癌、パーキンソン病などの患者団体との間の対立であり、第二は、胎児組織研究、ヒト胚・胚性幹細胞研究、クローン研究などの生命倫理問題をめぐる、科学者コミュニティとプロ・ライフ派団体との間の対立である。これに対して医療保険政策の場合、マネジドケアをめぐる諸問題——供給者運営（あるいは出資）組織問題、「患者の権利」保障問題、医師の団体交渉問題——をめぐる、ＡＭＡと民間医療保険団体、そして企業団体との間の対立である。

このように、一九九〇年代以降の医療政策過程の変容を、「専門家重視政策」を支えてきた政治的コンセンサスの崩壊、換言すれば、利益団体政治の変容と新たな政治的争点の出現を背景にした、専門家の自律性をこれまで通り尊重すべきか否かめぐる対立の激化としてとらえるのが、本書の分析アプローチである。

## 第三節　医療政策過程の変容と現代アメリカ政治

以上の分析アプローチについては、続く第二、第三章で、より詳しく述べる。しかしその前に、本書の分析対象を、より広範な現代アメリカ政治のなかに位置づけておきたい。これまで述べてきたように、本書は、一九九〇年代以降の医療政策過程の変容を分析するにあたって、専門家の自律性を尊重するという点に関する政治的コンセンサスの崩壊と、自律性を尊重すべきか否かという点をめぐる対立の激化に焦点を当てる。ではこうした変容は、現代アメリカ政治全体のなかに、どのように位置づけることができるのだろうか。

## (一)　現代アメリカにおける政策過程の変容

### 1　「下位政府」・「鉄の三角形」

本書の考察は、一九九〇年代以降の時期を重要な転換点とみなし、専門家――科学者・医師――の自律性をめぐる対立に焦点を当てる点で、先行研究とは異なっている。しかし、一部の有力アクター間のコンセンサスに基づいた政策過程とその変容という現象が、医療政策領域に限らず、一九六〇―七〇年代以降アメリカの多くの政策領域においてみられる点は重要である。アメリカ政治研究におけるこれまでの政策過程（の変容）論のなかでは、こうした変容は、「下位政府（subgovernment）」、あるいは「鉄の三角形（iron triangle）」の変容として、位置づけられてきた。この「下位政府」、「鉄の三角形」の特質とは、（一）特定政策領域の政策形成・決定にあたり、一部の少数のアクターが支配的な役割を果たしていること、（二）政策形成・決定が、アクター間の速やかな交渉に基づいた合意に、すなわちコンセンサスに基づいていること、（三）党派的な政治（partisan politics）が、この相対的に自律的かつ安定的なコンセンサスを、動揺させることはないこと、の三点からなる。典型的には、こうした「下位政府」、「鉄の三角形」は、一部の有力利益団体、議員とりわけ議会の（小）委員会メンバー、そして行政部の特定の部署から構成される。この三者の間には、共通の利害関係のもと、親密なコンセンサスが形成され、その下にアクターそれぞれの意向が反映された政策がとられる。たとえばアメリカの農業政策の場合、農業団体、議会の農業担当委員会、そして農務省の担当局のもとに、強力な連携関係が構築されてきた。(27)

### 2　その変容

しかし一九六〇―七〇年代以降、閉鎖的かつ安定的な「下位政府」、「鉄の三角形」は、より外部に開かれたものへ、より多くのアクターが参入し、コンフリクトをはらむものへと変化している。こうした変化を促した要因としては、たとえば、（一）消費者保護運動や環境保護運動などの公共利益団体が、既存の政策に挑戦し始めたこと、（二）規制緩和と無駄な政府支出の廃止を求める運動が、小さな政府を求める保守派の側から生まれたこと、（三）マスメディアも、既存の特権や既得権益に対して批判的な報道をし始めたこと、などの点が指摘されている。[28] また、リプリーとフランクリンは、変化を促した背景要因に関して、以下の三つの代表的なケースを通して、考察している。「下位政府」、「鉄の三角形」が崩壊する第一のケースは、そのメンバーが、ある問題に関して根本的な意見の不一致に直面する場合である。不一致が顕著なものになるにつれて、コンセンサスに基づいた「下位政府」、「鉄の三角形」は崩壊する。また意見の不一致にともない、「下位政府」、「鉄の三角形」の外部に存在するアクターの関心が高まり、新たに政策過程に介入していく場合も多い。第二のケースは、大統領、政府高官、そして議会のメンバーなどが、様々な政治資源を用いて、「下位政府」、「鉄の三角形」に介入しその機能を問い直す場合である。こうした政治資源のなかで、フォーマルなものとしては予算の削減、スタッフ数の削減、プログラムに対する立法的な監督の強化、行政府の部局間のコミュニケーションの抑制などが、インフォーマルな政治資源としては、大統領が自ら指名した人間に対して有するような、個人的な介入能力が存在する。大統領、政府高官、議会メンバーなどは、自らの利益や主張が「下位政府」、「鉄の三角形」により脅かされると認識した場合、これら資源を用いてそれに介入しようとする。第三は、「下位政府」、「鉄の三角形」の外部に存在するアクターの関心を惹く新たな政治的争点が出現する場合である。それによって、新たなアクターが政策過程に参入し、閉鎖的な「下位政府」、「鉄の三角形」をより開放的なものへと変化させる。[29]

## (二)　利益団体政治の変容

### 1　利益団体政治の変容

とりわけ、閉鎖的かつ安定的な「下位政府」、「鉄の三角形」の変容を促した重要な要因のひとつは、一九六〇―七〇年代以降の利益団体政治の変容だろう。[30] 一九六〇―七〇年代以降の利益団体政治の変容は多岐にわたり、たとえばシグラーとルーミスは、それを以下の一〇点にまとめている。すなわち、(一) 利益団体の数の増加、(二) 団体本部のワシントンD.C.への集中、(三) コミュニケーション・テクノロジーの発達を背景にした、グラスルーツ・ロビーイングの洗練度と的確性の増大、(四) 単一争点団体 (single-issue groups) の台頭、(五) 選挙資金法の改正に基づく、政治活動委員会 (Political Action Committee：しばしばPACと略記される) の献金活動の活発化、(六) 行政機関、大統領府、連邦議会などに対する、利益団体の浸透度の上昇、(七) 利益団体の台頭にともなう、選挙その他の政治活動における、政党の影響力の低下、(八) コモン・コーズなどの、公共利益団体の増加、(九) 企業、大学、そして海外の利益団体などの諸制度の、政治活動の活発化、(一〇) 州レベルでの利益団体の活動の活発化、という一〇点である。[31] しかし、これらのうちで最も重要なのは、利益団体の数の増加および構成上の多様化と、その政治活動の急速な活発化であろう。すなわち、この時期以降のアメリカ政治においては、新たに様々な利益団体が創設される、あるいはその政治活動を活発化させたのである。そしてこうした利益団体政治の変容が、閉鎖的かつ安定的な「下位政府」や「鉄の三角形」をより開放的かつコンフリクトをはらむものへと変化させていった。

### 2　変容の背景要因

では、こうした利益団体政治の変容をもたらした要因とは何か。先行研究において一般的に指摘されているのは、①社会的・文化的争点の重要性の増大、②連邦政府の社会領域への介入の進展、③コミュニケーション・テクノロジーの発達、④議会制度改革、⑤選挙資金法の改正、などである。[32] とりわけ重要なのは、①と②の二点であろう。[33] ①についていえば、一九六〇―七〇年代以降、環境、消費、中絶、宗教礼拝、女性の不平等・差別、エスニシティ、同性愛などの社会的・文化的争点が重要性を増すとともに、それら政治的争点に関心を集中させた、しばしば「単一争点団体（single issue groups）」と称される団体が、新たに組織化された。いわゆる「脱産業化社会（post-industrial society）」への移行は、一方では環境や消費、女性の不平等・差別といった新しい政治的争点を興隆させるとともに、増大する豊かで教育水準の高い市民層を中心にした、リベラル色の強い利益団体の形成を促した。他方でそれは、こうしたリベラルな団体に対抗する、既存の経済体制や、伝統的な価値や文化の尊重を訴える団体の興隆をもたらした。こうした新たな政治的争点の出現と、それらの争点に関心を有する新しいタイプの団体の興隆が、利益団体の数の増加とその政治活動の活発化をもたらしたのである。[34]

また、一九六〇―七〇年代以降の利益団体政治の変容の背景要因としては、②の連邦政府の社会領域への介入の進展も大きい。一九六〇―七〇年代以降、ジョンソン政権の「偉大な社会（Great Society）」計画に象徴されるように、連邦政府の役割が急速に肥大した。福祉・社会保障プログラムの実現とその拡充、さらには消費や環境、エネルギーなどに関する様々な規制政策の実現が、これにあたる。こうした連邦政府の介入の進展と役割の増大は、連邦政府の政策に影響を受ける層や団体の範囲を拡大し、新たな団体の組織化を促した。たとえば、新たな福祉・社会保障プログラムの成立とその実施は、それらプログラムの受益者団体だけでなく、当該サービスを供給する側の団体の組織化をも促した。また連邦政府が、リベラルな諸施策を積極的に進めると同時に、リベラル色の強い団体の組織化を促し、組織化のための資金援助を行うケースも存在した。[35] こうした連邦政府の諸施策によって、市民団体の組織化と維持が可能になった。他方で、連邦政府の社会領域への介入の増大は、それに対する反発や抵抗をも引き起こし、それがさらに新たな団体の組織化や様々な団体の政策過程への参入をもたらすことになる。実際に、一九六〇―七〇年代におけるリベラルな諸施策と連邦政府の役割の増大に対抗するかたちで、保守系の団体が、政策過程に活発に参入するようになった。たとえば、企業界、ビジネス界の政治活動の活発化は、その典型的な事例といえよう(36)。

このように、一九六〇―七〇年代以降のアメリカ政治においては、新たに様々な利益団体が創設される、あるいはその政治活動を活発化させた。その結果、これまでの閉鎖的かつ安定的な、コンセンサスに基づいた「下位政府」、「鉄の三角形」は動揺し、政策過程はより開放的かつ流動的なものとなり、コンフリクトを孕むものへと変化したのである。

## (三)　本書の分析対象の位置づけ

### 1　従来までの医療政策過程

このように、一九六〇―七〇年代以降のアメリカの政策過程においては、これまでの「下位政府」、「鉄の三角形」が動揺しつつあり、その背景には利益団体政治の大きな変容が存在していた。では、本書の考察対象である医療政策過程の変容は、こうした現代アメリカ政治の大きな変容の流れのなかに、どのように位置づけることが可能であろうか。

まず従来までの医療政策過程は、「下位政府」、「鉄の三角形」として位置づけることが可能であろうか。一方の医学研究政策過程における政治的コンセンサスは、「下位政府」、「鉄の三角形」の典型的な事例として位置づけられる。実際第二次世界大戦以後、担当官庁（ＮＩＨ）、議会（委員会）、そして利益団体・民間ロビーイストの間の緊密な連携関係のもとに、医学研究政策が決定されてきたのであり、リプリーらもそれを「下位政府」、

「鉄の三角形」の典型的事例として位置づけている。「第二次世界大戦以降、一九六〇年代後半にいたるまで、生物医学・医学研究コミュニティは、羨ましいほど強力で、当事者の観点からみれば生産的な、下位政府を形成してきた」[37]。他方、医療保険政策の場合、従来まで存在してきたコンセンサスは、担当官庁、議会（委員会）、利益団体間のコンセンサスではない点で、「下位政府」、「鉄の三角形」ではない。ただし、既に述べたように、アメリカ医師会（AMA）、民間医療保険団体、企業団体そして共和党および一部民主党といった一部の有力アクター間には、コンセンサスが存在してきた。ピーターソンは、かつての医療保険政策過程において強い政治的影響力を行使してきた、AMAやアメリカ病院協会（American Hospital Association）などの医療供給者側団体、民間医療保険団体、そして企業団体の間の強い連携関係を「鉄の三角形」と呼んでいる[38]。一部の有力アクター間のコンセンサスという点からみれば、「下位政府」、「鉄の三角形」との間に、一定の類似性は認められよう。

## 2　医療政策における利益団体政治の変容

そして、医療政策過程においても、こうしたコンセンサスは、一九九〇年代以降大きく変容する。本書が考察する変容の背景要因としても、とりわけ重要なのは利益団体政治の変容である。実際一九六〇—七〇年代以降のアメリカ政治全般において生じている、利益団体の数の増加・構成の多様化と、その政治活動の活発化という現象は、医療政策領域において象徴的に生じている[39]。他の政策領域と比較して、医療政策領域における新たな利益団体の参入数の増加や構成の多様化は、相対的に見てより顕著なレベルにあるといえる。たとえば団体数の観点からみても、アメリカにおける主要な団体が収録されている『団体辞典（Encyclopedia of Associations）』をもとにしたある分析によれば、一九六〇年代以降の医療関連団体の増加率は、相対的にみて高いレベルにある[40]。こうした顕著な利益団体政治の変容が、医療政策過程の変容の、大きな要因となったのである[41]。実際、先に挙げた、①社会的・文化的な争点の出現と、②連邦政府の社会介入の進展、という二つの要因は、医療政策領域における利益団体政治にも、大きな影響を及ぼしている。

一方の、社会的・文化的争点の出現に関していえば、中絶問題については、一九七〇年代以降中絶という「医療サービス」の是非が新たな政治的争点として浮上するにつれ、プロ・ライフ派団体（そしてプロ・チョイス派団体）が新たに創設、あるいは医療政策過程において活発な政治活動を展開するようになった。これら団体は、その後生命倫理的な争点の出現を背景に、医学研究政策をめぐっても、活発な活動を展開する。また女性の不平等・差別をめぐる問題の出現も、女性医療問題（医療システムにおける女性の不平等・差別をめぐる問題）の浮上というかたちで、医療政策に影響を及ぼし、女性の立場から医療の改革を求める女性医療運動、乳癌患者団体の興隆をもたらした。また同性愛をめぐる問題も、いわゆる「後天性免疫不全症候群（Acquired Immune Deficiency Syndrome）（エイズ）」の出現にともない、医療政策をめぐる利益団体政治に、重要な影響を及ぼした。エイズをめぐる医療問題が深刻化するにともない、エイズ患者団体が医療政策過程において活発な活動を展開するようになるが、これら団体は同性愛者運動と密接な結びつきを有していたのである。最後に、消費者問題の出現も、医療政策領域に、重要な影響を及ぼした。一九六〇―七〇年代以降、医療に関しても消費者の権利を主張する「消費者意識（consumerism）」が大きな高まりを見せ、それがさまざまな患者団体の創設や活動の活発化につながったのである。前述の乳癌患者団体、エイズ患者団体も、広い意味では、こうした患者団体のひとつとして位置づけることができる。

他方で、連邦政府の社会介入の進展も、医療政策領域における利益団体政治に、重要な影響を及ぼした。本書とのかかわりで重要なのは、第一に、一九七三年、医療費抑制を目的に、のちにマネジドケアと呼ばれる民間医療保険の促進を目的とした健康維持組織法（Health Maintenance Organization Act）が制定され、それに伴いマネジドケアをメンバーとする民間医療保険団体が、新たに創設あるいはその政治活動を活発化させた点である。これら団体は、一九八〇年代後半以降のマネジドケアの急速な発展を背景に、一九九〇年代に入ると民間医療保険団体のなかで中心的な位置を占めるまでに成長していく。第二に重要なのは、一九九三―四年のクリントン政権の国民皆医療保険改革の試みが、新たに中小企業団体の活動の活性化を促した点である。一九八〇―九〇年代以降、中小企業の従業員や家族における無保険者問題が深刻化したことから、クリントン政権は中小企業雇用者に対する従業員への保険給付の義務付けを柱とする国民皆医療保険改革を試みた。しかし、中小企業団体は負担増につながるとしてそれに反発し、新たにその活動を活発化させる。国民皆医療保険改革という、連邦政府の医療介入の試みが、中小企業団体の反発とその政治活動の活発化をもたらしたのである。(42)

このように、一方では社会的・文化的な争点の出現を背景に、プロ・ライフ派団体、女性医療運動・乳癌患者団体、同性愛者運動・エイズ患者団体、患者団体一般が、他方では連邦政府の医療介入（あるいはその試み）の進展を背景に、マネジドケアを主なメンバーとする民間医療保険団体、企業団体が、新たに医療政策過程において創設、あるいはその政治活動を活発化させた。こうした一九六〇―七〇年代以降の利益団体政治の変容は、医療政策過程の変容に、重要な影響を及ぼしたといえる。しかし、医療政策過程の本格的な変容は、一九九〇年代以降の新たな政治的争点の出現を待たねばならなかった。新たな政治的争点の出現を背景に、六〇―七〇年代以降医療政策過程において新たに創設あるいは政治活動を活発化させた利益団体と、科学者コミュニティ、ＡＭＡといった専門家集団との間に、専門家の自律性を尊重すべきか否かをめぐり、激しい対立が生じたのである。

このように、医療保険政策の場合は従来までの政策過程を「下位政府」、「鉄の三角形」として位置づけることはできないが、有力アクター間のコンセンサスとその崩壊という観点からみれば、本書で考察する医学研究政策過程および医療保険政策過程の変容は、現代アメリカの多くの政策過程において生じている変化と、パラレルなものとして位置づけることが可能であろう。利益団体政治の変容が、政策過程変容の重要な要因である点も、共通している。

### 3　党派的・イデオロギー的対立と専門家の自律性をめぐる対立

しかし序章でも述べたように、本書が考察する医療政策過程の変容は、近年アメリカの政策過程全般において激化している、党派的・イデオロギー的対立とは性格を異にする。重要なのは、専門家の自律性を見直そうとする動き——「民主化」、「合理化」を求める動き——に対する支持が、民主・共和両党の間で、そして保守派（伝統的価値の保持や民間・市場原理の導入を重視する勢力）とリベラル派（平等の促進や政府や行政機関の公的役割の拡張を重視する勢力）双方の間で、イデオロギー的差異を超えるかたちで、広がりつつある点である（また同時に、専門家の自律性の尊重に理解を示す政治勢力も、党派やイデオロギーを超えて存在する傾向にある）。

医学研究政策の場合、科学者の医学研究活動に対して「民主化」を求める動きに対する支持は、党派やイデオロギーを超えて拡大しつつある。一方の医学研究の優先順位決定問題についていえば、患者団体による医学研究体制に患者の声をより反映させるべきであるとの主張に対する支持は、民主党の間でより強い傾向にあるものの、共和党の中にも、それを支持する議員が存在する。その背景要因としては、患者団体側が党派を超えた支持の拡大を積極的に図り、民主・共和を問わず活発なロビー活動を展開している点、そして議員側にとっても患者団体の要請に応えることは、イデオロギーとは関係なく選挙において有権者にアピールする上で有利である点、さらには多くの議員が家族・親族、そして知人などを通じて疾病をめぐる経験を持っており、疾病患者の主張に理解を示す傾向にある点などを指摘できよう。他方、生命倫理問題をめぐっては、プロ・ライフ派団体による先端医療研究の規制を求める動きは、宗教的・伝統的な価値を重視する共和党保守派議員の間により多くの支持を集める傾向にあるが、民主党やその支持勢力であるリベラル派団体の間にも広がりつつある。こうした傾向を象徴的に示しているのは、クローン研究のケースであろう。共和党保守派やプロ・ライフ派団体が、先端医療研究が伝統的価値と抵触する点を問題にするのに対して、民主党リベラル派やリベラル系団体は、先端医療研究が優生思想につながり不平等をもたらしかねない点、あるいは生命の資源化・商業化につながりかねない点を懸念し、研究に反対した[43]。こうした点から明らかとなるのは、科学者の自律性が平等的価値とも伝統的価値とも対立する側面を持っており、その「民主化」を求める声が党派やイデオロギー的な差異を超えて生じる傾向にある点である。他方で、科学者の自律性や先端医療の発展を重視する勢力が、党派やイデオロギーを超えて、民主・共和両党に存在していた点も重要である。とりわけ象徴的なのは生命倫理問題をめぐる共和党の分裂である。たとえば、これまでプロ・ライフ派として知られてきた共和党議員のなかにも、先端医療研究の促進を求める勢力――「プロ・リサーチ」派――が、数多く存在したのである。

また、医療保険政策における、医師の診療活動を「合理化」しようとする動きも、イデオロギー的な差異を超えて、民主・共和両党の間で支持を集める傾向にある。もともとAMAは、医師―患者関係に対する不当な介入につながるとの懸念から、政府や行政機関による公的な医療介入に反対してきた。その時点では、こうした公的な医療介入を推進する民主党やリベラル派とは対立し、「小さな政府」を求める共和党や保守派と政治的立場を共にしてきた。しかし重要なのは、一九八〇年代後半以降のマネジドケアの発展（そして医療における反トラスト法の適用）[44]は、民間医療保険制度やそのもとでの市場競争が、新たに医師の診療活動上の自律性を脅かす存在となりうることを意味していた点である。共和党・保守派は、政府や行政機関の公的規制なしに、市場競争の促進のもとに医療費を抑制できるこのマネジドケアを推進しようとしたが、AMAはそれに反発した。その結果、AMAは、この点に関して、共和党や保守派とも対立するようになる。後述するように、本書が考察するマネジドケアに関する争点は、まさに共和党およびその支持団体内部に、深刻な対立をもたらした[45]。

こうした変化は、医療費の抑制を図るためには、医師の自律性を規制しその「合理化」を図る必要があるとの認識が、まさに党派やイデオロギーを超えて生じてきたことを意味している。[46] しかし同時に、その背景についてより深く理解するためには、医師（あるいは専門家＝専門職一般）の自律性と国家（政府・行政機関）および市場との関係性について理解する必要があろう。医師は、一方では自らの自律性を保持するために、国家の医療に対する介入や規制に反対する傾向にある。[47] しかし他方で、医師は、診療活動上の自律性が脅かされ、医療サービスの質が低下するとの懸念から、医師数の制限、広告活動の禁止、開業条件の自己統制、診療報酬の自己決定などによって、市場競争も抑制してきた。[48] すなわち医師会は、国家の介入に対しても市場競争の促進に対しても、ともに医師―患者関係や医療サービスの質に悪影響を及ぼすとして、反発してきたのであり、医師の自律性自体、国家介入からも市場競争からも一定の距離を置くことによって、成立してきたのである。まさに医師に代表される専門家＝専門職は、「市場および国家の衝撃から守られた（buffered from）思想そして活動の領域を提供している。とりわけ、知的基盤、実践的技能、そして共同的組織との結びつきによって、市場および外的なヒエラルキーの圧倒的な影響力から保護されてきた[49]」ということができる。現在、医師の診療活動に対して「合理化」を求める動きが、国家の介入を求める勢力（リベラル派）だけでなく、市場競争を促進しようとする勢力（保守派）からも、イデオロギー的差異を超えて生じている背景には、こうした事情が存在している。その結果、マネジドケアをめぐる争点については、ＡＭＡと共和党・保守派勢力との関係性は、より複雑なものへと変化しているのである。

すなわち、現在専門家の自律性を見直そうという動き――それを「民主化」あるいは「合理化」しようとする動き――は、民主・共和両党の間で、そして保守派（伝統的価値の保持や民間・市場原理の導入を重視する勢力）とリベラル派（平等の促進・政府や行政機関の公的役割の拡張を重視する勢力）の双方から、イデオロギー的差異を超えるかたちで、支持を集めつつある。本書が焦点を当てる専門家の自律性をめぐる対立が、近年激化している、党派的・イデオロギー的対立とは性格を異にするのは、このためである。[50]

以上、本章では、「専門職」論とその意義について検討した上で、本書の分析アプローチの要点を提示し、さらに分析対象である医療政策過程の変容を、現代アメリカ政治の大きな流れのなかに位置づけた。以下の章では、これまで要点のみを提示してきた本書の分析アプローチについて、より詳細に述べてみたい。

（1）Elliott Freidson, *Professional Powers: A Study of the Institutionalization of Formal Knowledge*（Chicago: University of Chicago Press, 1986）, pp. 2–4. 近代医学は、いわゆる「生物医学（biomedicine）」モデルに基づいている。具体的には、（1）「心身二元論（mind-body dualism）」、（2）「身体機械論」、（3）身体に対する技術的な介入の重視、（4）疾病の原因を説明するにあたっての「還元主義（reductionism）」（5）「特定病因論（specific etiology）」、などに依拠する。Sarah Nettleton, *The Sociology of Health and Illness*（Cambridge: Polity Press, 1995）, p. 3; Myfanwy Morgan, Michael Calnan and Nick Manning, *Sociological Approaches to Health and Medicine*（London: Croom Helm, 1985）, chapter 1.

（2）もちろん医師は、医学的知識だけでなく、臨床的な場において必要な、様々な実践的知識（practical knowledge）を有している。Joy Higgins and Angie Titchen, *Practice Knowledge and Expertise in the Health Professions*（Oxford: Butterworth Heinemann, 2001）.

（3）たとえば、以下の議論を参考にした。小林傳司「科学コミュニケーション—専門家と素人の対話は可能か」金森修・中島秀人編『科学論の現在』（勁草書房、二〇〇二年）、一四三頁。

（4）これらすでに専門職としての地位を確立した職業に対して、未だ十分には専門職としての地位を確立していない看護師、教師、ソーシャル・ワーカー、図書館司書などを、「セミ・プロフェッション（semi-professions）」と呼称することがある。Albert Reiss Jr., "Occupational Mobility of Professional Workers," *American Sociological Review*, 20, 1955, pp. 693–700.

（5）「専門職」論の展開については、Elliott Freidson, *Professionalism Reborn*（Chicago: University of Chicago Press,

1994), chapter 1; Keith M. Macdonald, *The Sociology of Professions* (London: Sage Publication, 1995), chapter 1；進藤雄三『医療の社会学』（世界思想社、一九九〇年）、第四章。

（6） Alexander Morris Carr-Saunders and Paul Alexander Wilson, ***The Professions*** (Oxford: Clarendon Press, 1933); William J. Goode, "Encroachment, Charlatanism, and the Emerging Profession: Psychology, Sociology, and Medicine," ***Annual Sociological Review***, 25, 1960, pp. 902–914.

（7） 竹内洋「専門職の社会学―専門職の概念―」『ソシオロジ』一六（三）、一九七一年。

（8） Goode, *op. cit.*, p. 903.

（9） Elliot Freidson, ***Professional Dominance: The Social Structure of Medical Care*** (New York: Atherton Press,1970), エリオット・フリードソン著、進藤雄三、宝月誠訳『医療と専門職支配』（恒星社厚生閣、一九九二年）、二二四―二二六頁。Elliott Freidson, ***The Profession of Medicine: The Sociology of Applied Knowledge*** (Chicago: University of Chicago Press, 1970).

（10） M. A. Elston, "The Politics of Professional Power: Medicine in a Changing Health Service," Jonathan Gabe, Michael Calanan, and Michael Bury, eds., ***The Sociology of Health Service*** (London: Routledge, 1991), pp. 61–62; David Naylor, ***Private Practice, Public Payment: Canadian Medicine and the Politics of Health Insurance, 1911–1966*** (Kingston and Montreal: Mcgil-Queen's University Press, 1986), chapter 2; Robert H. Blank and Viola Burau, ***Comparative Health Policy*** (New York: Palgrave Macmillan, 2004), p. 123; Susan Giaimo, ***Markets and Medicine: The Politics of Health Care Reform in Britain, Germany, and the United States*** (Ann Arbor: The University of Michigan Press, 2002), p. 12; Giorgio Freddi, "Problems of Organizational Rationality in Health Systems: Political Controls and Policy Options," Giorgio Freddi and James Warner Bjorkman eds., ***Controlling Medical Professionals: The Comparative Politics of Health Governance*** (London: Sage Publications, 1989), pp. 4–5.

（11） Robert A. Rothman, "Deprofessionalization: The Case of Law in America," ***Work and Occupations***, 11(2), May 1984, p. 186; Susan Giaimo, ***op. cit.***, pp. 12–14; Peter Garpenby, ***The State and the Medical Profession: A Cross-National Comparison of the Health Policy Arena in the United Kingdom and Sweden, 1945–1985*** (Sweden: University of Linkoping, 1989), pp. 10–11; Heather Tolliday, "Clinical Autonomy," Elliot Jaques ed., ***Health Services: Their Nature and Organization, and the Role of Patients, Doctors, Nurses, and the Complementary Professions*** (London: Heinemann, 1978), pp. 32–52.

(12)　Richard. H. Hall, ***Occupations and the Social Structure*** (Englewood Cliffs, NJ: Prentice-Hall, 1968), p. 82; Patrick B. Forsyth and Thomas J. Danisiewicz, "Toward a Theory of Professionalization," ***Work and Occupations***, 12(1), 1985, pp. 60–61.

(13)　Carr-Saunders and Wilson, ***op. cit.***, p. 485; Eliot Freidson, "The Impurity of Professional Authority," Howard Becker et al, eds., ***Institutions and the Person*** (Chicago: Aldine Publishing Company, 1968), pp. 25–34.

(14)　この点については、Wilbert Moore, ***The Professions: Roles and Rules*** (New York: Russel Sage Foundation, 1970), pp. 18–19; Joseph Ben-David, ***Scientific Growth: Essays on the Social Organization and Ethos of Science*** (Berkeley: University of California Press, 1991), pp. 187–210、竹内洋、前掲論文、六一頁、竹内洋「専門職業の台頭と変容」岩内亮一編『職業生活の社会学』(学文社、一九七八年)、一七七―一七八頁。また、科学者を専門職のひとつとして論じているものとしては、Kenneth S. Lynn and the editors of Daedalus eds., ***The Professions in America***, (Boston: The Riverside Press, 1965); George M. Daniels, "The Process of Professionalization in American Science: the Emergent Period: 1820–1860," ***ISIS***, 58, 1967, pp. 151–166; Joseph Ben-David, ***The Scientist's Role in Society*** (Englewood Cliffs, NJ: Prentice-Hall, 1971); John J. Beer and Daniel W. Lewis, "Aspects of the Professionaliation of Science," Sal Restivo and Christopher Vanderpool eds., ***Comparative Studies in Science and Society*** (Columbus, OH: Merrill, 1974); Bernard Barber, ***The Logic and Limits of Trust*** (New Brunswick: Rutgers University Press, 1983); Thomas F. Gieryn, George M. Bevins, and Stephen C. Zehr, "Professionalization of American Scientists: Public Science in the Creation/Evolution Trials," ***American Sociological Review***, 50, 1985; Nathan O. Hatch ed., ***The Professions in American History*** (Notre Dame, Indiana: University of Notre Dame Press, 1988).

(15)　Freidson, ***Profession of Medicine***, pp. 72–73.

(16)　Fredric W. Hafferty, "The Professional Dominance, Deprofessionalization, Proletarianization, and Corporatization Perspectives: An Overview and Synthesis," Fredric W. Hafferty and John B. Mckinlay eds., ***The Changing Medical Profession: An International Perspective*** (New York, Oxford: Oxford University Press, 1993), p. 13; Forsyth and Danisiewicz, ***op. cit.***, p. 64.

(17) James Warner Bjorkman, "Professionalism in the Welfare State: Sociological Saviour or Political Pariah?" ***European Journal of Political Research***, 10, 1982, p. 415.

(18) Margali Sarafatti Larson, ***The Rise of Professionalism: A Sociological Analysis*** (Chicago: University of Chicago Press, 1978), p. 15.

(19) Fredric D. Wolinsky, "The Professional Dominance Perspective, Revisited," ***The Milbank Quarterly***, vol. 66, supplement. 2, 1988; James W. Begun, ***Professionalism and Public Interest*** (Cambridge, Mass: MIT Press, 1981); Douglas Klegon, "The Sociology of Professions: An Emerging Perspective," ***Sociology of Work and Occupations***, 5(3), 1978, pp, 268–270; Corinne Lathrop Gilb, ***Hidden Hierarchies: The Professions and the Government*** (New York: Harper & Row, 1961); Klegon, ***op. cit.***; John B. Cullen, ***The Structure of Professionalism: A Quantative Examination*** (New York: Petrocelli Books, 1977).

(20) Freddi, ***op. cit.***, p. 4. ほかにも、以下の文献を参照。Klegon, ***op. cit.***; Julius A. Roth, "Professionalism: the Sociological Decoy," ***Sociology of Work and Occupations***, 1(1), 1974, pp. 18–22; Gilb, ***op. cit.***

(21) Ritzer and Walczac, ***op. cit.***, p. 6; Nina Toren, "Deprofessionalization and Its Sources: A Preliminary Analysis," ***Sociology of Work and Occupations*** 2(4), November, 1975, p. 326.

(22) 専門職の自律性が喪失しつつあるとの議論には主に、「脱専門職化（deprofessionalization）」論と、「合理化（rationalization）」、「プロレタリア化（proletarianization）」論の二つが存在するが、ここでは両者をともに「脱専門職化」論と総称することにしたい。これらの議論については、注（23）、（24）の文献を参照。

(23) たとえば、専門職の自律性に対する「クライアントの反逆（the revolt of the client）」を重視するハウクらの議論が主なものである。こうした議論は、しばしば「脱専門職化」論と呼ばれてきた。Marie. R. Haug, "Deprofessionalization: An Alternative Hypothesis for the Future," ***Sociological Review Monograph***, 1973; Marie. R. Haug, "The De-

professionalization of Everyone?" *Sociological Focus*, 8(3), 1975; Marie R. Haug and Marvin B. Sussman, "Professional Autonomy and the Revolt of the Client," *Social Problems*, 1969, pp. 153–161; Marie R. Haug and Babe Lavin, *Consumerism in Medicine: Challenging Physician Authority* (London: Sage Publication, 1983); Nina Toren, "Deprofessionalization and Its Source: A Preliminary Analysis," *Journal of Work and Occupation*, 2(4), 1975; Starr, *op. cit.*; Mark A. Rodwin, "Patient Accountability and Quality of Care: Lessons from Medical Consumerism and the Patient's Rights, Women's Health and Disability Rights Movements," *American Journal of Law and Medicine*, 20(1/2), 1994.

(24)　これらの議論は、しばしば「プロレタリア化」論、「合理化」論などと総称されてきた。William D. White, "Reason, Rationalization, and Professionalism in the Era of Managed Care," *Journal of Health Politics, Policy and Law*, 29(4–5), 2004; Ritzer and Walczac, *op. cit.*; Joe Feinglass and J. Warren Salmon, "Corporatization of Medicine: The Use of Medical Management Information Systems to Increase the Clinical Productivity of Physicians," *International of Health Service*, 20(2), 1990; Raymond Murphy, "Proletarianization or Bureaucratization: the Fall of Professional?" Rolf Torstendahl and Michael Burrage eds., *The Formation of Professionals: Knowledge, State, and Strategy* (London: Sage Publication, 1990); Keith A. Roberts and Karen A. Donahue, "Professing Professionalism: Bureaucratization, and Deprofessionalization in the Academy," *Sociological Focus*, 33(4), 2000; Eliot Freidson, " The Reorganization of the Professions by Regulation," *Law and Human Behavior*, 7, 1983; Rothman, *op. cit.*; Ritzer and Walczak, *op. cit.*; Fredric W. Hafferty, "Theories at the Crossroad: A Discussion of Evolving Views on Medicine as a Profession," *The Milbank Quarterly*, 66, suppelement 2, 1988; Donald Light and Sol Levine, "The Changing Character of the Medical Profession: A Theoretical Overview," *The Milbank Quarterly*, 66, supplement 2, 1988; Wiliam G. Emener and Rocco R. Cottone, "Professionalization, Deprofessionalization, and Reprofessionalization of Rehabilitation Counseling According to Criteria of Professions," *Journal of Counseling and Development*, 67, 1989; Sharyn L. Roach Anleu, "The Legal Profession in the United States and Australia: Deprofessioinalization or Reorganization?" *Work and Occupations*, 19(2), 1992; Wolinsky, *op. cit.*; John B. Mckinlay and Joan Arches, "Toward the Proletarianization of Physicians," *In-*

ternational Journal of Health Services*, 15(2), 1985; Margali Sarafatti Larson, "Proletarianization and the Educated Labor," *Theory and Society* 9, 1980.

(25) Bjorkman, *op. cit.*, p. 422.

(26) Roger W. Cobb and Charles D. Elder, *Participation in American Politics: The Dynamics of Agenda Building* (Baltimore: Johns Hopkins University Press, 1972), pp. 82–87；早川純貴、内海麻利、田丸大、大山礼子『政策過程論—「政策科学」への招待』(学陽書房、二〇〇四年)、二七頁。アジェンダ設定過程については、以下の文献も参照。Frank R. Baumgartner and Bryan D. Jones, *Agendas and Instability in American Politics* (Chicago: University of Chicago Press, 1993); John W. Kingdon, *Agendas, Alternatives and Public Policies, Second Edition* (New York: Harper Collins, 1995)；笠恭子「政策決定過程における『前決定』概念P（一）（二）」法学論叢、一二三巻四号、一二四巻一号、一九八八年。

(27) 「下位政府」、「鉄の三角形」については、Jeffery M. Berry, "Subgovernment, Issue Networks, and Political Conflict," Richard A. Harris and Sidney M. Milkis eds., *Remaking American Politics*, (Boulder, San Francisco and London: Westview Press, 1989), pp. 240–241；阿部斎、久保文明『国際社会研究—現代アメリカの政治』(放送大学出版会、二〇〇二年)、一六六—一六九頁。

(28) 阿部、久保、前掲書、一六九頁。

(29) Randall B. Ripley and Grace A. Franklin, *Congress, the Bureaucracy, and Public Policy, forth edition* (Pacific Grove, California: Brooks/Cole Publishing Company, 1987), pp. 7–8.

(30) たとえば市民団体の重要性については、Thomas L. Gais, Mark A. Peterson and Jack L. Walker, "Interest Groups, Iron Triangle, and Representative Institutions in American National Government," *British Journal of Political Science*, 14, 1984, pp. 161–185.

(31) Allan J. Cigler and Burdett A. Loomis eds., *Interest Group Politics, Fourth Edition* (Washington D. C.: CQ Press, 1995), pp. 1–2. また以下の文献も参照。Mark Petracca, *The Politics of Interests: Interest Groups Transformed* (Boulder Colo: Westview Press, 1992); Jack Walker, *Mobilizing Interest Groups in America* (Ann Arbor: University of

Michigan Press, 1991) ; Kay Lehman Scholzman and John T. Tierney, *Organized Interests and American Democracy* (New York: Harper-Collins Publishers, 1986) ; Jeffery Berry, *The Interest Group Society* (Glenview: Foresman/Little Brown, 1989) ; Paul Herrnson, Ronald G. Shaiko, and Clyde Wilcox eds., *The Interest Group Connection; Electioneering, Lobbying, and Policymaking in Washington* (Chatham, New Jersey: Chatham House Publishers, Inc. 1998) ; Ronald J. Hrebenar, *Interest Group Politics in America, Third Edition* (New York: M. E. Sharpe, 1997) ; H. R. Mahood, *Interest Groups in American National Politics: An Overview* (Upper Saddle River, New Jersey: Prentice Hall, 2000).

（32）　Cigler and Loomis eds., *op. cit.*, pp. 20–25; Petracca, *op. cit.*, pp. 23–27.

（33）　③の、コミュニケーション・テクノロジーの発達、すなわち衛星放送やケーブルテレビ、ビデオ、コンピューターなどの急速な発達は、資金調達や会員の動員をより容易なものとし、新たな団体の組織化を促した。さらにこうしたテクノロジーの発達によって、利益団体の政治活動自体も、大きく変化した。より多くの団体が、コンピューターやテレビなどを用いて、広範な有権者や公衆一般に自らの主張を訴えかける「グラスルーツ・ロビーイング」(grassroots lobbying) を活発に展開するようになった。グラスルーツ・ロビーイング自体は以前から一部の団体によって用いられており、それ自体新しいわけではない。しかし近年のテクノロジーの発達によって、その規模、速度、精度などは、飛躍的に進化を遂げた。とりわけ市民団体や単一争点団体の多くは、団体の組織化や政治活動の展開の点で、コミュニケーション・テクノロジーを積極的に活用している。Petrraca, *op. cit.*, pp. 25–26. またグラスルーツ・ロビーイングについては、Ken Kollman, *Outside Lobbying: Public Opinion & Interest Group Strategies* (Princeton: Princeton University Press, 1998).

④の議会制度改革は、一九七〇年代の一連の議会制度改革を意味する。一九七〇年代には一連の議会改革が行われたが、その結果、議会における権限の分権化と審議過程の多元化が進められ、それが利益団体政治の変容にも無視し得ない影響を及ぼした。すなわち改革による分権化と多元化によって、利益団体にとってアクセス可能なアクターが多様化し、影響力の行使を試みるアクセス・ポイントの数が増大したのである。こうして議会改革は、より多くの利益団体の議会における審議過程への参入、ひいては政策過程への参入を促すこととなった。一連の議会改革のなかで第一に重要なのは、多くの小委員会（subcommittee）の設置であり、第二は、当選回数最多の議員を自動的に委員

長に選出する「先任者着任制度（seniority rule）」の廃止である。その結果、これまで極めて強かった委員長の権限が弱体化し、議会の審議過程がより多元的なものになった。第三は、議会スタッフの数の増加と、その専門化である。この変化は、議会構造のさらなる分権化を促し、新たに議会スタッフが、利益団体にとって重要なアクセス・ポイントとして、位置づけられることになった。第四は、いわゆる「サンシャイン法（sunshine law）」の成立である。これにより、両院協議会や最終折衝セッションなど、これまで秘密裏に行われてきた会合が、よりオープンなものとなった。こうした変化も、立法過程のオープン化、利益団体の議会におけるアクセス・ポイントの増加をもたらした。医療政策における議会、委員会における審議過程については、C. Lawrence Evans, "Committees and Health Jurisdiction in Congress," Thomas Mann and Norman Ornstein eds., ***Intensive Care: How Congress Shapes Health Policy***（Washington D. C.: American Enterprise Institute and the Brookings Institution, 1995）, pp. 25–51. また医療政策における、議会制度改革の利益団体政治への影響については、Frank Baumgartner and Jeffery Talbert "From Setting a National Agenda on Health Care to Making Decisions in Congress" ***Journal of Health Politics, Policy and Law*** 20(2), 1995, pp. 440–443.

⑤は、具体的には、一九七三年の選挙資金改革法をさす。この改革によって、利益団体の政治献金額の上限が設定されるとともに、企業、労組を含め、個人・団体が政治活動委員会（PAC）を創設し、間接的に政治献金を行うことが認められるようになった。その結果、利益団体の活動はさらに活発化することになった。Anthony Corrado, Thomas E. Mann, Daniel R. Ortiz, Trevor Potter, and Frank J. Sorauf eds., ***Campaign Finance Reform: A Sourcebook***（Washington D. C.: Brookings Institution Press, 1997）.

（34） Cigler and Loomis, ***op. cit.***, pp. 20–21.

（35） ウォーカーは、パトロンとしての政府や財団からの支援が、団体の創設と維持に果たす役割を重視している。Walker, ***op. cit.***

（36） Petracca, ***op. cit.***, p. 24.

（37） Ripley and Franklin, ***op. cit.***, p. 116. また次の文献も参照。Maureen Hogan Casamayou, ***The Politics of Breast Cancer***（Washington D. C.: Georgetown University Press, 2001）. 久塚純一監訳『乳がんの政治学』（早稲田大学出版

部、二〇〇三年）

（38）　Mark A. Peterson, “Political Influence in the 1990's: From Iron Triangle to Policy Networks,” ***Journal of Health Politics, Policy and Law***, 18(2), 1993, p. 395; Jill Quandagno, “Why the United States Has No National Health Insurance: Stakeholder Mobilization Against the Welfare State, 1965–1996,” ***Journal of Health and Social Behavior***, 45 (extra issue), 2004, p. 29; Allen W. Immershein et al, “Restructuring Patterns of Elite Dominance and the Federation of State Policy in Health Care,” ***American Journal of Sociology*** 97(4), 1992, pp. 970–993.

（39）　こうした点については、拙稿「現代アメリカ医療政策における利益団体政治の変容―新たな団体の参入とその背景要因」『法学政治学論究』第五七号、二〇〇三年。

（40）　同辞典に収録された団体のうち、医療関係の団体数は、一九五九年に四三三であったものが、八三四（一九七〇年）、一四一三（一九八〇年）、二二一七（一九九〇年）、二四二六（一九九五年）と、順調に増加している。Baumgartner and B. L. Leech, ***Basic Interests: The Importance of Groups in Politics and Political Science*** (Princeton: Princeton University Press, 1998), pp. 103, 112. また、以下の文献も参照。Frank Baumgartner and Jeffery Talbert, *op. cit.* p. 438; Frank R. Baumgartner and Jeffery C. Talbert, “Interest Groups and Political Change,” Bryan D. Jones ed., ***The New Directions in American Politics*** (Boulder: Westview Press, 1995), pp. 93–108. こうした利益団体数の増加は、一九九三―九四年のクリントン政権による国民皆医療保険改革の際に、「超多元主義（hyperpluralism）」と評されるほど、多種多様な利益団体が政策過程に参入し活発な政治活動を展開した点にも、端的に表れている。Allen Schick, “How a Bill Did not Become a Law,” Thomas E. Mann and Norman J. Ornstein eds., ***Intensive Care: How Congress Shapes Health Policy*** (Washington D. C.: American Enterprise Institute and the Brookings Institution, 1995), p. 238.

（41）　医療政策における利益団体政治の変容の全体的な概観としては、前掲拙稿の他、John T. Tierney, “Organized Interests in Health Politics and Policy-Making,” ***Medical Care Review***, 44, 1987, pp. 89–118; Carol S. Weissert and William G. Weissert, ***Governing Health: The Politics of Health Policy*** (Baltimore and London: Johns Hopkins University Press, 1996), pp. 97–143; John P. Heinz, Edward O. Laumann, Robert L. Nelson, and Robert H. Salisbury, ***The Hol-***

*low Core: Private Interests in National Policymaking* (Cambridge: Harvard University Press, 1993), pp. 48–51.

（42）　拙稿「クリントン政権の国民皆医療保険改革―共和党および利益団体の反対を中心に」『法学政治学論究』第六七号、二〇〇五年。

（43）　"Policy: Liberal Groups Call for Temporary Halt to Therapeutic Cloning," *Stem Cell Week*, April 22, 2002; Tom Abate, "Odd-Couple Pairing in US Cloning Debate: Abortion-Rights Activists Join GOP Conservatives" *San Francisco Chronicle* August 9, 2001. この点について興味深いのは、広井良典の指摘であろう。広井は、二一世紀は生物学の時代であり、その自然な帰結として、生命科学研究に対する姿勢が大きな政治的対立軸になるとするジェレミー・リフキンの議論を引きつつ、ヒト胚研究などの生命倫理問題については、それが科学の暴走であり人間性の冒瀆につながるとする「保守派」だけでなく、優生思想、遺伝子差別などにつながる危険性から、平等を重んじる「社会民主主義派」も反対する傾向にあると指摘している。すなわち、「保守派」は、伝統的な秩序や価値を重視するため、人間の生命（ないし生物としての人間）や自然に新しい科学・技術が一定以上に介入したりそれを改変することに対して懐疑的・抑制的なスタンスを取る。また「社会民主主義派」も、社会における個人を自由放任の状態にとどめるのではなく、その格差を是正し一定以上の平等を実現するためには、公的部門ないし政府が積極的な役割を果たすべきであるという考えから、「個人の平等」が侵食されるような生命科学研究の方向性にはやはり懐疑的かつ抑制的なスタンスをとる。その結果広井は、イデオロギー的な両極に存在する勢力が、結果として生命倫理問題について同じスタンスをとる傾向にある、と指摘している。広井も指摘するように、アメリカでは社会民主主義勢力が弱体であるが、民主党の一部リベラル派議員とリベラル系団体が、共和党の保守派議員やプロ・ライフ派と連携してクローン研究の規制を求める背景には、こうした状況が存在するものと思われる。広井良典『生命の政治学―福祉国家、エコロジー、生命倫理―』（岩波書店、二〇〇三年）、第一章。こうしたクローン研究問題に関する左右の連携関係を、利益団体連合という観点から考察したものとしては、Kevin W. Hula, "Dolly Goes to Washington: Coalition, Cloning, and Trust," Paul S. Herrson, Ronald G. Shaiko, and Clyde Wilcox eds., *The Interest Group Connection: Electioning, Lobbying, and Policymaking in Washington, Second Edition* (Washington D. C.: CQ Press, 2004), pp. 229–248. また、以下の文献も参照。Steven Epstein, "Democratic Science? AIDS Activism and the Contested Construction of Knowledge," ***Socialist Review***, 91(2), 1991, p. 48.

(44) マネジドケアの促進のほか、一九七〇―八〇年代の市場競争促進政策として重要なのが、反トラスト法の医療への適用である。連邦取引委員会が、ＡＭＡによる広告活動の禁止や診療報酬上の競争の抑制に対して、反トラスト法の適用を求めるようになったのである。ＡＭＡは激しく反発したが、七〇―八〇年代以降こうした適用は徐々に進んでいる。Arther Lerner, "Federal Trade Commission Anti-Trust Activities in the Health Care Service Field," ***The Anti-Trust Bulletin***, 29(2), 1984, pp. 205–224. アメリカにおける市場競争促進政策については、たとえば、Theodre R. Marmor, "Procompetitive Movement in American Medical Politics," Wendy Ranade ed., ***Market and Health Care: A Comparative Analysis*** (London and New York: Longman, 1998), pp. 54–72; Evan M. Melhado, "Competition versus Regulation in American Health Policy," Evan M. Melhado, Walter Feinberg, Harold M. Swartz eds., ***Money, Power, and Health Care*** (Ann Arbor, Michigan: Health Administration Press, 1988), pp. 15–102.

(45) また近年では民主党内にも、中道派を中心に、マネジドケアの活用などの民間・市場原理の導入に理解を示す勢力が増加している。この点については、たとえば、拙稿「諸外国における医療政策の決定過程―アメリカ」『病院』二〇〇五年、一二月号。

(46) ＡＭＡと政党との関係性の変容に関しては、たとえば、Miriam J. Laugesen and Thomas Rice, "Is the Doctor in? The Evolving Role of Organized Medicine in Health Policy," ***Journal of Health Politics, Policy and Law***, 28(2-3), 2003, p. 296.

(47) もちろんすでに述べたように、専門家＝専門職の自律性自体を確立するためには、国家（政府や行政機関）による認知が必要である。専門家＝専門職の自律性と国家介入は、互いに対立する側面だけではない。

(48) Michael Moran, ***State, Regulation, Medical Profession***, (Open University Press, 1993); Margaret Brazier, Jill Lovecy, Michael Moran and Margaret Potton, "Falling from a Tightrope: Doctors and Lawyers between the Market and the State," ***Political Studies***, 16, 1993, pp. 197–213; Terrence Johnson, ***Professions and Power*** (London: Macmillan, 1972).

(49) Steven Brint, ***In an Age of Experts: The Changing Role of Professionals in Politics and Public Life*** (Princeton:

Princeton University Press, 1994), p. 202.

(50)　むしろ本書が考察する医療政策過程の変容は、ヒュー・ヘクローが指摘する「イシュー・ネットワーク（issue network）」と一定の共通性を有するといえよう。ヘクローは、一九六〇―七〇年代以降、「下位政府」、「鉄の三角形」に代わり、特定の政策領域に対する強い知的関心と専門的な知識を有する、民間、行政、議会にまたがる、より開放的かつ流動的な人的ネットワークが出現してきた点に着目する。一九六〇―七〇年代以降、連邦政府による公共政策の規模が拡大するとともにその内容自体が複雑化したことから、政策立案における専門的知識の必要性がこれまで以上に高まった。しかし他方で、そうした政策を担当する連邦政府の行政官庁の職員数がそれに見合ったかたちで増加されなかったこともあり、議会スタッフ、利益団体、シンクタンク、大学、メディアなどに、専門的知識を共有し、政策立案にあたるための人的ネットワークが形成されるようになってきた。このイシュー・ネットワークは、閉鎖的かつ安定的な「下位政府」「鉄の三角形」に対して、多くのアクターが参入し、その関係性もきわめて流動的な点にその特徴がある。たとえば、Hugh Heclo, "Issue Networks and the Executive Establishment," Anthony King ed., *The New American Political System*, (Washington D. C.: The AEI Press, 1978), 五十嵐武士『政策革新の政治学―レーガン政権下のアメリカ政治』（東京大学出版会、一九九二年）、第二章、久保文明『現代アメリカ政治と公共利益―環境保護をめぐる政治過程』（東京大学出版会、一九九七年）、第二章。

本書の考察においても、後述する患者団体を中心とするネットワーク、たとえば女性医療運動・乳癌患者団体や、エイズ患者団体を中心とする運動などは、一定の専門的知識の共有に基づき、団体のみならず行政、議会にもまたがる人的ネットワークを構成している点で、イシュー・ネットワークと共通する部分が多い。しかし重要なのは、医療政策が、もともと高度な専門的知識が必要とされる政策領域であり、専門家集団が重要な役割を果たしてきた点である。それゆえ医療政策領域においても、専門的知識を有するイシュー・ネットワークが生じているものの、それは旧来までのメインストリームの専門家集団に対抗するかたちで発展してきたという性格が強い。ヘクロー自身、イシュー・ネットワークが生じてきた背景要因のひとつとして、原子力発電や農薬の安全性などの問題について、従来までの行政官や専門家に対する素朴な信頼が失われた点を指摘している。久保、前掲書、六六頁。

しかし彼の議論においては、イシュー・ネットワークと旧来までのメインストリームの専門家集団との間に対立が生じている点について、十分な焦点が当てられているとはいえない。このように、医療政策過程においても一部ではイシュー・ネットワークの発展がみられるものの、本書の考察の焦点は、イシュー・ネットワーク自身ではなく、それと従来まで影響力を行使してきた専門家集団との対立関係にあり、この点で「イシュー・ネットワーク」論とは視点を異にする。

# 第二章「専門家重視政策」とその政策過程

前章で述べたように、本書の分析アプローチは第一に、従来までのアメリカの医療政策の特質を、専門家——科学者・医師——の職業活動上の自律性を尊重してきた点（「専門家重視政策」）に求めるとともに、それが政策過程における、有力アクター間のコンセンサスに基づいてきた点に焦点を当てる。ではアメリカの医療政策においては、具体的に、どのようなかたちで専門家の自律性が尊重されてきたのだろうか。また、こうした政策は、どのような政策過程のもとに、決定されてきたのだろうか。医療政策の下位政策領域という観点からみれば、科学者の医学研究活動は医学研究政策に、医師の患者に対する診療活動は医療保険政策に、それぞれ密接に関係している。両政策領域において、それぞれ専門家の職業活動上の自律性が尊重されてきた点、そしてその背景には、それぞれの政策過程における、有力アクター間のコンセンサスの存在があった点について、以下簡単に概観したいと思う。

## 第一節　従来までの医学研究政策過程と科学者の自律性

### (一)　医学研究大国へ

アメリカの医療政策の重要な特質のひとつは、医学研究振興に大きな政策的重点を置いてきた点、すなわち他国に類をみない「医学研究大国」である点にある。[1] こうした政策が本格的に開始されたのは、第二次世界大戦以降である。アメリカにおいても、それ以前は、大半の医学研究振興は、連邦政府ではなく、医学校や医学研究機関への寄付金の提供を通じて、民間の企業や財団によってなされていた。[2] 実際に一九四〇年時点では、医学研究予算の総額の五五％が民間企業によって拠出されており、政府の拠出した額はわずか六・七％にとどまっていた。[3] しかし、大戦中に医学研究の重要性に対する認識が高まったこと、たとえば一九四一年にペニシリンが大量開発され、大きな医療的成果をあげたことなどを背景に、連邦政府は医学研究振興に大きな政策的重点を置くようになる。こうした変化の象徴が、ローズヴェルト大統領の助言役だったヴァネヴァー・ブッシュが一九四五年に発表した、『科学―終わりなきフロンティア（Science: Endless Frontier）』だった。彼はそのなかで、「疾病に対する戦い（War Against Disease）」を重要な政策課題として取り上げ、国民の健康維持・促進における医学研究振興の重要性を訴えたのである。[4] その結果、連邦政府は医学研究振興に、大きな重点を置くようになる。

医学研究振興への積極姿勢は、医学研究を管轄する行政機関である国立衛生研究所（National Institute of Health：以下ＮＩＨと略記する）の役割の拡大と予算の増額に、顕著に示されている。ＮＩＨは、一九四四年には国立癌研究所（National Cancer Institute）を統合し、一九四八年には国立心臓研究所（National Heart Institute）と国立歯科研究所（National Institute of Dental and Craniofacial Research）を加え、さらに翌年には国立精神医療研究所（National Institute of Mental Health）を統括するなど、その権限を拡大していった。現在にいたるまで、NIHは二七もの研究所・研究センターを従えるにいたっている。また研究所が雇用する研究者の数も飛躍的に増加し、研究所内部での研究にとどまらず、大学や医学校への助成を通じた委託研究にも力を注ぐようになり、基礎・専門科学に関する教育機能も果たすようになった。(5)予算面での急激な増額傾向は、明白である。連邦政府による医学研究予算は、一九四〇年の三〇〇万ドルから、一九六五年には一一億七四〇〇万ドルに急増し、(6)現在では約二七〇億ドルにまで達している。(7)

## (二)　科学者の医学研究活動上の自律性の尊重

しかし、従来までの医学研究政策の特質として重要なのは、医学研究に莫大な公的資金助成がなされてきた点だけではない。同様に重要なのは、科学者の医学研究活動上の自律性が、尊重されてきた点である。それは、互いに密接に関係しているが、以下の三点から明らかとなる。

第一に、医学研究の優先順位決定にあたり、NIHを中心とする科学者コミュニティの意向が尊重されてきた点である。すなわち、連邦政府の予算を用いてどのような医学研究を優先的に遂行するか、という点についての決定にあたっては、基本的にNIHを中心とする科学者コミュニティの意向が尊重されてきた。医学研究予算の決定にあたっては、まず毎年、NIH所長が、各研究所やセンターの所長と相談した上で、大統領に予算についての勧告書を提出する。そして大統領は、NIH側と協議した上で予算に関する要請書を議会に提出し、議会はそれを考慮に入れるかたちで審議を行い、最終的にNIHの各研究所やセンターに予算を配分する。その上で、NIHの各研究所スタッフが、配分された予算を、どのような研究に優先的に用いるか、決定する。(8)NIHが、医学研究の優先順位を決定するにあたり用いる具体的な基準は、（一）公衆の健康上のニーズ、(9)（二）研究の科学的なクオリティの高さ、（三）科学の発展に対する潜在力の有無、（四）研究フロンティア間のポートフォリオ的多様性、（五）インフラストラクチュア面での適正な支援、などである。すなわち、公衆の健康改善・維持にとってどのような研究が必要か、クオリティが高い医学研究とは何か、長期的な科学の発展に対してどの程度の潜在力があるか、画一化を避け研究の多様性をどのように維持していくか、研究に必要なインフラストラクチュア（設備投資など）をどう支援していくか、といった基準をもとに、ＮＩＨを中心とする科学者コミュニティが、医学研究の優先順位を決定してきたのである。[10]

第二は、具体的な研究プランの選定にあたり、科学者（コミュニティ）間の同僚評価（peer review）が重要な位置を占めてきた点である。この同僚評価とは、「手続きの正確さを確証すること、結果の妥当性（plausibility）を確証すること、稀少な資源を振り分けること、などを目的に、科学者が科学的な業績を評価するために用いる、組織化された方法」であり、科学者同士が科学者の業績評価を行うシステムを意味する。[11]実際に、ＮＩＨにおける研究の中で最も重要な位置を占めてきたのは、公募型のグラント（研究助成金）であるが、その評価はまさに同僚評価のもとに行われてきた。[12]このグラントは、科学者が自らの研究プランをＮＩＨに対して提出、研究資金を申請し、その中から評価・採択されるが、その評価・採択過程は、二段階に分かれる。第一段階は、「第一次審査グループ（Initial Review Group）」、通称「スタディ・セクション（study section）」と呼ばれる。ここでは、科学者の同僚評価によって、応募者のプランが科学的な観点から審査される。[13]第二段階は、「ナショナル・アドバイザリー・カウンセル（National Advisory Counsel）」と呼ばれる委員会による審査である。これはより広い観点からの審査であるとされ、審査員の三分の一は科学者以外のメンバーから構成されているが、やはり三分の二は科学者を中心とする専門家からなる。このように、研究プロジェクトの中で中心的位置を占めるグラントの評価システムにおいても、基本的には科学者同士の同僚評価が尊重されてきたのである。[14]

第三は、医学研究の実際の内容について、応用研究よりも基礎研究が重視されてきた点である。応用研究が、特定の製品や治療法の開発（商品化）を目的とし、短期的な成果を重視する研究なのに対して、基礎研究の特質は、具体的な製品・治療法の開発目標を持たない、短期的な成果を期待しにくく長期的な視点に立つ、といった点に加えて、科学者個人の自由な発想・知的好奇心を尊重する点にある。すなわち基礎研究とは、外的に設定された所与の目的のための研究ではなく、科学者自らの研究関心・イニシアチブを重視する研究である。ヴァネヴァー・ブッシュ自身、先に述べたように、アメリカの医学研究政策に重要な影響を及ぼした報告書である『科学―終わりなきフロンティア』のなかで、基礎研究の重要性を訴えていた。[15] このように、科学者の自由な研究関心・イニシアチブを尊重する基礎研究に力を注いできた点にも、医学研究活動における科学者（コミュニティ）の意向が尊重されてきたことが伺える。[16]

## (三)　政策過程の特質

では、何故こうした政策がとられてきたのであろうか。その背景には、医学研究政策過程における政治的なコンセンサスの存在があった。すなわち、（一）連邦政府による医学研究振興が必要である点、そして（二）基本的に、医学研究の内容や方向性をめぐる決定に関しては、科学者の自律性を尊重する、という点について、行政機関（すなわちＮＩＨ）、議会（委員会）（特にその有力メンバー）、そして利益団体・民間ロビーイストといった、医学研究政策過程の有力アクター間に、コンセンサスが存在したのである。

まず、（一）の点からみてみたい。医学研究を管轄する行政機関として、ＮＩＨが自らの権限と予算の増額を積極的に求めたことは、言うまでもない。[17] しかし同様に重要なのは、民間ロビーイストである、メアリー・ラスカーとフローレンス・マホーニーの存在であろう。医学研究に関心を持ちその振興の必要性を強く認識していた彼女らは、その富裕な財産をもとに、一九四二年に「ラスカー財団（Lasker Foundation）」を創設し、医学研究の振興とその必要性について議会への働きかけにつとめた。彼女らの存在は、議会さらには一般市民の間の医学研究への関心を高めるのに貢献するとともに、医学研究振興の初期の進展に大きく寄与した。最後に議会（特に担当委員会）も、医学研究振興には、好意的であった。医学研究振興は、疾病の治療・撲滅という目に見えやすい政治的目標を掲げ、選挙民や一般市民への政治的アピール度が高い。その結果、多くの議員が、医学研究振興に対する積極的な支持を表明した。[18] 実際、議会委員会は、この時期にはほぼ毎年、政権あるいはＮＩＨ側が要求する以上の予算の歳出を承認した。

しかし、こうした政治的コンセンサスが存在したのは、医学研究振興の必要性についてだけではない。（二）の点、すなわち、振興予算を用いた医学研究の具体的な内容や方向性の決定に関しては、基本的に科学者の意向を尊重する、科学者の医学研究活動上の自律性を尊重する、という点についても、コンセンサスが存在してきた。すなわち、連邦政府は医学研究に予算を拠出するものの、研究の具体的な内容や方向性については、基本的にＮＩＨを中心とする科学者（コミュニティ）の決定を尊重するという点について、有力アクター間にコンセンサスが存在してきたのである。もちろんＮＩＨを中心とする科学者コミュニティは、科学者の医学研究活動における自律性の尊重を、強く主張した。しかし議会も、医学研究の内容や方向性の決定に関してはＮＩＨの意向を尊重し、政治的な介入には基本的に慎重な姿勢をとってきた。また利益団体・民間ロビーイストも、この時期は医学研究の優先順位決定にまでは踏み込まず、全体的な医学研究予算の増額の実現のみで満足していた。[19] 確かに、患者団体や議会による介入は当初から一定程度存在してきたが、[20] それはＮＩＨ（そしてそれを中心とする科学者コミュニティ）側が受け入れ可能なレベルにとどまっていた。[21] このように、医学研究振興の必要性と科学者の医学研究活動上の自律性の尊重については、医学研究政策過程における有力アクター間に、政治的コンセンサスが形成されてきたのである。

既に述べたように、一九六〇—七〇年代までのアメリカの政策過程は、しばしば「下位政府」、「鉄の三角形」として、位置づけられてきた。それは、担当官庁、担当委員会、利益団体間のコンセンサスに基づいた政策決定によって、特徴づけられる。この時期の医学研究政策過程は、まさにこの「下位政府」、「鉄の三角形」モデルとして位置づけることが可能であり、[22] ＮＩＨ、議会（委員会）（指導層）、利益団体・民間ロビーイストという、少数のアクター間のコンセンサスのもとに、医学研究政策が決定された。そして、この時期のこうしたアクター間の協調関係におけるキー・パーソンが、ＮＩＨの長官であったジェームズ・シャノン、上院歳出委員会委員長のリスター・ヒル、下院歳出委員会委員長のジョン・フォガティー、そして医学研究振興を求める民間ロビーイストの代表的存在であるメアリー・ラスカーとフローレンス・マホーニーであった。[23] また、公的医療保険制度の導入には極めて慎重であったアメリカ医師会（ＡＭＡ）も、連邦政府による医学研究振興への資金助成には賛成し、科学者の医学研究活動上の自律性の尊重にも支持を表明していた。[24] 医学研究政策過程においては、まさに有力アクター間に、強いコンセンサスが存在してきたのである。

## (四)　科学者コミュニティと政治

### 1　科学者コミュニティとは

こうした医学研究政策過程におけるコンセンサスの形成にあたっては、科学者コミュニティ側の政治活動も、重要な役割を果たした。では、本書の考察において中心的な位置を占める、専門家集団としての「科学者コミュニティ（scientific community）」とは、具体的にどのような集団であり、いかなる政治活動を行ってきたのか。しばしば「科学者コミュニティ」という場合、「一般的に実験室と称されるワークショップを中心に、研究活動に従事している、人々や諸制度の集合体」をさすものとして、用いられることが多い。[25] しかし、この概念が極めて曖昧である点は否めず、その定義は必ずしも明確とはいえない。本書では、政策過程における具体的なアクター（政治主体）としての「科学者コミュニティ」に着目するという観点から、以下のような便宜的な定義を行うことにする。すなわち、「科学者コミュニティ」を、①行政機関としての国立衛生研究所（ＮＩＨ）、および②利益団体としての科学者団体、という、二つのアクターをさすものとして、用いることにする。以下、この両者について、より詳しくみてみたい。

まず行政機関としてのＮＩＨであるが、現在アメリカの保健社会福祉省（Department of Health and Human Services）の下位機関に位置し、一八八七年に創設された。もともとＮＩＨは、ステッテン島に建設された検疫所を前身とするが、その後機関は徐々に拡張していき、一九〇三年にはワシントン市内に移転することになった。そして、その後医学研究の必要性がますます高まるにつれて、広大な面積を持つメリーランド州のベセスダに移転し、現在にいたる。二〇〇四年時点で、二七の研究所および研究センターを擁し、一八〇〇〇人のスタッフを雇用するまでに成長し、その予算は約二七〇億ドルにのぼる。[26] ＮＩＨの主な目的は、以下の四点、すなわち、（ａ）健康を維持・改善する国家の権能を向上していくための基盤として、基礎的な創造的発見、革新的な研究戦略、そして応用研究を育くんでいくこと、（ｂ）疾病を予防する国家の権能を保証する、科学的な人的・物的資源を促進・維持・刷新していくこと、（ｃ）国家の経済的な福利を促進し、研究への公的な投資に対する高度な見返りの継続を保証するために、医学そして関連科学における知的基盤を拡大していくこと、（ｄ）科学を遂行するにあたり、最高レベルの科学的な高潔性、公的なアカウンタビリティ、そして社会的な責任性を向上・促進していくこと、の四点にある。[27] こうした目的の実現のために、ＮＩＨは、自らの所内の研究促進は当然のこと、所外の医学校、病院、研究機関の研究をサポートし、科学者の教育・訓練機能をも果たしている。重要なのは、

NIHが所内に多くの科学者を雇用するとともに、所外の多くの科学者とも密接な契約を結んでいる点であろう。NIHが雇用しているスタッフの中には、医師学位（M. D.）取得者や博士号（Ph. D.）取得者が多数存在している。[28] さらに既に述べたように、NIHはグラント（研究助成金）というかたちで、所外の多くの科学者の研究プランを審査し、それに対する資金助成を行っている。もちろん、NIHには、科学者以外の多くのスタッフも存在している。しかし本書が、NIHをあえて科学者コミュニティの中心に位置づけるのは、このように所内に多くの科学者を雇用するとともに、所外の多くの科学者とも契約を結んでいるという理由からである。

では次に、科学者団体についてみてみたい。アメリカには多くの科学者団体が存在するが、その多くは、専門分野や学問的関心を共有する科学者が創設した団体である。具体的には、アメリカ科学振興協会（American Association for the Advancement of Science）（一八四八年創設）、アメリカ実験生物学会連盟（Federation of American Societies for Experimental Biology）（一九一二年創設）、アメリカ医学研究連盟（American Federation for Medical Research）（一九四〇年創設）、アメリカ臨床研究連盟（American Federation of Clinical Research）（一九四〇年創設）、アメリカ生殖医療学会（American Society for Reproductive Medicine）（一九四四年創設）、アメリカ細胞生物学会（American Society for Cell Biology）（一九六〇年創設）等が存在する。ここでは具体的事例として、アメリカ実験生物学会連盟について、簡単に概観してみたい。アメリカ実験生物学会連盟は、多くの専門医学研究者の団体・学会が連合して創設された、科学者団体のなかでも最大規模の団体である。当初は三つの協会をメンバーに創設されたが、その後そのメンバーは増加し、現在では、アメリカ生理学会（American Physiological Society）、アメリカ生化学分子生物学会（American Society for Biochemistry and Molecular Biology）、生物物理学会（Biophysical Society）など、二三もの協会メンバーを擁するまでに発展した。その目的は、科学者の医学研究・医学振興の促進と、会議の開催や出版物の刊行を通じた情報の提供・普及にある。また、科学的な発展や教育を促進し、ひと

びとの健康を改善していくための具体的な政策の実現にも、力を注いでいる。(29)

## 2　その政治活動

第一章で述べたように、自律性の確立にあたっては、専門家集団である科学者コミュニティ側からの政治的な働きかけも、重要である。では、これら科学者コミュニティは、いかなる政治活動を行っているのか。ＮＩＨは公的な行政機関である限り、利益団体のような表立ったロビー活動を行うことはできない。しかし、ＮＩＨ、とりわけその所長やその下位機関である研究所の所長は、医学研究予算の増額、あるいは自らが求める医学研究体制の実現を求めて、議会に積極的な働きかけを行ってきた。とりわけ大戦以降、ＮＩＨにおいて重要な政治的役割を果たしたのが、一九五五年の八月にＮＩＨ所長に就任したジェームズ・シャノンである。(30) 既に述べたように、医学研究政策過程におけるかつての「下位政府」、「鉄の三角形」のキー・パーソンは、上院歳出委員会委員長のリスター・ヒル、下院歳出委員会委員長のジョン・フォガティー、医学研究振興を求める民間ロビーイストの代表的存在であるメアリー・ラスカーとフローレンス・マホーニーとともに、このシャノンであった。彼は、議会の有力議員であるヒルやフォガティーらと密接な協議を行いつつ、ＮＩＨ予算の増額を求め、戦後アメリカにおける医学研究体制の確立に対して、無視し得ない影響を及ぼした。(31) また当然シャノンに限らず、歴代のＮＩＨ所長や各研究所の所長はそれぞれ、議会の公聴会等の場を中心に、自らの主張を述べるなど、政治的な働きかけを行ってきた。

では次に、科学者団体については、どうであろうか。この点について、アメリカ実験生物学会連盟についてみてみたい。アメリカ実験生物学会連盟の政治活動の中心は、直接的な接触、手紙、電話、ファックス等を用いた議員や一般市民への働きかけである。また、他の科学者関連団体、たとえば「リサーチ！アメリカ（Research！America）」、「医学研究のためのアド・ホック・グループ（Ad Hoc Group for Medical Research）」、「全米生物医学研究学会（National Association for Biomedical Research）」との連合構築にも力を入れている。政治活動を基本的に管轄しているのは、団体内部の公務局（Office of Public Affairs）であり、医学研究政策に対して可能なかぎり効果的に影響を及ぼすために、熱心な情報収集や分析を行っている。[32]

## 第二節　従来までの医療保険政策過程と医師の自律性

### (一)　国民皆医療保険制度の不在

#### 1　公的医療保険改革の展開

では次に、医療保険政策について、みてみたい。これまでも述べてきたように、他国と比較して、アメリカの医療保険制度は、極めて特殊な性格を有する。国民皆保険制度が存在せず、むしろ民間保険を中心とする医療保険制度が形成されてきたのである。もちろん、アメリカにおいても、国民皆医療保険制度を導入しようという試みが、存在してこなかったわけではない。歴史的に、国民皆医療保険制度を導入しようという試みは、何度となく存在してきた。たとえば第二次世界大戦以降大統領に就任したトルーマンは、本格的なかたちで、国民皆医療保険制度を導入しようと試みた。さらに一九七〇年代にはニクソン政権のもと、医療保険制度の抜本的な改革を求める動きが高まり、国民皆医療保険改革の可能性は、かなりの程度現実味を帯びる段階まで達した。また最近の事例だと、一九九三―九四年にかけて、クリントン政権が、国民皆医療保険改革を行おうと奮闘したのは、記憶に新しい。しかし結局のところ、こうした試みは、押しなべて失敗に終わってきた。[33]

もちろん、アメリカにおいても、公的医療保険制度がまったく不在というわけではない。一九六五年には、高齢者や貧困層などのための公的医療保険制度が成立する。すなわち、メディケア（Medicare）とメディケイド（Medicaid）がそれである。このうち、メディケアは主に六五歳以上の高齢者を対象とするものであり、社会保障税、保険料、そして一般歳入をその財源とするものである。大きくは、主に病院サービスを給付対象とする強制加入のパートAと、主に医師サービスを給付対象とする任意加入のパートBから構成される。これに対してメディケイドは、主に貧困層を対象とするものであり、財源は州と連邦政府が共同負担するものである。運営権限は、連邦政府ではなく州政府にあり、加入資格などは州によって異なる。これらメディケア・メディケイドは、民間医療保険制度の中では不利な立場に甘んじざるを得ない社会層に対して、公的医療保険制度を保障することにより、最小限度のセーフティネットを構築するものといってよい。[34] 二〇〇二年時点で、メディケアには約四〇〇〇万人、メディケイドには約三三〇〇万人が加入している。[35]

## 2　民間医療保険中心の医療保険制度

このように公的医療保険制度が、最小限度のセーフティネット・レベルのみにとどまるなか、アメリカの医療保険制度のなかで支配的な位置を占めたのが、民間医療保険である。その発展の歴史は、一九二〇年代末から一九三〇年代以降にさかのぼる。この時期になると、ブルークロス（Blue Cross）、ブルーシールド（Blue Shield）と呼ばれる非営利民間医療保険制度が、それぞれ発展を遂げたのである。その背景には、大恐慌の発生により医療サービスの需要が低下し、患者の支払いも滞りがちになったことから、医師や病院の経営が困難なものになったという状況が存在した。こうした困難な状況に直面し、医師・病院主導で設立され発展してきたのが、ブルークロス・ブルーシールドだったのである。[36] その後一九四〇年代に入ると、ブルークロス・ブルーシールドの成功を受けて、民間営利医療保険が急速に発展していく。当初民間営利保険会社は、他の生命保険などと比較して医療保険については不確定要素が多いことから、市場参入には消極的だった。しかし、ブルークロス、ブルーシールドが成功したことから、営利保険会社も、医療保険市場に対して積極的に参入していく。非営利医療保険であるブルークロス・ブルーシールドとこれら営利医療保険の相違は、前者が加入者の別なく地域別に定められた同一の保険料を支払うシステムなのに対して、後者は加入者の保険料を過去の病歴をもとに設定する点にあった。すなわち、疾病にかかりやすくその分医療費が高くかかる可能性の高い人間については、保険料を高く設定するというシステムだった。こうした営利医療保険の急速な成長もあり、その後民間医療保険加入者数は急激に伸び、一九四〇年には約三七〇〇万人だった加入者数は、一九五〇年には一〇倍の約三七〇〇〇万人にまで増加することとなった[37]。現在では、約二億人が、民間医療保険に加入している[38]。

とりわけ、この民間医療保険制度のなかで重要な位置を占めたのが、企業（雇用者）が民間医療保険会社と契約することによって、自らの従業員に保険給付を保障するシステムである。システムが発展するのは、第二次世界大戦中のことである。大戦中は、インフレ抑制のために、労働者の賃金上昇を凍結する政策がとられた。しかし、企業（雇用者）による従業員に対する医療保険給付は認められており、またそれに対して一定の優遇措置がとられていた。その結果、労使交渉のなかで、従業員に対する保険給付を保障する企業が増加した。中小企業のなかには、従業員に保険給付を保障できないところも多かったが、大企業の多くは、民間医療保険会社と契約しその保険料の大半を負担することによって、従業員そしてその家族に対する保険給付を保障した。こうした企業側のイニシアチブを背景に、一九四〇年代以降民間医療保険制度は急激に発展したのである[39]。

以上のように、アメリカの医療保険制度においては、民間医療保険制度が中心的な位置を占めており、公的医療保険制度の存在は限定的である。したがって、民間医療保険に加入する経済的な余裕や機会が存在せず、メディケア・メディケイドにも受給資格を持たない人々は、やむなく無保険者となるほかない。実際にアメリカでは、現在約四〇〇〇万人以上の無保険者が存在する[40]。

## (二) 医師の診療活動上の自律性の尊重

しかし、アメリカの医療保険政策の特質として、国民皆医療保険制度の不在と同様に重要なのは、医師の診療活動上の自律性を尊重する政策がとられてきた点である。(41) それは、(一) 公的医療保険制度が極めて限定され、医師の診療活動に対する公的規制が限定されてきたこと、(二) 一九六五年に成立した公的医療保険制度であるメディケア・メディケイドについても、少なくとも当初は、医師の診療活動に政府が介入してはならない旨が、法律に盛り込まれていたこと、(三) 民間医療保険制度においても、保険者の医師の診療活動に対する介入が抑制され、公的規制も加えられなかったこと、の三点から明らかである。

第一に、既に述べてきたように、アメリカでは公的医療保険制度の導入が、進展してこなかった。その背景要因は多岐にわたるが、アメリカ医師会（AMA）の激しい反発も、一因といえる。AMAは、公的医療保険制度が導入されれば、医師の診療活動上の自律性が侵害される、医師—患者関係に対する政府の不当な介入が強まるとして、これに強く反発してきたのである。民間医療保険団体、企業団体、そして共和党や一部民主党も、AMAとその政治的立場を共有してきた。こうしたアクターの反対もあり、公的医療保険制度の導入は進まず、医師の診療活動に対する公的な規制も進まなかった。

第二に、一九六五年に成立した公的医療保険制度であるメディケア・メディケイドにおいても、少なくとも当初は、医師の診療活動上の自律性は、尊重された。メディケア・メディケイドについては、既に一九五〇年代後半には、成立を求める動きが活発化していた。しかし、共和党や南部民主党、そして政府の不当な介入につながるのではないかと懸念するAMAの激しい反発もあり、法案審議は難航を極めた。状況を大きく変えたのは、一九六四年選挙での民主党の大統領選挙・議会選挙での地すべり的勝利である。その結果、一九六五年には、とうとうアメリカ初の公的医療保険制度である、メディケア・メディケイドが成立した。しかし、制度を円滑に運営していくためには、多くの医師を組織し、医師―患者関係に対する不当な介入を危惧するＡＭＡの協力をとりつける必要があった。そのため、法律の規定のなかに、医師の診療活動の内容については、連邦政府は介入すべきではないとの条項が盛り込まれたのである。[42]このように、一九六五年にはじめて成立した公的医療保険制度においても、少なくとも当初は医師の診療活動上の自律性は尊重され、医師―患者関係に対する公的な介入は限定されていた。

第三に、アメリカの医療保険制度のなかで支配的な位置を占める民間医療保険制度においても、保険者による介入や公的な規制は限定的であり、医師の診療活動上の自律性が尊重されてきた。すでに述べたように、一九三〇―四〇年代以降のアメリカでは民間医療保険が急速に発展し、それを中心とした医療保険制度が形成されていく。重要なのは、この時期の民間医療保険――従来型民間医療保険――が、（一）患者が受診可能な医師（病院）に制限がないこと、（二）医師（病院）への診療報酬が「出来高払い制度（fee-for-service）」のもとに支払われること、（三）保険者の、医師（病院）の診療活動に対する管理・規制が極めて限定されていること、などをその特徴としていた点である。こうした特徴からも明らかなように、一九四〇年代以降発展してきた民間医療保険制度においては、保険者の医師―患者関係に対する介入が極めて限定されており、患者に対する診療活動の内容は医師の決定にゆだねられてきた。また、政府や行政機関も、民間医療保険の下での医師の診療活動に対して、公的な規制を加えてはこなかった。その背景に、政府や保険者による医師―患者関係に対する不当な介入を懸念するＡＭＡの意向が強く反映していたことは、言うまでもない。ＡＭＡは、一九三四年に、自らが受け入れ可能な民間医療保険についてのガイドラインを示しているが、そのなかには、全ての医療サービスは医療専門職のコントロール下に置かれるべきであること、医師―患者関係にはいかなる第三者も介入すべきではないこと、などの点が、明確に提示されていた[43]。実際アメリカの民間医療保険制度は、ブルークロス・ブルーシールドに端的にみられるように、もともと医師（病院）のイニシアチブのもとに発展してきたが、ＡＭＡは、ブルーシールドなどの民間医療保険において、医師の自律性が保障されるための法規定の整備を州政府に働きかけ、成功を収めてきた[44]。また、医師の自律性を脅かす恐れのある、マネジドケアの前身的な存在である前払い型グループ診療（prepaid group practice）民間保険（第三章参照）についても、法的措置を求めるなど、強く反発してきた。実際に多くの州で、前払い型グループ診療、消費者組合型の民間保険、そして契約医療（contract medicine）が禁止された[45]。同時にＡＭＡが、政府や行政機関による、民間医療保険制度の下での医師の診療活動に対する公的規制に対して反発してきたことは、いうまでもない。医師―患者関係に対する不当な介入を懸念するＡＭＡのこうした強い姿勢が、医療保険政策に大きな影響を及ぼしてきたのである。

以上の三点からも明らかなように、従来までのアメリカの医療保険政策においては、公的・民間を問わず、医師の診療活動上の自律性は尊重され、医師―患者関係に対する外部からの介入は限定されてきた。

### （三）　政策過程の特質

では何故、以上のような、医師の診療活動上の自律性を尊重する政策が、とられてきたのか。それは、医療保険政策過程において優勢な位置を占めてきた、ＡＭＡ、民間医療保険団体、企業団体、そして共和党や一部民主党といった有力アクターの間に、医師の診療活動上の自律性を尊重するという点に関して、コンセンサスが存在してきたためであった[46]。これらアクターは、（一）公的医療保険制度の導入や公的な規制強化に反対する、（二）民間医療保険中心の医療保険制度を維持する、といった点に加え、（三）医師の患者に対する診療活動上の自律性を尊重する点について、基本的に政治的立場を共有してきた。ＡＭＡは、医師―患者関係に対する不当な介入につながるとし、公的医療保険制度の導入や公的規制に強く反対し、その阻止を求めてきた。さらに民間医療保険団体も、公的医療保険制度の導入や公的規制によって民間医療保険市場が侵害・縮小されることを恐れて、AMAと立場をともにしてきた。また企業団体も、「小さな政府」を志向する立場から、これら団体に同調した。そしていずれの団体も、医師の診療活動上の自律性が尊重された、既存の民間医療保険制度を、支持してきたのである。すなわち、この三つの団体の間では、公的医療保険制度の導入や公的規制の強化に反対し、民間医療保険制度中心の医療保険制度を維持していくこと、そしてそのなかで医師の診療活動上の自律性を尊重することについて、コンセンサスが存在してきた。また共和党や一部民主党（たとえば次に述べる南部民主党）も、基本的には、これら勢力と政治的立場を共にする傾向にあった。(47)

他方で、公的医療保険制度の導入や公的規制の強化に積極的な勢力は、相対的に劣勢にたっていた。民主党リベラル派や労働組合、高齢者団体、消費者団体などがこれにあたる。(48) 確かに民主党自身は、長い間議会で多数を占めてきた。しかし、南部出身の民主党議員は、共和党同様、公的医療保険制度の導入や連邦政府の規制強化に対して、慎重な姿勢をとってきた。(49) こうした南部民主党の抵抗は、医療保険改革の帰趨に、無視し得ない影響をもたらした。たとえば、メディケア・メディケイドの成立が遅れた要因の一端は、南部民主党の委員会レベルでの抵抗にあったとされる。(50) その結果、これら勢力は、AMA、民間医療保険団体、企業団体、そして共和党などの勢力に対し相対的に劣勢に立ち、メディケア・メディケイドを除けば、医療領域における公的役割の拡大を推進することができなかったのである。これはすなわち、医師の自律性が尊重された、民間中心の医療保険制度の存続を意味していた。

確かに医療保険政策の場合、政治的なコンセンサスは、AMA、民間医療保険団体、企業団体、そして共和党や一部民主党の間に限定されていた。しかしピーターソンも指摘するように、これらの勢力は、医療政策過程において極めて大きな政治的影響力を有してきた。この点を考慮すれば、こうしたコンセンサスは、極めて重要な意味を有していたといえる。[51]

## (四)　アメリカ医師会と政治

### 1　アメリカ医師会とその歴史[52]

では従来まで、アメリカの医療保険政策に重要な役割を果たしてきた、専門家集団であるアメリカ医師会（AMA）とは、具体的にどのような団体であり、どのような政治活動を行ってきたのか。

AMAの創設は、一八四七年にさかのぼる。しかし団体は、創設以後すぐに発展を遂げたわけではなく、一九〇〇年時点ではその組織率はいまだ九％程度であり、メンバー数もたった八四〇〇人に限定されていた。この時期は、近代医学もいまだ普及しておらず、「正統的」医療と「非正統的」医療とが混在した状況であり、医学教育も荒廃した状況にあったためである。しかしその後、医学教育・医師資格制度の荒廃とその改革の必要性を訴えるいわゆる「フレクスナー報告（Flexner report）」（一九一〇年）を機に、医学教育・医師資格制度の改革が進む。その結果、その後AMAの組織率は大幅に上昇することになった。実際に一九二〇年には、その組織率は一気に六〇％にまで急増し[53]、その後一九六〇年代になると七〇％を超え、ピークに達したのである。[54]また組織率の上昇に伴い、公衆の間での医師に対する尊敬・信頼感も、急速に高まった。[55]一九五〇―六〇年代には、アメリカの医師、そしてそれを代表するAMAは、まさに「黄金時代（golden Age）」を迎えることになる。[56]

しかしその後、AMAの組織率は低下する。その主要な要因のひとつは、アメリカの医師の間での専門医化（specialization）の急速な進展であった。アメリカの医師の間では、長い間、一般医（general practioners）（そして自由開業医）が多数を占めてきた。しかし、とりわけ一九三〇年代以降、徐々に医学の専門分化が進展するとともに、医学教育の場においても専門医の養成が重視されはじめたことから、専門医化が進む。その後さらに、医学の高度化、専門医の経済的な優位性などを背景に、専門医化は急速に進展し、一九五〇―六〇年代になると、専門医の割合が急速に拡大することになる。[57] 実際に一九七〇年代に入ると、全医師の八〇％以上を専門医が占めるようになった。[58] さらに、こうした専門医（外科医・内科医等）は、それぞれ自らの医師団体を創設・運営するようになった。こうした変化が、ＡＭＡの組織率の低下を招いたことはいうまでもない。実際に一九七〇年代以降、ＡＭＡの組織率は大幅に低下し、一九六〇年代には七〇％を超えていたものが、一九九〇年の初頭には四一％に低下した。[59] また一九八〇―九〇年代以降、新たに様々な専門医団体が政治活動を活発化させるとともに、その政治的立場も、必ずしもＡＭＡと一致しなくなっていった。[60] ＡＭＡ以外の主要な医師団体としては、アメリカ外科医学会（American College of Surgeons）（一九一三年創設）、アメリカ医師学会（American College of Physicians）（一九一五年創設）、アメリカ内科医師会（American Society of Internal Medicine）（一九五六年創設）などがある。[61] しかし、組織率が低下したとはいえ、ＡＭＡは全国三万人以上の医師を組織しており、五四の州・地域レベル、そして二〇〇〇もの市・郡レベルの医師会を擁する、また一二〇〇人以上のスタッフと二〇億ドル以上の予算を有する、国内最大の医師団体である。[62]

## 2　アメリカ医師会の政治活動

医師の診療活動上の自律性を確立・保持するため、そして医師―患者関係に対する不当な介入を阻止するために、ＡＭＡは、活発な活動を展開してきた。ハイドらによれば、その政治活動の目的は、（一）医療サービスのクオリティの促進、（二）医師の質的・量的な基準の設定、（三）医療行為およびそれに対する診療報酬条件についての決定、（四）政府の医療における役割拡張の統制、の四つに分類される。すなわちＡＭＡは、医学の発展につとめるとともに、卒後医学教育の改善を行い、医療サービスの質の向上を図ってきた。同時に、非正統医療の排除や医師養成数の制限、外国医師の資格制度の整備等を通じて、医師の質的・量的な基準を設定してきた。さらに、独立開業医制度や既存の診療報酬支払い方式の維持、そして後にマネジドケアと呼ばれる前払い型グループ診療保険の排除等を通じて、診療活動、診療報酬方式の自己決定権限を保持してきた。加えて、病院建設や医学研究への資金助成は容認する一方、自律性を脅かす恐れのある公的医療保険制度の導入には強く反対し、連邦政府の医療介入の範囲を限定してきたのである。[63] 全体的にみた場合、ＡＭＡの主要な目的は、政府や行政機関からの医療に対する介入を最小限に抑制し、医師―患者関係に対する外部からの不当な介入を阻止することによって、医師の診療活動上の自律性を確立・保持する点にあったといえよう。

政治活動の具体的な形態に目を向けた場合、ＡＭＡは、しばしば「今日の圧力団体がとるほとんどすべてのロビー活動の手法を編み出した」[64]といわれるように、多種多様な形態のロビー活動を、きわめて活発に行ってきた団体といえる。とりわけＡＭＡは、議会を中心に活発な働きかけを行い、かつては、『ニューヨークタイムズ』誌において、「金曜日の夕方から月曜日の正午までの間に、議会において一四〇票を獲得することができる唯一の組織」と評された程であった。[65] またＡＭＡは、議会への働きかけに限定されることなく、常に様々な新しいロビー活動を開発してきた存在でもある。とりわけ、ＡＭＡは、初めて大規模なかたちで広告活動などの新たな形態のロビー活動を展開した、元祖的存在であった。たとえば、トルーマン大統領の国民皆医療保険改革の際には、パンフレット、新聞広告、公衆演説を通じて、大規模な反対キャンペーンを展開した。このキャンペーン活動は、当時利益団体がロビー活動に対して、巨額な予算を投資した事例として記録されている。[66] またその後一九六〇年代ケネディ政権における医療保険改革の際にも、新聞、ラジオ、ＴＶを用いて、強烈な反対キャンペーンを展開した。[67] 加えてＡＭＡは、一九六一年に、独自の政治活動委員会であるＡＭＰＡＣ（American Medical Association Political Action Committee）を創設し、政治献金活動も展開している。[68] このような活発な政治活動が、医師の自律性の確立・保持に、大きく貢献してきたのである。

（1）　アメリカの医学研究政策に関する歴史的な概観については、Daniel Callahan, ***What Price Better Health? Hazards of the Research Imperative*** (Berkeley: University of California Press, 2003), chapter 1.

（2）　Richard H. Shyrock, ***American Medical Research*** (New York: Commonwealth Fund, 1947).

（3）　広井良典、印南一路、『アメリカにおける医学・生命科学研究開発政策と日本の課題報告書―「高齢化日本」の新たな科学技術政策』（財団法人医療経済研究機構、一九九六年）、五頁。

（4）　Stephen P. Strickland, ***Politics, Science, & Dread Disease: A Short History of United States Medical Research Policy*** (Cambridge: Harvard University Press, 1972), pp. 15–31; Stephen P. Strickland, "Medical Research: Public Policy and Power Politics," Douglas Carter and Philip R. Lee eds., ***Politics of Health*** (New York: MeDCOM Press, 1972).

（5）　Strickland, ***Politics, Science, & Dread Disease***, p. 236；広井良典『アメリカの医療政策と日本―科学・文化・経済のインターフェイス』（勁草書房、一九九二年）、八一頁。

（6）　Eli Ginzberg and Anna B. Duska, ***The Financing of Biomedical Research*** (Baltimore: The Johns Hopkins University Press, 1990), p. 10.

（7）　"About NIH," http://www.nih.gov/about/

（8）　Rebecca Dresser, "Public Advocacy and Funds for Biomedical Research," ***The Milbank Quarterly***, 77(2), 1999, p. 262; Rebecca Dresser, ***When Science Offers Salvation: Patient Advocacy and Research Ethics*** (Oxford: Oxford University Press, 2001), pp. 75–78.

（9）　より具体的には、①特定疾病にかかっている人数、②疾病による死者の数、③疾病によって生じる障害の程度、④疾病が、一般の、生産的な、そして快適な生活を妨げる程度、⑤疾病の経済的・社会的コスト、⑥疾病の拡大を規制するために迅速に行動する必要性、などの基準が挙げられている。

（10）　National Institutes of Health, ***Setting Research Priorities at the National Institutes of Health***, http://www.nih.gov/about/researchpriorities.htm

(11) Daryl E. Chubin and Edward J. Hackett, *Peerless Science: Peer Review and U. S. Science Policy* (New York: State University of New York Press, 1990), p. 2.

(12) ＮＩＨにおける医学研究は、所内で行われる研究（intramural research）と、外部委託研究（extramumal research）の二つに分類される。二〇〇〇年度予算のなかで、前者に約一〇％、後者に約八〇％が割り振られている点からも明らかなように、外部委託研究が支配的な位置を占める。そして、こうした外部委託研究の中心を占めるのが、グラントである。具体的には二〇〇〇年度時点で、数にして五万件もの研究プラン、そして二八〇〇以上の大学や医学校における二一万二千人の科学者に対して、グラントが支出されている。National Institutes of Health, "Overview," http://www.nih.gov/about/NIHoverview.html. なお、グラントとともに外部委託研究を構成するのがコントラクトであるが、グラントでは、研究のイニシアチブが研究者にあり、創造性が重視されるのに対して、コントラクトでは、連邦政府などが必要とする研究課題を支援する点に重点が置かれている。掛札堅『アメリカＮＩＨの生命科学戦略』（講談社、二〇〇四年）、一四九頁。数の上で、グラントがコントラクトを圧倒的に上回っており、この点からも科学者の自律性が尊重されている点が伺える。

(13) 具体的には、一四人から二〇人程度の科学者によって、評価が行われる。随時二〇〇〇人以上の科学者がこの第一次審査グループのために活動しており、その任期は約四年である。Chubin and Hackett, *op. cit.*, p. 20. 審査の具体的な基準としては、①プランが取り組む問題の重要性、②プランのアプローチの革新性のレベル、③問題を研究する研究方法の適切性、④研究者の適性や経験、⑤研究環境のクオリティ、などが挙げられる。Dresser, *When Science Offers Salvation*, p. 78.

(14) Chubin and Hackett. *op. cit.*, pp. 21–22. 広井、印南、前掲書、二四—二六頁。

(15) 「基礎研究の特殊性のひとつは、それが多彩な道筋を通じて、生産的な進歩につながっていく点だ。……基礎研究は、新たな知識をもたらす。そして科学的な資本を提供する。さらに実践的な知識の適用が、そこから引き出されるべき資源を生み出すのだ。」Vannevar Bush, *Science: Endless Frontier: A Report to the President by Vannevar Bush, Director of the Office of Scientific Research and Development* (Washington D. C.: United States Government Printing Office, Washington, July, 1945). なお、ブッシュの議論と現在の医学研究体制が直面する問題点との関係性については、たとえば、Philip Kitcher, ***Science, Truth, and Democracy*** (Oxford: Oxford University Press, 2001), pp. 137–146.

(16) 一九九八年度予算のなかで、全予算の約五七%が基礎研究に、約三一%が応用研究に配分されている。Committee on the NIH Research Priority-Setting Process, Health Science Section, ***Scientific Opportunities and Public Needs: Improving Priority-Setting and Public Input at the National Institute of Health*** (Washington D.C.: National Academy Press, 1998), p. 21. 民間企業による資金助成のもとでの医学研究は、商業化を前提とした応用研究に傾きやすい。連邦政府による医学研究に対する資金助成において基礎研究が重視されてきたひとつの要因は、この点にあったといえる。

(17) しかしＮＩＨなど科学者コミュニティの間にも、医学研究振興に対する莫大な予算の増額が、医学研究に対する過度な期待を生み出し、医学研究活動に対する政治的介入につながるのではないかとの危惧が存在した点は、重要である。Maureen Hogan Casamayou, ***The Politics of Breast Cancer*** (Washington D.C.: Georgetown University Press, 2001), p. 31, 久塚純一監訳『乳がんの政治学』（早稲田大学出版部、二〇〇三年）四一頁。

(18) Paul J. Feldstein, ***The Politics of Health Legislation: An Economic Perspective, Second Edition*** (Chicago: Health Administration Press, 1996), pp. 167–173; Strickland, *op. cit.*, p. 32.

(19) James A. Shannon, "Advancement of Medical Research: A Twenty-Year View of the Role of the National Institutes of Health," ***Journal of Medical Education*** 42, 1967, pp. 100–101; Strickland, *op. cit.*, pp. 236–237; Committee on the NIH Research Priority-Setting Process, *op. cit.*, p. 24; Natalie Davis Spingarn, ***Heartbeat: The Politics of Health Research*** (Washington: Robert B. Luce, Inc, 1976), p. 2; Susan Foote, ***Managing the Medical Arm Race: Public Policy and Medical Device Innovation*** (Berkeley, CA: University of California Press, 1992), pp. 56–57; Dresser, "Public Policy and Funds," pp. 259–260; Dresser, ***When Science Offers Salvation***, p. 78.

(20) Spingarn, *op. cit.*, p. 73.

(21) Strickland, *op. cit.*, p. 237.

(22) たとえば、Randall B. Ripley and Grace A. Franklin, ***Congress, Bureaucracy, and Public Policy, Fourth Edition*** (Chicago: the Dorsey Press, 1987), p. 116.

(23) *Op. cit.*; Casamayou, *op. cit.*, pp. 30–35, 前掲邦訳三九—四七頁。

(24) Ginzberg and Dutka, *op. cit.*, p. 17.

(25) Daniel S. Greenberg, ***The Politics of Pure Science, New Edition*** (Chicago: The University of Chicago Press, 1999), p. 4.

(26) "About NIH," http://www.nih.gov/about/　ＮＩＨの組織構造については、John F. Sherman, "The Organization and Structure of the National Institutes of Health," ***New England Journal of Medicine***, July 7, 1977, pp. 18–26. またＮＩＨについては、掛札、前掲書も参照。

(27) "The NIH Almanac," http://www.nih.gov/about/almanac/inex.html.

(28) "Professional Staff by Type of Doctoral Degree," http://www.nih.gov/about/almanac/staff/index.htm.

(29) http://www.faseb.org/faseb/WhatisFASEB.html.

(30) Strickland, *op. cit.*, p. 100.

(31) *Ibid.*, pp. 115–117.

(32) http://www.faseb.org/opa/default.htm.

(33) アメリカにおける医療保険政策の歴史としては、Daniel Hirshfield, ***The Lost Reform*** (Cambridge: Harvard University Press, 1970); Ronald L. Numbers, ***Almost Persuaded: American Physicians and Compulsory Health Insurance*** (Baltimore: Johns Hopkins University Press, 1978); Monte M. Poen, ***Harry S. Truman versus the Medical Lobby*** (Columbia: University of Missouri Press, 1979); T. Wimberley, "Toward National Health Insurance in the United States: An Historical Outline: 1910–1979," ***Social Science and Medicine***, 14C, 1980; Paul Starr, ***The Social Transformation of American Medicine*** (New York: Basic Books, 1982); Nicholas Laham, ***Why the United States Lacks a National Health Insurance Program*** (Weatport, Connecticut: Greenwood Press, 1993); James A. Morone and Gary S. Belkin eds., ***The Politics of Health Care Reform***, (Durham, N.C.; Duke University Press, 1994); Theda Skocpol, ***Boomeranging: Clinton's Health Security Effort and the Turn Against Government in U. S. Politics*** (New York: Norton, 1997); Sven Steinmo and Jon Watts, "It's the Institutions, Stupid! Why Comprehensive National Health Insurance

Always Fails in America," *Journal of Health Politics, Policy and Law*, 20(2), 1995, pp. 329–372; Colin Gordon, ***Dead on Arrival: The Politics of Health Care in Twentieth-Century America*** (Princeton: Princeton University Press, 2003); Rick Mayes, ***Universal Coverage: The Elusive Quest for National Health Insurance*** (Ann Arbor: University of Michigan Press, 2004); Jill Quadagno, ***One Nation Uninsured: Why the U. S. Has No National Health Insurance*** (Oxford, New York: Oxford University Press, 2005): Alan Derickson, ***Health Security for All: Dreams of Universal Health Care in America*** (Baltimore: Johns Hopkins University Press, 2005).

(34) Theodore Marmor, ***The Politics of Medicare, Second Edition*** (New York: Aldine Publishing Company, 1999); Marilyn Moon, ***Medicare Now and in the Future*** (Washington D. C.: Urban Institute Press, 1996).

(35) U. S. Department of Commerce, ***Statistical Abstract of the United States: 2004–2005*** (U. S. Census of Bureau, 2004), Section 3, no. 129, 132.

(36) Robert Eilers, ***Regulation of Blue Cross and Blue Shield Plan***, (Honewood: R. D. Irwin, Inc., 1963).

(37) 広井、前掲書、三六―三七頁、Starr, *op. cit.*, pp. 290–334.

(38) U. S. Department of Commerce, *op. cit.*, section 3, p. 139.

(39) Laura A. Scofea, "The Development and Growth of Employer-Provided Health Insurance," ***Monthly Labor Review***, March, 1994, p. 6; Marilyn J. Field and Harold T. Shapiro eds., ***Employment and Health Benefits*** (Washington D. C.: National Academy Press, 1991); Sherry A. Glied, "The Employer-Based Health Insurance System: Mistake or Cornerstone?," David Mechanic, Lynn B. Rogut, David C. Colby, and James R. Knickman eds., ***Policy Challenges in Modern Health Care*** (New Brunswick, New Jersey: Rutgers University Press, 2004), pp. 37–52.

(40) U. S. Department of Commerce, *op. cit.*, Section 3, no. 139.

(41) たとえば、Starr, *op. cit.*; Susan Giamo, ***Markets and Medicine: The Politics of Health Care Reform in Britain, Germany, and the United States*** (Ann Arbor: The University of Michigan Press, 2002), pp. 156–157.

(42) Starr, *op. cit.*, p. 378.

(43) American Medical Association, "Proceeding of the Cleveland Session," ***Journal of American Medical Association***,

102(26), 1934, pp. 2199–2201.

(44) Robert Cunningham and Robert M. Cunningham Jr., ***The Blues: A History of the Blue Cross and Blue Shield System*** (Decalb: Northern Illinois Universsity Press, 1997), p. 72.; T. L. Delbanco, K. C. Meyers and E. A. Segal, "Paying the Physician's Fee: Blue Shield and the Reasonable Charge," ***New England Journal of Medicine***, 301(24), 1979, pp. 1314–1320; Miriam J. Laugesen and Thomas Rice, "Is the Doctor In? The Evolving Role of Organized Medicine in Health Policy," ***Journal of Health Politics, Policy and Law***, 28(2–3), 2003, p. 291; Gordon, ***op. cit.***, p. 216; Melissa Thomasson, "Health Insurance in the United States," ***EH Net Encyclopedia*** http://www.eh.net/encyclopedia/

(45) Giamo, ***op. cit.***, pp. 156, 252; James G. Burrow, ***AMA: Voice of American Medicine*** (Baltimore: Johns Hopkins University Press, 1963), p. 332; Jeffery Lionel Berlant, ***Profession and Monopoly: A Study of Medicine in the United States and Great Britain*** (Berkeley: University of California Press, 1975), p. 270; Jill Quadagno, "Why the U. S. Has No National Health Insurance: Stakeholder Amobilization Against the Welfare State, 1945–1996," ***Journal of Health and Social Behavior***, Decemnber, 2004, p. 25.

(46) また、病院団体であるアメリカ病院協会（American Hospital Association）も、概して、こうした勢力と連携関係にあったといえる。Marian Dohler, "Policy Networks, Opportunity Structures, and Neo-Conservative Reform Strategies in Health Policy," Bernd Marin and Renade Mayntz eds., ***Policy Networks: Empirical Evidence and Theoretical Consideration*** (Frankfurt am Main: Campus, 1991), p. 247.

(47) Mark Peterson, "Political Influence in the 1990s: From Iron Triangles to Policy Networks," ***Journal of Health Politics, Policy and Law***, 18(2), 1993; Quandagno, ***op. cit***, p. 29. クアンダーノは、これらの勢力の中心は、当初のＡＭＡから、その後民間医療保険団体や企業団体へと移行していったととらえている。***Ibid.***, p. 39. なお、団体間に対立が存在しなかったわけではない。この点については、Gordon, ***op. cit.***, p. 230.

(48) Peterson, ***op. cit.***

(49) Jill Quandagno, "Physician Soverreignty and the Purchasers' Revolt," ***Journal of Health Politics, Policy and Law***, 29(4–5), pp. 815–834.

(50) Theodore Marmour, ***The Politics of Medicare, second edition*** (Chicago: Aldine de Guyer, 1999).

(51) Peterson, ***op. cit.***

(52) アメリカ医師会については、以下の文献も参照。Oliver Garceau, ***The Political Life of the American Medical Association*** (Hamden, Conn: Archon Books, 1941); Morris Fishbein, ***A History of the American Medical Association 1847–1947*** (Philadelphia: W. B. Saunders Company, 1947); Paul J. Feldstein, ***Health Associations and the Demand for Legislation: The Political Economy of Health*** (Cambridge, Mass: Ballinger Publishing Company, 1977); Burrow, ***op. cit.***; Frank D. Campion, ***The AMA and U. S. Health Policy Since 1940*** (Chicago: Chicago Review Press, 1984); Howard Wolinsky and Tom Brune, ***The Serpents on the Staff: The Unhealthy Politics of the American Medical Association*** (New York: G. P. Putnam, 1995); Michael Gusmano, "The Doctor's Lobby," Robert Biersack, Paul S. Herrnson, and Clyde Wilcox eds., ***After the Revolution: PACs, Lobbies, and the Republican Congress*** (Boston: Allyn and Bacon, 1996), pp. 47–65.

(53) James A. Johnson and Walter J. Jones, ***The American Medical Association and Organized Medicine: A Commentary and Annotated Bibliography*** (New York: Garland Publishing Inc., 1993), p. 105.

(54) Elton Rayack, ***Professional Power and American Medicine*** (Cleveland, Ohio: The World Publishing Company, 1967), p. 12.

(55) 実際、一九三〇年代以降一九五〇年代までは、世論調査においても医師に対する尊敬はきわめて高いレベルに達し、その値は最高裁判所裁判官に比肩する、あるいはそれをも上回った。John C. Burnham, "American Medicine's Golden Age: What Happened to It?" ***Science***, 215, 1982, p. 1474.

(56) ***Ibid.***

(57) Rosemary A. Stevens, ***American Medicine and the Public Interest*** (New Haven: Yale University Press, 1971); Rosemary A. Stevens, "Specialization, Specialty Organizations, and the Quality of Health Care," Mechanic et al eds., ***op. cit.***, pp. 206–220.

(58) Feldstein, ***op. cit.***, p. 27.

(59) Skocpol, *op. cit.*, p. 53.

(60) ただしこうした齟齬は、かなり以前から存在してきた。Rayack, *op. cit.*, p. 14.

(61) これら団体については、Craig Ramsay, ed., *U. S. Health Policy Groups: Institutional Profiles* (Westport, Conn: Greenwood Press, 1995), pp. 49–53, 46–49, 143–146.

(62) Edward Zuckerman ed., *The Almanac of Federal PACs, 2004–2005* (Arlington, VA: Amward, 2004), p. 401.

(63) David Hyde, Payson Wolff, Anne Gross, and Eliot Lee Hoffman, "The American Medical Association: Power, Purpose and Politics in Organized Medicine," *Yale Law Journal* 63, May, 1954; Laham, *op. cit.*, p. 12.

(64) 西村由美子編『アメリカ医療の悩み』（サイマル出版会、一九九五年）、一四三頁。

(65) James A. Morone, "The Health Care Bureaucracy: A Small Changes, Big Consequences," *Journal of Health Politics, Policy, and Law*, 18(3), 1993, p. 726.

(66) Stanley Kerry Jr, *Professional Public Relations and Political Power* (Baltimore: Johns Hopkins University Press, 1956), chapter 3; Starr, *op. cit.*, p. 285; Poen, *op. cit.*, pp. 151–152.

(67) Marmour, *op. cit.*, pp. 38–41.

(68) Edward Zuckerman, *op. cit.*, p. 402.

# 第三章　医療政策過程の変容とその背景要因

しかし、一九九〇年代以降、「専門家重視政策」は転換点を迎えつつある。「専門家重視政策」を支えてきた政治的コンセンサスが崩壊し、これまでのように専門家の自律性を尊重すべきか否かをめぐり、激しいアクター間対立が生じたのである。現代アメリカ医療政策過程の変容の重要な側面のひとつは、この点に求められる。本書のアプローチは、一九九〇年代以降の医療政策過程の変容を、こうした専門家の自律性をめぐるコンセンサスの崩壊および新たな対立の激化として捉えるとともに、その背景要因について、変容のプロセスを二段階に分類しつつ分析する点にある。第一段階は、一九六〇―七〇年代以降、医療政策をめぐる利益団体政治が大きく変容する段階、すなわち医療政策領域において、新たに創設される、あるいは新たに政治活動を活発化させる利益団体が急増する段階である。第二段階は、一九九〇年代に入り、新たな政治的争点の出現を背景に、これら新たに創設、あるいはその政治活動を活発化させた利益団体と専門家集団との間に、専門家の自律性をめぐり、激しい対立が生じる段階である。本書の分析は、一九九〇年代以降の医療政策過程の変容について、こうした対立、すなわち自律性を主張する専門家集団と、その見直しを求める利益団体との間の対立に焦点を当てる。以下、この点に関して、医学研究政策、医療保険政策それぞれについて、述べたい。

## 第一節　医学研究政策過程の変容

### (一)　利益団体政治の変容

#### 1　患者団体

一九六〇―七〇年代以降のアメリカでは、消費者の権利を保護・促進しようという動きが、著しく活発化した。その結果、様々な消費者団体が新たに創設されるとともに、活発な政治活動を展開するようになった。医療に関しても、この時期、消費者の権利を主張する「消費者意識（consumerism）」が大きな高まりを見せてきた点が、指摘されている。(1) 本書との関係において重要なのは、こうした消費者意識の高まりにともない、様々な患者団体が、新たに創設、あるいはその活動を活発化させた点である。それは、医療サービスの消費者としての患者の権利意識の向上につながり、疾病に苦しむ患者、あるいはそれを支援するひとびとによる団体の興隆をもたらしたのである。本書では、特定疾病の患者やその家族によって構成される団体のみならず、疾病研究の促進などより広範なかたちで、患者やその家族をサポートするひとびとから構成されるこれらの団体を、「患者団体」と総称することにする。しかし患者団体興隆の背景要因として、消費者意識の高まりと同時に重要なのは、急性病（acute illness）から慢性病（chronic illness）への、疾病構造の変化であろう。急性病とは、苦痛、不快、炎症など突然の症候に特徴づけられる、短期的にしか持続しない疾病をさし、慢性病とは、徐々に発症し、病気の進行が遅くその経過が長引く病気をさす。第二次世界大戦以降、衛生状態や食生活の変化により、それまでの感染症などを中心とした急性病の割合が減少し、代わって様々な癌、心臓疾患、糖尿病、高血圧、肝臓病、腎臓病などの慢性病の割合が増加してきた。(2) これに対して、アメリカでは伝統的に急性病への対応を重視した政策がとられ、慢性病への対応が遅れてきた。長期間持続する慢性病に苦しむひとびとにとっては、政府の支援が重要な意味を持つ。しかし政府は、急性医療を提供する病院施設の建設、プライマリー・ケアや予防よりも急性病への医療サービスを供給する医師の養成、特定疾病にターゲットを絞らない基礎医学研究への大幅な資金助成などを重視し、病院を中心とした、技術的に洗練された医療サービスを供給することに重きを置いた政策をとってきた。[3]こうした疾病構造の変化と政府の対応の遅れが、先に述べた消費者意識の高まりとあいまって、患者団体の組織化と、その政治活動の活発化をもたらしたのである。

アメリカ肺病協会（American Lung Association）（一九〇四年創設）、アメリカ癌協会（American Cancer Society）（一九一七年創設）、アメリカ糖尿病協会（American Diabetes Association）（一九一七年創設）アメリカ心臓病協会（American Heart Association）（一九二四年創設）、など歴史を有する団体とともに、全米腎臓病財団（National Kidney Foundation）（一九五〇年創設）、若年性糖尿病研究財団（Juvenile Diabetes Research Foundation）（一九七〇年創設）、アメリカ腎臓病基金（American Kidney Fund）（一九七一年創設）、全米癌生存者連合（National Coalition for Cancer Survivorship）（一九八六年創設）、アルツハイマー病協会（Alzheimer's Association）（一九七九年創設）、パーキンソン病行動ネットワーク（Parkinson's Action Network）（一九九一年創設）などがこれにあたる。[4]

次に述べるエイズ患者団体や乳癌患者団体も、こうした患者団体のひとつとして、位置づけられる。しかしこれらの団体は、それぞれ同性愛者運動、女性医療運動と関係している点で、特徴的な存在といえる。それ故以下、これらの団体については、個別に取り上げていくことにしたい。

### 2　エイズ患者団体と同性愛者運動[5]

エイズとは「後天性免疫不全症候群（Acquired Immune Deficiency Syndrome）」の略称であり、ＨＩＶに感染することにより体内の免疫機能が正常に働かなくなることから生じる疾病をさす。一九八一年にアメリカで公式に報告されてから、その感染問題は深刻なものとして認知されるようになった。その結果、エイズ問題の出現は、医療政策領域において新たにさまざまな政治課題をもたらすことになる。エイズ（そしてＨＩＶ感染）の治療およびその予防のための医学研究体制の確立、エイズに関する医薬品開発・認可・入手システムの整備、感染予防体制の整備、エイズ患者（そしてＨＩＶ感染者）に対する十全なケアや医療サービス提供システムの整備、などがこれにあたる。[6] 重要なのは一九八〇年代以降、こうした問題の出現を背景に、エイズ、そしてＨＩＶ感染に対する医療対策の整備を求めて、新たにさまざまな団体が創設され、活発な活動を展開した点である。本書が焦点を当てる医学研究政策については、エイズの原因の早期解明やその治療法の早期発見のための、医学研究予算の増額や医学研究体制の整備を求め、新たに活発な政治活動を展開し始めた。以下これらの団体を、「エイズ患者団体」と総称することにする。具体的には、ゲイ・メンズ・ヘルス・クライシス（Gay Men's Health Crisis）（一九八一年創設）、エイズ行動協議会（AIDS Action Council）（一九八四年創設）、アメリカエイズ研究財団（American Foundation of AIDS Research）（一九八五年創設）、ＡＣＴ ＵＰ（AIDS Coalition to Unleash Power）（一九八七年創設）、そして治療行動グループ（Treatment Action Group：以下ＴＡＧと略記する）（一九九二年創設）、などの団体を指摘できる。

初期のエイズ患者団体は、同性愛者運動と密接な関係を有していた。[7] いうまでもなく、エイズは、同性愛者に特有の病では決してない。しかし、とりわけ初期のＨＩＶ感染者・エイズ患者のなかに占める同性愛者の比率が、相対的に大きいものだったことから、エイズは、同性愛者運動にとっても無視できない問題となった。同性愛者運動の発展は、第二次世界大戦を契機とする。戦争中の地理的移動の増大（たとえば都市部への人口移動の増大）、家族関係からの解放などを背景に、徐々に同性愛者たちの間に、アイデンティティの共有と相互の社会的な絆が発展していったのである。その結果、一九五〇年代に入ると、ロサンゼルス、サンフランシスコ等の都市において、同性愛者の団体が結成されはじめた。そして、一九六〇年代以降、公民権運動や対抗文化（counter culture）運動の興隆などリベラルな政治風潮が支配的となるなか、差別に対する同性愛者たちの運動は活発化した。しかし、運動を一気に活性化させたのは、一九六九年の、ニューヨークのゲイバー、ストーン・ウォール・イン（Stone Wall Inn）における警察と同性愛者との衝突事件といえよう（「ストーン・ウォール事件」）。六月、グリニッジ・ビレッジにあるストーン・ウォール・インが警察の捜索に遭い、多くの同性愛者が逮捕されたのである。この事件は、アメリカ全土の同性愛者の怒りや不満に火をつけ、多くの同性愛者たちによる運動の興隆を促した。実際、ストーン・ウォール事件時点において、全国に五〇あるにすぎなかった同性愛者団体は、一九七三年には八〇〇をこえるまでに増加した。

そして運動は、一九八〇年代に入ると、全国レベル、そしてメインストリームの政治の場で、活発な活動を展開するようになる。その背景には、保守的なレーガン政権の誕生とともに、エイズ問題の出現があった(8)。とりわけ「エイズは、同性愛者コミュニティの政治を変えた。同性愛者は互いに団結し、疾病に関して学ぶとともに、苦しむ人々に対するケアを行った。そして自ら働きかけ、疾病を理解し、治療し、そして最終的には予防することを目的に、医学研究予算の増額を求めたのである」(9)。上記のエイズ患者団体のメンバーのなかにも、同性愛者が多く存在していた。また他にも、全米ゲイ・レズビアン・タスクフォース（National Gay and Lesbian Task Force）（一九七三年創設）やヒューマン・ライツ・キャンペーン（Human Rights Campaign）（一九八〇年創設）などの同性愛者団体が、エイズ問題に積極的に取り組み始めた。

## 3　女性医療運動の興隆と乳癌患者団体

エイズ患者団体と並び、一九六〇―七〇年代以降の医学研究政策をめぐる利益団体政治の変容のなかで重要なのは、女性医療運動（Women's Health Movemet）の発展であり、それを背景とした乳癌患者団体の興隆である。

ワイズマンは、(一)一八三〇―四〇年代の公衆衛生運動(popular health movement)、(二)一九世紀前半の、女性医師による女性医療専門家としての認知を認める運動や、中絶や避妊の禁止を求める運動、(三)二〇世紀初頭革新主義時代(progressive era)の、母子の医療プログラムに対する政府の支援を求める運動や、避妊の合法化や産児制限クリニックの創設を求める運動など、女性医療運動には長い歴史が存在してきたとする。しかし、運動が本格的に発展したのは、一九六〇―七〇年代以降といえるだろう。[10] その背景には、二つの変化が存在した。

第一は、第二波フェミニズムの興隆である。女性の不平等・差別をめぐる問題は、アメリカ社会において、常に重要な政治的問題であり続けてきた。既に一九世紀後半から二〇世紀初頭には、女性の参政権を求める動きが高まり、一八四八年にはニューヨーク州セネカ・フォールズで男女平等を求める大会が開催されて以降、一八九〇年には全米アメリカ参政権協会(National American Woman Suffrage Association)が結成されるなど、盛りあがりをみせた(第一波フェミニズム)。しかし、一九六〇―七〇年以降、単なる政治制度上の女性の不平等・差別にとどまらず、意識や文化を含めたより幅広い女性の不平等・差別の撤廃を求める運動(第二派フェミニズム)が、興隆してきた。全米女性機構(National Organization for Woman)(一九六六年創設)などの女性関連団体が創設されたのも、この時期である。[11] 第二は、中絶の合法化を求める運動の興隆である。一九世紀後半以降、中絶の禁止を求める動きが高まり、多くの州で禁止が法律化された。しかし一九五〇―六〇年代以降、それに反対し、中絶の合法化を求める運動が新たに活発化したのである。この第二波フェミニズムと中絶権利運動の興隆は、女性の医療や身体に対する関心を高めるとともに、医療における女性の不平等・差別の存在とその是正の必要性に目を向けさせる役割を果たした。そしてそのなかから、女性の立場から医療システムを変革していこうとする運動、すなわち「女性医療運動(Women's Health Movement)」が発展してきたのである。[12]

この運動は、女性医療に関心を有する医師、看護師、科学者、医療補助職に加えて、利益団体――重要な団体として「全米女性医療ネットワーク（National Women's Health Network）」[13]がある――から構成されていた。初期の運動の関心は、主に患者としての女性と医師としての男性との間の権力の不平等性に置かれており、十全な情報の提供やオルタナティブな医療施設の建設などにより、医療問題に関する女性の自己決定権限を拡大する点にあった。しかし、運動は一九八〇年代後半以降、医学研究政策に関心を向け、そこでの不平等・差別の改善を、より積極的に求めるようになる。さらに、運動の構成自体も変化した。運動は、女性議員を中心とする議会勢力とそのスタッフ、医師・科学者などの専門家に加えて、諸々の利益団体、たとえば全米乳癌連合（National Breast Cancer Coalition）（一九九一年年創設）などの患者団体、ジェイコブス女性医療研究所（Jacobs Institute of Women's Health）（一九九〇年創設）（女性医療に関して、生命科学や社会科学など多様な角度から調査し、その改善を目指す団体）、女性医療研究振興協会（Society for the Advancement of Women's Health Research）（一九九〇年創設）（フローレンス・ヘイゼルティンなどの医学研究者によって結成された団体であり、女性医療研究に対する公的・民間資金助成の促進を訴える団体）などの女性医療研究団体からなる幅広い連合から構成され、よりメインストリームの制度的基盤を通じて、そしてより超党派的な立場から、政府の政策に影響を及ぼすことを目指すようになった[14]。とりわけ、乳癌患者団体である全米乳癌連合は、重要な役割を果たすことになる。乳癌問題が、女性医療運動にとって極めて重要な運動主題として、クローズアップされるようになったためである。

## 4　プロ・ライフ派団体

最後に、プロ・ライフ派団体の創設・政治活動の活発化も重要である。右に述べたように、特に一九七〇年代以降、アメリカでは中絶の是非をめぐる問題が重要となるが、中絶が広い意味での医療サービスであることから、この問題は医療政策において重要な政治的争点となった。その契機となったのは、一九七三年の最高裁によるロウ対ウェイド判決である。それ以前は、多くの州で、母親の生命を救済することが目的である場合を除いて、中絶は違法とみなされていたが、この判決により、条件つきながら、中絶が合法とみなされることになったのである。判決は、当然のことながら、中絶に反対するひとびとの猛烈な反発を招き、中絶問題をめぐる論争に終止符をうつどころか、それに火をつける結果となった。すなわち、判決以降、生まれてくる胎児の生命を尊重すべきであるとする反中絶（プロ・ライフ）派と、女性の中絶を選択する権利を保障すべきであるとする中絶支持（プロ・チョイス）派との間に、これまで以上に激しい対立が生じることとなったのである。その結果、プロ・ライフ派団体が新たに創設されるとともに、医療政策過程において、極めて活発な政治活動を展開するようになる[15]。確かに中絶に反対する運動は、それ以前から存在してきた。しかし判決に対する危機意識の高まり、そして中絶数自体の増加もあり、判決以降運動は大きな盛り上がりをみせたのである[16]。

では、このプロ・ライフ派団体とは、どのような団体をさしているのであろうか。具体的には、全米生命権利委員会（National Right to Life Committee）（一九七三年創設）、アメリカ生命同盟（The American Life League）（一九七一年創設）、家族問題調査協議会（Family Research Council）（一九八三年創設）クリスチャン・コアリション（Christian Coalition）（一九八九年創設）、アメリカカトリック司教協議会（U. S. Conference of Catholic Bishops）（創設年を含めた創設の経緯については後述）、などが、これにあたる[17]。団体の活動の中心的な主題は、もちろん中絶の是非自体にあったが、それと関係する以下の争点も、団体にとっては極めて重要な存在であった。その第一は、医療保険給付に関するもので、中絶サービスへの医療費扶助の是非をめぐる争点である。より具体的には公的医療保険制度において、中絶サービスへの給付を認めるか否かといった点が、争点とされてきた。第二に、中絶をめぐる選択についての医療供給者の助言の是非をめぐる争点、いわゆる「ギャグ・ルール（gag rule）」をめぐる争点がある。「ギャグ・ルール」は一九八〇年代の共和党政権の時代に成立した制度であり、連邦政府の資金助成をうける医療施設では、医師や看護師などが中絶に関する助言を行ってはならないとしていた。第三に、中絶サービスを供給する医療施設の、自由な利用の促進をめぐる争点が存在する。第四に、妊娠末期の中絶をさす、いわゆる「パーシャル・バース（partial birth）」の是非をめぐる問題も、重要な争点となっている。その他中絶を行う海外施設への資金援助問題、RU－486などの避妊薬の認可問題なども、存在する。[18]

これら団体は、右のような多くの争点をめぐり活動してきたが、少なくとも一九七〇年代から一九八〇年代後半までの段階では、医学研究政策については、それほど積極的な関心を有してはこなかった。ところが一九九〇年代に入ると、新たに生命倫理的な争点が浮上するとともに、プロ・ライフ派団体は医学研究政策をめぐっても活発な政治活動を展開するようになる。中絶問題が、生命倫理をめぐる争点と、密接に関係していたためである。そしてこうした変化が、一九九〇年代以降の医学研究政策過程において、新たに激しい対立をもたらすことになるのである。

## (二)　新たな政治的争点の出現と対立の激化

### 1　一九六〇―七〇年代以降の動向

一九九〇年代以降、以上の団体と科学者コミュニティとの間には、激しい対立が生じる。しかし、その前段階的な変化は、すでに一九六五年以降、生じていた。すなわち、以下の二つの変化である。[19]第一に、一九六五年を境に、これまでのように医学研究予算の大幅な増額がみこめなくなり、予算をいかなる研究に用いるのかが、重要な問題となった。一九六五年、高齢者や貧困者を給付対象とした、アメリカ初の公的医療保険制度であるメディケア・メディケイドが成立し、連邦政府はこれに新たに多額の予算を拠出し始めた。さらに一九七〇―八〇年代以降経済成長が停滞する一方、医療費が急激に高騰したことから、連邦政府はその抑制を迫られた。こうした変化に伴い、医学研究予算の急速な増額は、見直しを迫られることになる。確かに医学研究への資金助成額自体は、その後も順調な増額傾向を続けているが、初期のような急激な伸び率は見込めなくなったのである。実際に、一九五〇―六五年の間は毎年平均すれば一八％の割合で増額されていた連邦予算も、一九六六―一九八二年には毎年平均二・一％の伸び率へと減少した[20]。

第二に、既に述べたように、一九六〇―七〇年代以降様々な患者団体が新たに創設され、自らの疾病に対する研究予算の増額を求めて、政治活動を展開するようになった。このため、全体的な伸び率が抑制されるなかで、予算をどのような種類の疾病研究に配分するかが重要な政治的争点となり、アクター間の対立をもたらしたのである[21]。たとえば、一九七一年、ニクソン大統領は「癌との戦い（War on Cancer）」計画を打ち出し、癌研究予算の大幅な増額を行ったが、こうした計画は、他の疾病研究に一定の犠牲を強いる側面を有していたため、反発を招いた[22]。さらに一九八〇年代に入り、癌・心臓病・肺病などの研究予算をどの程度増やすべきか、議会が定期的にＮＩＨの下部研究所の再授権を行うべきか否か、関節炎に関する研究機関、そして腎臓病・糖尿病などに対する大学に基盤を置いた研究機関などを新設すべきか否か、といった点をめぐり、アクター間に対立が生じた[23]。そして、一九八四年および一九八五年には、関節炎研究機関や看護に関する研究機関の新設、さらには癌や肺病研究所の再授権を求める法案に対して、レーガン大統領が、それが医学研究の進め方について過大な要求を含み、ＮＩＨに過度の政治的介入を強いるものであると強く反対し、二度の拒否権を行使する事態が生じた[24]。

## 2　医学研究の優先順位決定問題をめぐる対立

しかし、医学研究政策過程が、本格的な変容を遂げるのは、やはり一九九〇年代に入ってからといえる。一九九〇年代に入り、新たな政治的争点の出現とともに、科学者の医学研究活動上の自律性をこれまでのように尊重すべきか否かをめぐり、これまで述べてきた利益団体と科学者コミュニティとの間に本格的な対立が生じたのである。では、こうした変化を促した、政治的争点とは何か。

第一は、医学研究の優先順位をいかに決定するか、という政治的争点である。問題の政治的争点化の背景には、患者団体の間での、従来までの科学者コミュニティ主導の医学研究の優先順位決定に対する不満の高まりが存在した。これまでは、どのような医学研究を優先的に遂行するかという点については、NIHを中心とする科学者コミュニティの決定が尊重されてきた。しかし一九八〇―九〇年代以降、エイズ、乳癌、パーキンソン病などの患者団体が、既存の科学者主導の医学研究体制においては、自らの疾病に対する研究が十分かつ適切なかたちで行われていないと、不満の声をあげた。これら団体は、科学者コミュニティによる医学研究の優先順位決定を批判し、より患者の要望を反映させるよう強く求めるようになったのである。しかし、科学者コミュニティ側は、基本的には科学者自らが医学研究の優先順位を決定すべきであるとの立場から、その要請に反発した。その結果、医学研究の優先順位決定問題が新たな政治的争点として浮上するとともに、科学者コミュニティと患者団体との間に、科学者の医学研究活動上の自律性を尊重すべきか否かという点をめぐり、激しい対立が生じたのである。

とりわけ重要なのは、エイズ・乳癌患者団体の政治活動の活発化と、その大きな成功だった。エイズ患者団体、そして乳癌患者団体の特徴は、他の患者団体とは異なり、NIHにおける医学研究予算の配分システムや医学研究体制の改革を強く働きかけた点にあった。従来までの患者団体も自らの疾病研究予算の増額を求めてはいたものの、概して連邦政府の研究予算全体の増額で満足する傾向にあり、研究予算の配分システムや医学研究体制自体の改革まではなかなか踏み込まない傾向にあった。しかし、エイズ、乳癌患者団体は、それを覆したのである。加えて重要なのは、これら団体が、強固な人的ネットワークに代表される豊富な政治的リソースを有する同性愛者運動、女性医療運動と関係を有していた点である。その結果、これまでの患者団体と比較して、エイズ患者団体、そして乳癌患者団体は強い政治的な影響力を行使し、研究予算の増額や研究体制の整備など、大きな成功を収めた。そしてこうした成功に刺激されて、他の患者団体も、医学研究優先順位決定システムの改革に向けた活動を活発化させる。しかし、こうした患者団体による働きかけは、医学研究活動に対する過度の政治的介入であるとして、科学者コミュニティの反発を招いた。その結果、一九九〇年代以降、医学研究の優先順位決定問題が、新たに重要な政治的争点として浮上するとともに、患者団体と科学者コミュニティとの間に激しい対立が生じたのである。

### 3　生命倫理問題をめぐる対立

科学者の自律性をめぐる対立が激化した背景要因の第二は、生命倫理的な争点の出現、具体的には胎児組織研究、ヒト胚・胚性幹細胞研究、クローン研究の是非をめぐる政治的争点の出現である。一九八〇年代後半から九〇年代以降、胎児組織の移植がパーキンソン病やアルツハイマー病などの治療に有用であることが明らかになり、科学者コミュニティの期待を集めた。またヒト胚・胚性幹細胞研究、そしてクローン研究が、様々な再生医療に有用であるとの認識が高まり、科学者コミュニティを中心に研究の推進を求める声が高まった。これは、ヒト胚を破壊（あるいは作製・破壊）し採取した胚性幹細胞を培養し、様々な細胞、組織、臓器に分化させ、それらを破損・機能不全化した細胞、組織、臓器の治療に用いようとするものであった。

しかし、こうした研究は、倫理的に大きな問題があるとして、プロ・ライフ派団体の大きな反発を招いた。これらの団体は、胎児組織の移植研究については、それを促進すれば、胎児組織の需要を高め、女性の中絶行為を容認するのみならず促進しかねない、と主張した。またヒト胚・胚性幹細胞研究、クローン研究については、ヒト胚を破壊（あるいは作製・破壊）する行為は倫理的に問題があると批判した。プロ・ライフ派団体にとって、ヒト胚は「生命（の萌芽）」に他ならない神聖な存在として位置づけられる。それゆえ、胚性幹細胞研究であれクローン研究であれ、それを破壊（あるいは作製・破壊）する研究は倫理的に認められないと主張したのである。その結果、生命倫理的な争点が新たに浮上するとともに、その医学的な将来性から、胎児組織研究、ヒト胚・胚性幹細胞研究、クローン研究を推進しようという科学者コミュニティと、たとえそれが医学的に有用であろうとも、倫理的に問題があり規制すべきであるとするプロ・ライフ派団体との間に、対立が生じた。

このように、一九九〇年代以降、新たな政治的争点の出現を背景に、医学研究活動上の自律性を主張する科学者コミュニティと、医学研究により患者の声を反映させるべきであるとする患者団体、そして倫理的・宗教的に問題があるとの立場から、先端医療研究の規制を求めるプロ・ライフ派団体との間に、激しい対立が生じたのである。これは、科学者の自律性を尊重するという点に関する、政治的コンセンサスの崩壊を意味していた。

## 第二節　医療保険政策過程の変容

### (一)　利益団体政治の変容

#### 1　医療費の高騰と企業団体

次に医療保険政策について、みてみたい。前章で述べたように、従来までの医療保険政策過程においては、医師の診療活動上の自律性を尊重するという点について、ＡＭＡ、民間医療保険団体、企業団体、そして共和党や一部民主党といった有力アクター間にコンセンサスが存在してきた。しかし、こうした医療保険政策過程におけるコンセンサスも、一九九〇年代以降変化していく。その要因として重要なのが、利益団体政治の変容と、マネジドケアをめぐる新たな政治的争点の出現であった。利益団体政治の変容については、第一に、医療費の高騰にともなう企業団体の政治活動の活発化が重要である。

一九六〇年代以降のアメリカでは、公的・民間医療保険を問わず医療費が急速に高騰し、一九八〇―九〇年代に入ると、それは極めて深刻なレベルに達した。実際に医療費は、一九八〇年代に入るとＧＤＰの一〇％を突破し、九〇年代に入ると一三―一四％にまで上昇する。[25] こうした医療費高騰の背景要因は、多岐にわたる。[26] たとえば、（一）初の公的医療保険制度であるメディケア・メディケイドの創設（一九六五年）（それによる国民の医療保険サービスに対するアクセスの大幅な改善と医療費の増加）、（二）高齢化の急速な進展（相対的に医療サービス需要が大きい高齢者の増加）、（三）医療技術の急速な発展（医療費が高額な最新医療技術の使用の増加）、（四）医療過誤訴訟の増加（保険料・損害賠償額の増加）、（五）複雑な医療保険制度を背景とした事務的諸経費の増大、（六）国民生活における医療の重要性の高まり、などがこれにあたる。また、公的・民間医療保険を問わず、医師の診療活動上の自律性が尊重されてきた点も、無視することができない。もちろん、患者に対する診療活動を医師の決定に委ねるというのは、医師が専門的な知識を所有している限り、当然といえる。しかし、医師が診療活動上の自律性を有し、その診療にかかるコストを自らではなく政府・企業（雇用者）が負担する限り（第三者支払い制度）、原則として医師はコスト意識なく診療活動を行うことができる。その結果確かに、医師は、患者に対して望むとおりの診療サービスを提供することが可能となる。しかし、それが同時に、医師を過剰診療へと、すなわち不必要な診療を行う方向へと向かわせるインセンティブを、強める方向に働く側面も無視できない。[27]

公的医療保険（メディケア・メディケイド）費用の高騰にともない、連邦政府がその負担増を強いられたことはいうまでもない。しかし、アメリカの医療保険制度で中心的な位置を占めるのは、民間医療保険制度であり、とりわけ企業（雇用者）が民間保険と契約し、従業員（とその家族）に保険給付を保障するシステムである。すなわちアメリカにおいては、医療費のかなりの部分を負担しているのは、企業なのである。その結果、医療費の高騰によって、企業は深刻な打撃を被った。医療費の高騰が深刻化した一九七〇―八〇年代以降、経済成長が鈍化したことも、企業に追い討ちをかけた。経済が好況である間は、いかに従業員の保険料が高騰しようとも、企業は経営の黒字分からそれを捻出することができた。しかし、経済不況の悪化は、企業の経済的な余裕を消滅させた。その結果、企業（団体）は、初めて医療費の抑制に、本格的に乗り出すようになる。[28]そして、このような企業（団体）の医療費抑制を求める動きの本格化が、一九八〇年代後半以降新たにマネジドケアと呼ばれる民間医療保険の、急速な成長をもたらすことになった。企業団体としては、具体的には、ビジネス・ラウンドテーブル（Business Roundtable）（一九七二年創設）、アメリカ商工会議所（United States. Chamber of Commerce）（一九一二年創設）、全米製造業者協会（National Association of Manufacturers）（一八九五年創設）などの大企業団体に加えて、全米自営業者連盟（National Federation of Independent Business：以下ＮＦＩＢと略記する）（一九四三年創設）、全米小売業者連盟（National Retail Federation）（一九九〇年創設）など多くの中小企業団体が存在する。なお、一九七四年には、大企業団体を中心に、医療問題に対する対応を目的とした個別企業や団体の連合であるワシントン・ビジネス・グループ・オン・ヘルス（Washington Business Group on Health）が創設された（その後、全米ビジネス・グループ・オン・ヘルス（National Business Group on Health）に改名する）。

まず一九八〇年代以降、医療費の高騰問題の深刻化を背景に、大企業団体が、政治活動を活発化させる。[29]大企業団体のメンバーの多くが、自らの従業員に保険給付を行い、その医療費の多くを負担していたためである。これに対して、中小企業団体の場合、そのメンバー企業のなかには従業員に保険給付を行っていないものも多く、大企業団体と比較すれば医療費問題の深刻度は低かった。しかし、一九九〇年代に入ると、ＮＦＩＢ等の中小企業団体も、医療保険政策過程において、その政治活動を活発化させる。その背景には、医療費高騰問題の深刻化に加えて、以下の二つの要因が存在していた。第一の要因は、中小企業従業員およびその家族における無保険者問題が徐々に深刻化し、その改革を求める声が高まった点である。実際に、問題の深刻化を背景に、一九九三―四年の国民皆医療保険改革において、クリントン政権は、中小企業に対して従業員への保険給付を義務付けた。

しかし、これに対して中小企業は強く反発し、大規模な反対ロビー活動を展開したのである。第二の要因は、一九九〇年代以降台頭してきた共和党（保守派）が、自らの新たな支持基盤として、NFIB等の中小企業団体に対して、強力な動員をかけた点である。とりわけ一九九三年のクリントン政権の国民皆医療保険改革への反対運動から一九九四年の議会選挙の勝利にいたるまで、共和党は中小企業団体と密接な関係を確立し、新たな支持団体として取り込もうとした。そして中小企業団体の方も、こうした働きかけに対応するかたちで、その政治的な影響力を拡大しようとし、政治活動を活発化させたのである。[30]

## 2　マネジドケアとは

こうした医療費の高騰と、企業（団体）の医療費抑制に向けた動きの本格化は、民間医療保険市場にも大きな影響を及ぼした。一九八〇年代後半以降、マネジドケアと呼ばれる新たなタイプの民間医療保険が、急速な発展を遂げたのである。では、このマネジドケアとは、いかなる民間医療保険であり、どのように発展してきたのか。またその発展は、利益団体政治に対して、どのような影響を及ぼしたのであろうか。

マネジドケアとは、従来型民間医療保険に対して、一九八〇年代後半以降新たに急速に発展してきた民間医療保険の総称である。一般的に定義すれば、マネジドケアは、「不必要なサービス利用を削減し、医療費を抑制し、パフォーマンス評価を行うことを目的とした」[31]民間医療保険をさす。従来型民間医療保険と比較した際のマネジドケアの重要な特質は、それが医療費抑制のための様々なメカニズムを組み込んでいる点にある。すなわち、従来型民間医療保険の三つの特徴（第二章第二節を参照）と対応させれば、典型的なタイプのマネジドケアは、（一）患者が受診可能な医師（病院）が制限されていること、（二）医師（病院）に対する診療報酬が、定額払い制度の下に支払われること、（三）保険者の、医師（病院）の診療活動や給付内容に対する審査機能が極めて強いこと、などをその特徴としている。[32]

（一）については、患者は保険者が（医療費抑制に関する費用対効果等の基準から）選別し契約を結んだ医師（病院）しか受診できず、また一度主治医にかかりその承認を得た上でないと、より医療費の高い専門医の受診や病院利用ができない（ゲートキーパー制度）。（二）については、医師（病院）に対する診療報酬は、定額払い制度、特に「人頭払い（capitation）」制度のもとで、支払われる。すなわち患者一人当たりの診療報酬はあらかじめ定められており、それを超過する診療を行った場合には、そのコスト＝リスクは、医師（病院）が負担すべきとされる（リスク・シェアリング）。（三）については、当該疾病の場合はどのような治療を行うべきか、入院期間は何日までか、といった点について保険者側が審査を行い、医師（病院）の診療活動や給付内容の必要・不要性をチェックする。[33]マネジドケアは、最大公約数的にみてこうした特質を有するが、実際には多様な形態をとっている。[34]まず、上記の特質を典型的に有する、マネジドケアの原型的な存在である「健康維持組織（Health Maintenance Organization：以下ＨＭＯと略記する）」が存在する。その他、ＨＭＯとは別の形態として、（その分多くの自己負担を強いられるが）患者が契約以外の医師（病院）を受診することも認めている「選別供給者組織（Preferred Provider Organization）」、「ポイント・オブ・サービス・プラン（Point-of-Service Plan）」といった形態が存在する。またＨＭＯ自体も、グループ・モデル、スタッフ・モデル、ネットワーク・モデル、ＩＰＡモデルなどの下位モデルに分類される。[35]

マネジドケアの特質としてとりわけ重要なのは、医師の診療活動に対する保険者の介入が強い点であろう。従来型民間医療保険においては、保険者の介入は弱体であり、医師の診療活動上の自律性は、尊重されてきた。これに対して、マネジドケアにおいては、保険者が医師の診療活動を管理・規制する。こうした「診療審査（utilization review）」を、田村誠は、三つの種類に分類している。第一は「診療前審査（prospective review）」であり、これは高度な検査・治療、入院などの前に、医師が保険者に承認を得るための審査のことである。第二は

「診療中審査（concurrent review）」であり、たとえば入院中にその期間の必要性を随時チェックする審査のことである。最後の「診療後審査（retrospective review）」とは、以後の診療に生かすために行われるもので、行った診療法が適当であったかを審査するものである。また、事前に保険者が「診療ガイドライン」を設定し、それに沿って診療を行う旨、医師に要請することもある。このガイドラインは、どの症状の患者にはどういう検査・診療が有効であり、どれが不要であるかを、効果・効率性の観点から判断することによって、作成されたものである。(36)

## 3　マネジドケアの発展と企業団体(37)

マネジドケアは、医療費高騰の深刻化を背景に、従来型民間医療保険に代わり、一九八〇年代後半以降急速な発展を遂げた。ただその存在自体は、新しいものではない。後にマネジドケアと呼ばれる民間医療保険プランの最初の事例として、しばしば取り上げられるのは、一九一〇年にワシントン州タコマ市に設立されたウェスタン・クリニックである。クリニックは、製材所所有者およびその労働者に対して、月ぎめの保険料のもと、自前の医療供給者・施設により、幅広い医療サービスを提供するものだった。一九二〇―三〇年代に入ると、こうした民間保険は徐々に広がりをみせる。カイザー建築会社が一九三〇年代に創設した、カイザー・プランは、その代表的な存在といえよう。しかし、一九七〇年時点で、その数は三〇から四〇にとどまっており、その加入者は極めて限定されていた。

ところが一九七〇年代に入り、ＨＭＯは、一躍脚光を浴びる。当時ニクソン政権は、民主党側が提出していた国民皆医療保険構想に対抗し、独自の代案を提出する必要に迫られていた。そのなかで政権の目にとまったのが、医師でありＨＭＯという名称の創始者でもあるポール・エルウッドが提唱していた、ＨＭＯ推進戦略だった。彼は健康維持という点でのＨＭＯの利点を主張しその推進を訴えていたが、ニクソン政権はこうしたＨＭＯによって医療費の抑制や無保険者問題の解決が可能になると判断し、その政策アイディアを採用したのである。その結果、連邦政府の補助金を通じて、一九七六年までに一七〇〇のＨＭＯを設立し、四千万人を加入させるという大胆な構想が打ち上げられ、一九七三年にはＨＭＯ法が成立する。ただし実際には、その認可規定が厳格だったこともあり、一九七五年時点で、ＨＭＯは数にして一八三、加入者は約六〇〇万人を越える程度にとどまった。[38]

しかし、一九八〇年代後半以降、マネジドケアは急速な発展を遂げる。それはこの時期になると、医療費抑制の必要性が急速に高まり、企業（団体）が、自らの保険契約を従来型民間医療保険からマネジドケアへと切り替え始めたためだった。すでに述べたように、一九七〇—八〇年代以降医療費は急騰し、それは、政府のみならず、民間医療保険と契約し従業員に対して医療保険給付を行っている企業（雇用者）の保険料負担を、深刻なものとした。そして、企業（団体）は、これまでになく本格的なかたちで、医療費の抑制を追及するようになった。その結果、企業（団体）は、自らが負担する保険料の抑制を求めて、従来型民間医療保険との契約をマネジドケアへと切り替えはじめたのである。[39]こうした企業（団体）側の変化、そしてそれに伴う市場競争自体の激化が、マネジドケアの発展を、強力に後押ししたといえる。実際、マネジドケア加入者は大幅に増加し、従来型民間医療保険の加入者を大きく上回るようになり、一九九〇年代に入ると全民間医療保険加入者の八〇％以上が、マネジドケアに加入するようになった。[40]このように、マネジドケアの急速な発展の背景には、医療費の高騰と、それに伴う企業（団体）の医療費抑制に向けた活動の本格化という要因が、存在していた。

## 4　マネジドケアの発展と民間医療保険団体の変容

マネジドケアの発展の結果、民間医療保険団体も大きく変化した。これまでの民間医療保険団体のなかでは、従来型民間医療保険を主な構成メンバーとする団体が中心的だった。具体的には、アメリカ医療保険協会（Health Insurance Association of America：以下ＨＩＡＡと略記する）（一九五六年創設）、ブルークロス・ブルーシールド協会（Blue Cross and Blue Shield Association）[41]が、それにあたる。これに対して、一九七〇年代以降、マネジドケアを主な構成メンバーとする民間医療保険団体が、新たに創設、あるいはその活動を活発化させる。これは、一九七〇年代以降連邦政府がＨＭＯ法を制定し、マネジドケアの促進を図ろうとした動きに呼応したものだった。アメリカグループ医療協会（Group Health Association of America）（一九五九年創設）、アメリカマネジドケア審査協会（American Managed Care and Review Association）（一九七一年創設）が、これにあたる。[42]しかし従来型民間医療保険が支配的ななか、ＨＩＡＡ、ブルークロス・ブルーシールド協会と比較すれば、これら団体は小規模なものにとどまっており、その活動も、まだ必ずしも活発とはいえないレベルにとどまっていた。

しかし、一九八〇年代後半以降、マネジドケアが従来型民間医療保険に代わって急速に発展するにともない、民間医療保険団体も大きく変化する。第一に、マネジドケアを主な構成メンバーとする、アメリカグループ医療協会とアメリカマネジドケア審査協会が、一九九〇年代に入りそのメンバー数を増加させるとともに、団体規模を急速に拡張させた。またその政治活動も、これまでになく活発なものとなった。これはマネジドケアが急速な発展を遂げたことの、必然的な帰結だった。両団体は、後述するように一九九五年に合併し、新たに一大利益団体である、アメリカ医療保険プラン協会（American Association of Health Plans：以下ＡＡＨＰと略記する）となる。第二に、従来型民間医療保険を主要なメンバーとしていた団体も、新たにマネジドケアを中心とする団体へと変化した。マネジドケアに対する市場の需要が増加するにともない、多くの従来型民間医療保険が、これまでの従来型保険プランに代わり／あるいはそれと同時に、マネジドケア型保険プランも提供せざるをえなくなったためである。すなわち、ＨＩＡＡやブルークロス・ブルーシールド協会といった団体が、新たにマネジドケアを主要なメンバーとする団体として生まれかわることになった。このように、一九九〇年代以降マネジドケアの急速な成長にともない、マネジドケアを軸に、民間医療保険団体に大きな再編が生じたのである。そして、マネジドケアの発展を背景とした両団体間の差異の狭まりを象徴するように、HIAAとAAHPは二〇〇三年に合併し、新たにアメリカ医療保険プラン（American Health Insurance Plans）となり、現在にいたっている。[43]

## (二) 新たな政治的争点の出現と対立の激化

### 1 マネジドケアに対するアメリカ医師会の懸念・不満

重要なのは、マネジドケアの発展が、これまでその政治的な立場をともにしてきた有力団体――アメリカ医師会（AMA）、そしてこれまで述べてきた民間医療保険団体、企業団体――の間に、大きな対立をもたらした点である。すなわち、マネジドケアの発展に大きな懸念・不満を持ちそれへの政策的措置を講じるための対応策をとろうとするAMAと、マネジドケアの促進とそのもとでの医療費抑制を重視する民間医療保険団体そして企業団体との間に、激しい対立が生じたのである。その背景には、マネジドケアをめぐる新たな政治的争点の出現があった。こうした新たな政治的争点の出現を背景としたアクター間対立の激化について理解するためには、AMAの、マネジドケアに対する強い懸念・不満について理解しなければならない。

一九八〇年代後半以降のマネジドケアの急速な発展は、当然のことながら、マネジドケアと契約する、あるいはマネジドケアに雇用される医師数の急速な増加を意味していた。[44] すなわち、ますます多くの医師が、マネジドケアのもとで働かざるを得なくなってきたのである。しかし、マネジドケアのもとでの医師の診療活動は、従来型民間医療保険のもとでのそれとは、大きく異なるものだった。それは、医師がこれまで享受してきた診療活動上の自律性を、大きく揺るがすものだったのである。従来型民間医療保険のもとでは、医師は保険者の審査を受けることなく、出来高払い制度のもとで、患者に対して自由な診療活動を行うことができた。しかし、マネジドケアのもとでは、保険者による厳しい審査の下で、またあらかじめ定められた診療報酬の枠内で、患者に対する診療活動を行わなければならず、医師の診療活動の自律性は極めて限定されたものとなる。その結果、医師、そして医師をメンバーとするＡＭＡのマネジドケアに対する懸念・不満は急速につのったのである。

## 2　自律性を保持・回復するためのアメリカ医師会の対応策

しかしこうした医師側の懸念・不満にもかかわらず、八〇年代後半以降マネジドケアは民間医療保険市場で急速な発展を遂げ、さらに後述するように、それを公的医療保険制度にも導入しようという動きが強まる。こうしたなかで、ＡＭＡは、自らの診療活動上の自律性を保持・回復する、そして医師—患者関係に対する保険者の介入を可能な限り阻止する政策的措置を求めて、主に三つの対応策に出る。

第一は、自らが創設・運営する民間医療保険組織を促進する、という対応策である。既に述べたように、マネジドケアに対する医師の懸念・不満は、主に保険者が医師の診療活動に介入し、厳しい管理・規制を行う点にある。しかし、医師自らが保険者として医療保険組織を創設・運営すれば、保険者の規制・監視を受けずに、医師は患者に対して望むとおりの診療活動を行うことができる。まさに、こうした意図から、医師が創設・運営した民間医療保険組織が、供給者運営（あるいは出資）組織だった。ＡＭＡは、この供給者運営組織を促進するための政策的措置（メディケアとの契約の推進）を講じ、マネジドケアに対抗しようとした。

第二は、「患者の権利」の保障法の成立を支持するという対応策である。マネジドケアは、保険者が医師の診療活動に対する管理・規制を行い、医療費抑制を図ろうとする。しかし、マネジドケアが医療費抑制を重視する余り、十全なサービスを受けることができないとの不満が、患者や保険加入者の間で高まってきた。またメディアにおいても、こうした不満が、頻繁に報道されるようになってきた。たとえば、マネジドケアが、医療費抑制を図るために、患者の入院期間を不当に短縮したり、救急医療への保険給付を回避するといった事態が生じるまでになってきた。その結果、マネジドケアを規制し、患者が十分な医療サービスを受ける権利、あるいは受けることができないと判断した場合、異議申し立てや訴訟といった手段に訴える権利を保障しようという声が高まる。これが「患者の権利」保障法案であるが、これはまさに保険者の医師―患者関係に対する不当な介入を禁じるという点で、医師にとっては診療活動上の自律性を回復する上で、重要な法案だった。そのため、ＡＭＡは積極的にこれを支持した。

第三は、団体交渉を行う、という対応策である。マネジドケアのもとでの診療活動や診療条件への懸念・不満を背景に、医師の間では、診療活動や診療条件について団体交渉を行うべきである、との声が高まった。これまでは、勤務（被雇用）医に関しては、団体交渉権が認められていたが、開業医（自営医）(self-employed physicians)（病院やマネジドケアなどに雇用されていない非被雇用医）による団体交渉は、反トラスト法によって禁止されていた。しかし、マネジドケアによる診療活動に対する介入が強まるなか、ＡＭＡは、反トラスト法の適用除外（免除）を獲得し、開業医にも団体交渉権を認めるよう強く求め、マネジドケアのもとでの診療活動や診療条件の改善を図ろうとしたのである。それは当然、医師の診療活動上の自律性の尊重を含むものだった。

## 3　新たな政治的争点の出現と対立の激化

しかし、これらＡＭＡの対応策は、当然のことながら、民間医療保険団体、そして企業団体の激しい反発を招いた。その結果、ＡＭＡの三つの対応策は、一九九〇年代以降、そのまま三つの新たな政治的争点として浮上することになる。すなわち、供給者運営組織問題、「患者の権利」の保障問題、そして医師の団体交渉問題という、三つの政治的争点である。

医師自身が創設・運営する医療保険プランである、供給者運営組織問題が、重要な政治的争点となったのは、一九九五年以降のメディケア改革においてであった。この改革のなかでは、メディケア医療費の抑制のために、メディケア受給者のマネジドケア加入促進が本格的なかたちで試みられた。しかし、民間のみならず公的医療保険制度にもマネジドケアが本格的に導入されることにたいして、ＡＭＡの懸念はつのった。その結果、こうした動きに対抗するかたちで、ＡＭＡは、自らの創設・運営する供給者運営組織もメディケアと契約可能とすべきである、さらに他のマネジドケアよりも緩和された条件で契約可能にすべきであると主張した。しかし、こうした主張は、民間医療保険団体の激しい反発を受けた。他方、「患者の権利」保障問題についても、とりわけ一九九七年以降重要な政治的争点となり、ＡＭＡと民間医療保険団体、そして企業団体との間に、激しい対立が生じた。ＡＭＡが、民主党・リベラル系団体とともにこの「患者の権利」保障法案を強く支持する一方、民間医療保険団体、企業団体、そして共和党保守派は、こうした権利の保障（とそれによるマネジドケア規制）は医療費の高騰につながるとして、強く反対したのである。ＡＭＡが、しばしば敵対関係にあった民主党・リベラル系団体と連携し、「患者の権利」法案を強く支持したことは、医師のマネジドケアに対する強い懸念・不満を象徴的に示す事態であった。最後に、医師の団体交渉問題についても、とりわけ一九九九年以降政治的争点として浮上し、同様の対立が生じた。既に述べたように、開業医による団体交渉は、反トラスト法により禁じられてきたため、ＡＭＡは反トラスト法の適用除外を獲得し、団体交渉権を法的に認めるよう強く求めた。しかし、民間医療保険団体、企業団体は、医療費の高騰につながるとして、これに強く反対したのである。既に一九七〇―八〇年代以降、医療費の高騰に伴い、ＡＭＡと、民間医療保険団体・企業団体の間の関係は、徐々に対立を孕むものとなっていた。[45]しかし、このマネジドケアをめぐる政治的争点の出現を背景に、ＡＭＡと、民間医療保険団体、そして企業団体の対立は、これまでになく激しいものとなった。また、以上三つの政治的争点をめぐる対立は、これら団体をいずれも支持団体とする共和党内部にも、深刻な対立をもたらした。

このように九〇年代後半に入り、マネジドケアをめぐる新たな政治的争点が出現するとともに、ＡＭＡと民間医療保険団体、そして企業団体の間に、医師の診療活動上の自律性をめぐり、激しい対立が生じた。これは、これまでは医師の自律性を尊重するという点についてのコンセンサスが存在してきた有力団体の間に、激しい対立が生じたことを意味しており、極めて重要である。なお、従来まで存在してきた政治的コンセンサスの崩壊という観点から、本書はＡＭＡと、民間医療保険団体、企業団体間との間の対立に着目するが、ＡＭＡとの対立については、民間医療保険団体と企業団体との間に、温度差が存在する。第一に、相対的に見て、企業団体と比較して、民間医療保険団体とＡＭＡとの間の対立の方が、より激しいものであった。第二に、供給者運営組織問題については、企業団体は明確な態度を示しておらず、積極的な政治的関与を行わなかった。全体的にみれば、この問題については、企業団体は傍観者的な姿勢をとり、積極的な活動を展開しなかったのである。すなわち、供給者運営組織問題をめぐる政策過程において、企業団体の存在は重要ではなく、ＡＭＡと民間医療保険団体との間の対立において、明確な立場をとらなかったといえる[46]（他方、他の二つの争点については、民間医療保険団体と企業団体との立場はほぼ一致していた）。それゆえ本書は、ＡＭＡと民間医療保険団体・企業団体の間の対立に焦点を当てるとはいえ、相対的に見れば、その中心は、ＡＭＡと民間医療保険団体との間の対立にある。

このように医学研究政策であれ医療保険政策であれ、一九九〇年代以降の医療政策過程の変容を、「専門家重視政策」を支えてきた政治的コンセンサスの崩壊として、換言すれば、利益団体政治の変容と新たな政治的争点の出現を背景にした、専門家の職業活動上の自律性をめぐる対立の激化としてとらえるのが、本書の分析アプローチである。そしてこのように、科学者および医師の職業活動上の自律性を尊重するという点に関する政治的コンセンサスが崩壊した結果、それに支えられてきたかつての「専門家重視政策」も、現在転換点に直面しつつある。医学研究政策に関していえば、医学研究の優先順位決定問題については、その決定過程に対して、患者や市民の参加を促す政策がとられつつあるし、生命倫理問題についても、ヒト胚・胚性幹細胞研究のケースにみられるように、倫理的・宗教的な配慮から、科学者の医学研究活動の自由を一定程度制限しようという政策がとられつつある。また医療保険政策についていえば、マネジドケアに対抗し診療活動上の自律性を保持・回復するための政策的措置を講じようというＡＭＡ側の戦略は、一定の成果を挙げている部分もあるが、概して困難に直面している。まさに一九九〇年代以降、「専門家重視政策」自体が、重要な転換点に直面しているのである。

続く第二、第三部では、こうした分析アプローチのもと、一九九〇年代以降の医療政策過程の変容に関して、医学研究政策、医療保険政策のそれぞれについて、具体的な考察を行いたい。

（1） Marie Haug, ***Consumerism in Medicine: Challenging Physician Authority*** (London: Sage Publishcation, 1983).

（2） たとえば主な慢性病の増加については、U. S. Department of Commerce, ***Statistical Abstract of the United States 1961*** (Washington D. C.: U. S. Government Printing Office, 1962), p. 82.; U. S. Department of Commerce, ***Statistical Abstract of the United States 1991*** (Washington D. C.: U. S. Government Printing Office, 1992), p. 120.

（3） Daniel Fox, ***Power and Illness: The Failure and Future of American History*** (Berkeley: University of California Press, 1993); Lawrence Jacobs. "the Politics of America's Supply State," ***Health Affairs***, April. 1995.

（4） ***Washington Information Directory 1998–1999*** (Washington D. C.: CQ Press, 1998), pp. 390–391, 396. 若年性糖尿病研究財団については、http:www.jdrf.org/を、アルツハイマー病協会については、http://www.alz.org/を参照。また、パーキンソン病行動ネットワークについては、第四章で詳しく述べたい。

（5） 以下の記述が依拠する、同性愛者運動、エイズ患者団体の歴史とその概要については、Craig A. Rimmerman, ***From Identity to Politics: The Lesbian and Gay Movements in the United States*** (Philadelphia: Temple University Press, 2000); John Emilio, "Cycles of Change, Questions of Strategy: The Gay an Lesbian Movement After Fifty Years,", Craig A. Rimmerman, Kenneth Wald, and Clye Wilcox eds., ***The Politics of Gay Rights*** (Chicago and London; University of Chicago Press, 2001), pp. 31–53; "Gay Rights Movement," Roger S. Powers and William B. Vogele eds., ***Protest, Power, and Change: An Encyclopedia of Nonviolent Action from ACT-UP to Women's Suffrage*** (New York: Garland Publishing, 1997), pp. 204–210.

（6） Leonard S. Robins and Charles Backstrom "The Politics of AIDS," Theodor J. Litman, Leonard S. Robins eds., ***Health Politics and Policy, Third Edition*** (Albany: Delmar Publishers, 1997), pp. 419–438.

（7） ここで「同性愛者」という場合、主に男性同性愛者（gay）をさすものとして、用いている。

（8） Craig A. Rimmerman, "Beyond Political Mainstreaming: Reflections on Lesbian and Gay Organizations and the Grassroots," Rimmerman et al. *op. cit.*, p. 58.

（9） Mark Carl Rom, "Gays and AIDS: Democratizing Disease?" Rimmerman et al. *op. cit.*, p. 217.

（10） Carol S. Weisman, ***Women's Health Care: Activist Traditions and Institutional Change*** (Baltimore: Johns Hopkins University Press, 1998), chapter 2; Carol S. Weisman, "Breast Cancer Policymaking," Anne S. Kasper and Susan J. Ferguson, ***Breast Cancer: Society Shapes an Epidemic*** (New York: Palgrave, 2000), p. 240.

（11） フェミニズム運動については、たとえば、有賀夏紀『アメリカ・フェミニズムの社会史』（勁草書房、一九八八年）、藤田文子「めざましい女性パワーの台頭」五十嵐武士、古矢旬、松本礼二編『アメリカの社会と政治』（有斐閣、一九九五年）、阿部齊、久保文明『国際社会研究I―現代アメリカ政治』（放送大学出版会、二〇〇四年）、二〇七―二一七頁。全米女性機構などの女性関連団体については、Anne N. Costain and Douglas W. Costain, "The Women's Lobby: Impact of a Movement on Congress," Allan. J. Cigler and Burdett A. Loomis, eds., ***Interest Group Politics, Third Edition*** (Washington D. C.: CQ Press, 1983), pp. 191–216.

（12） 女性医療運動の歴史的な展開については、Sheryl B. Ruzek, ***The Women's Health Movement: Feminist Alternatives to Medical Control*** (New York: Praeger Publishers, 1978); Judy Norsigian, "The Women's Health Movement in the United States." Kary L. Moss ed., ***Man-Made Medicine: Women's Health, Public Policy, and Reform*** (Durbam: Duke University Press, 1996), pp. 79–97; Karen L. Baird , ***Gender Justice and the Health Care System*** (New York: Garland, 1998); Karen L. Baird, "The New NIH and FDA Medical Policies: Targeting Gender, Promoting Justice," ***Journal of Health Politics, Policy and Law***, 24(3), 1999, pp. 531–555; Sandra Morgen, ***Into Our Own Hands: The Women's Health Movement in the United States, 1969–1990*** (New Brunswick, New Jersey: Rutger University Press, 2002）などを参照。

（13）Craig Ramsay ed., ***U. S. Health Policy Groups: Institutional Profiles***（Westport, Connecticut: Greenwood Press, 1995）, pp. 362–365.

（14）Weisman, *op. cit.*, p. 81.

（15）もちろん同時に、プロ・チョイスの団体も、興隆してきた。全米中絶権利行動同盟（National Abortion Rights and Reproductive Action League）（一九六九年創設）、全米中絶連盟（National Abortion Federation）（一九七七年創設）などが、これにあたる。

（16）大津留智恵子「シングルイシュー政治の排他性—中絶をめぐる市民運動の性格」『アメリカ研究』第二五号、一九九一年、一四七—一四八頁。

（17）Dallas A. Blanchard, ***The Anti-Abortion Movement and the Rise of the Religious Right: From Polite to Fiery Protest***（New York: Twayne Publishers, 1994）; Laura R. Woliver, "Abortion Interests: From the Usual Suspects to Expanded Coalitions," Allan J. Cigler and Burdett A. Loomis eds., ***Interest Group Politics, Fifth Edition***（Washington D. C.: Congressional Quarterly Press, 1998）, pp. 327–342; Alissa Rubin, "Interest Groups and Abortion Politics in the Post-Webster Era," Allan J. Cigler and Burdett A. Loomis eds., ***Interest Group Politics, third Edition***（Washington D. C.: Congressional Quarterly Press, 1991）, pp. 239–255; Raymond Tatalovich, ***The Politics of Abortion in the United States and Canada: A Comparative Study***（Armonk, New York: M. E. Sharpe, 1997）, chapter 4; Barbara Hinkson Craig and David M. O'Brien, ***Abortion and American Politics***（Chatham, New Jersey: Chatham House Publishers, Inc.）, 1993 chapter 2; Malcom L. Goggins ed., ***Understanding the New Politics of Abortion***（New Bury Park: Sage Publications, 1993）.

（18）中絶に関する主要な争点については、***Congressional Quarterly Almanac 1993***, pp. 348–356.

（19）その他の変化については、たとえば、Maureen Hogan Casamayou, ***The Politics of Breast Cancer***（Washington D. C.: Georgetown University Press, 2001）, pp. 35–38、久塚純一監訳『乳がんの政治学』（早稲田大学出版局、二〇〇三年）四七—五〇頁。

（20）一九八三年以降再び上昇するが、初期の伸び率には遠く及ばない。Ginzberg and Dutka, *op. cit*, pp. 10, 15, 16 ;

広井良典『アメリカの医療政策と日本―科学・文化・経済のインターフェイス』（勁草書房、一九九二年）、八二―八六頁。

（21） Edward J. Burger, *Science at White House* (Baltimore: Johns Hopkins University Press, 1980), p. 52.

（22） *Congressional Quarterly Almanac: 1971*, pp. 555–563; Ginzberg and Dutlka, *op. cit.*, pp. 26–27.　また次の文献も参照。Edward J. Burger, *Science at White House* (Baltimore: Johns Hopkins University Press, 1980), p. 52. Richard Rettig, *The Cancer Crusade: The Story of the National Cancer Act* (Princeton: Princeton University Press, 1977).

（23） *Congressional Quarterly Almanac, 1983*, p. 410.

（24） *Congressional Quarterly Almanac: 1984*, p. 474; *Congressional Quarterly Almanac, 1985*, p.287.

（25） U. S. Department of Commerce, *Statistical Abstract of the United States: 2004–2005*, (U. S. Census Bureau, 2004), p. 93.

（26） Mark Rushefsky and Kant Patel, *Politics, Power and Policy Making: The Case of Health Care Reform in the 1990s* (Armonk, New York: M. E. Sharpe, 1998), p. 27.

（27） 広井良典は、とりわけ一九八〇年代以降の医療費高騰の主要な要因を、医師の技術料の高騰に求めている。広井、前掲書、八―九頁。

（28） Nancy S. Bagby and Sean Sullivan, *Buying Smart: Business Strategies for Managing Health Care Costs* (Washington D. C.: American Enterprise Institute, 1986); Marian Dohler, "Policy Networks, Opportunity Structures, and Neo-Conservative Reform Strategies in Health Policy," Bernd Marin and Renate Mayntz eds., *Policy Networks: Empirical Evidence and Theoretical Consideration* (Frankfurt am Main: Campus, 1991), p. 268–269.

（29） Linda Berghold, *Purchasing Power in Health: Business, the State, and Healthcare Politics* (NJ: Rutgers University Press, 1990); Linda E. Demkovich, "Business Drive to Curb Medical Costs without Much Help from Government," *National Journal*, August 11, 1984, pp. 1508–1512; Jill Quadagno, "Physician Sovereignty and the Purchasers' Revolt," *Journal of Health Politics, Polocy and Law*, 29(4–5), 2004, pp. 814–835.

（30） 久保文明「近年の米国共和党の保守化をめぐって―支持団体の連合との関係で―」『法学研究』七五巻一号、二〇〇二年一月。

（31）Richard Rognehaugh, ***The Managed Health Care Dictionary*** (Maryland: Aspen Publishers, 1996), p. 109.

（32）A.F. Al-Assaf ed., ***Managed Care Quality: A Practical Guide*** (Boca Raton: CRC Press, 1998), p. 1.

（33）田村誠『マネジドケアで医療はどう変わるのか—その問題点と潜在力—』（医学書院、一九九九年）、三—五頁。

（34）広井良典「医療制度—マネジドケアを中心に—」藤田伍一、塩野谷祐一編『先進諸国の社会保障：アメリカ』（東京大学出版会、二〇〇〇年）、一七六—一七七頁。

（35）Steven Langdon, "It's Concept, Not a Category," ***Congressional Quarterly Weekly Report***, March 15, 1997, pp. 633–640.

（36）田村誠、前掲書、四—五頁。マネジドケアと医師の自律性との関係性については、同書、一九—二〇頁を参照。

（37）以下の記述については主に Peter R. Kongstvedt, ***The Managed Health Care Handbook, fourth Edition*** (Maryland: An Aspen Publication, 2001), pp. 3–16. を参照した。また以下の文献も、参照のこと。Joseph L. Falkson, ***HMOs and the Politics of Health Service Reform*** (Chicago: American Hospital Association and Robert J. Brady, 1980); Laurence Brown, ***Politics and Health Care Organization: HMOs as Federal Policy*** (Washington D. C.: Brookings Institution, 1983); Thomas R. Oliver, "Policy Entrepreneurship in the Social Transformation of American Medicine: The Rise of Managed Care and Managed Competition," ***Journal of Health Politics, Policy and Law***, 29 (4–5), pp. 701–733.

（38）Lynn R. Gruber and Maureen Shadle and Cynthia L. Polish, "From Movement to Industry: The Growth of HMOs," ***Health Affairs***, 7 (3), 1998, p. 198.

（39）Thomas Bodenheimer and Kip Sullivan, "How Large Employers Are Shaping the Health Care Marketplace," ***New England Journal of Medicine***, 338 (14), 1998, pp. 1003–1007; Kenneth E. Throrpe, "The Health Care System in Transition: Care, Cost, and Coverage," ***Journal of Health Politics, Policy and Law***, 22 (2), 1997, pp. 339–361.

（40）一九八八年時点で、従来型民間医療保険のマーケット・シェアは全体の七一％、マネジドケア型医療保険は二九％だったが、九八年時点では従来型一四％、マネジドケア型八六％と、そのシェアは大きく逆転した。Kongstvedt, ***op. cit.***, p. 10.

(41) ブルーシールド協会は一九四六年、ブルークロス協会は一九四八年にそれぞれ創設され、一九七八年に合併した。Ramsay, *op. cit.*, p. 167.

(42) *Ibid.*, pp. 218–222, 92–95.

(43) http://www.ahip.org/

(44) 一九九六年時点で、医師の八八%が、少なくともひとつ以上のマネジドケアと契約を結んでいる。一九九〇年時点では六一%だった。Wendy Knight, *Managed Care : What It is and How It Works* (Maryland: An Aspen Publication, 1998), pp. 26–28.

(45) Peterson, *op. cit.* pp. 411–413.

(46) なお、供給者運営組織のメディケアとの契約に関する内容が含まれていた、共和党のメディケア改革案に対する企業団体の対応については、Cathie Jo Martin, "Markets, Medicare, and Making Do: Business Strategies After National Health Care Reform," *Journal of Health Politics, Policy and Law* 22(2), 1997, pp. 557–593.

# 第二部　医学研究政策

# 第四章　医学研究の優先順位決定問題をめぐる対立

## 第一節　エイズ・乳癌患者団体の政治活動の活発化と問題の政治的争点化

医学研究の優先順位をいかに決定すべきか――こうした問題が本格的に政治的争点化するのは、一九九〇年代に入ってからである。その背景要因として重要なのが、強い政治的な影響力を有した患者団体の、政治活動の活発化だった。すなわち、エイズ患者団体と乳癌患者団体である。これらの団体は、医学研究予算の配分システムや医学研究体制の改革を求めて、活発な政治活動を展開し、大きな成功を収めた。そしてこの成功に刺激を受けるかたちで、他の患者団体も活動を活発化させる。しかし、こうした患者団体の活動は、科学者の医学研究活動（上の自律性）への政治的介入であるとして、科学者コミュニティの反発を招いたことから、問題は政治的争点化することになったのである。では何故他ならぬこの二つの団体――エイズ患者団体と乳癌患者団体――が、そしてどのようなかたちで、医学研究の優先順位決定問題の政治的争点化を促したのだろうか。

### (一)　エイズ患者団体の政治活動の活発化

#### 1　エイズ患者団体の特質

癌などの難病・慢性病についての患者団体のなかには、長い歴史を有するものもある。アメリカ癌協会やアメリカ肺病協会のように、すでに二〇世紀の初頭には創設されていた団体も存在する。さらに一九六〇―七〇年代以降、消費者意識の興隆と慢性病の広がりを背景に、新たに患者団体の活動は活発化していく。しかし、医学研究の優先順位決定問題の政治的争点化に、最初に大きな影響を及ぼしたのは、エイズ患者団体だった。すでに述べたように、これら団体は、一九八〇年代以降のエイズ問題の出現を契機に、新たに創設された。では何故、他ならぬエイズ患者団体が、医学研究の優先順位決定問題の政治的争点化に対して、極めて大きな影響を及ぼしたのだろうか。この点について理解するためには、エイズ患者団体と、従来の患者団体との違いを明らかにする必要がある。

第一に重要なのは、エイズ患者団体が、初めてＮＩＨにおける医学研究予算の配分システムや研究体制への介入を本格的に行った点である。従来までの患者団体は、医学研究予算の全体的な増額は求めていたが、医学研究予算の配分システムや研究体制までは、本格的な介入を控えていた。全体的な予算増にともない、自らの疾病に対する研究予算も増額することで、満足していたのである[1]。しかしエイズ患者団体は、科学会議への出席、研究プロトコルの精査、専門家との交流などを通じて専門的知識を蓄積し、予算の配分システムや研究体制の改革にまで、本格的に踏み込む活動を行ったのである。また、団体は、団体内外に、医師、科学者、教育者、看護師、様々な知識人など、多くのメンバーや支援者を擁していた。この点も団体が有する専門的知識の向上につながるとともに、既存の医学研究体制やメインストリームの専門家に対する挑戦を可能とした。これは患者団体の活動に新たな一歩を記すものであり、その後乳癌患者団体など他の患者団体にも大きな影響を与えることになる[2]。

第二に、エイズ患者団体の活動様式も、特徴的だった。特に後述するＡＣＴ ＵＰ（正式名称は、AIDS Coalition to Unleash Power）は、デモや行進などとともに、様々な表現方法やメディアを用いた活動様式を駆使し、ジャーナリズムや市民に、エイズ問題の重要性や緊急性を訴えた。しかしエイズ患者団体は、直接的かつ対決的な活動様式だけを駆使したわけではなかった。エイズに立ち向かい、そのために政策決定に有効な政治的な影響力を行使するためには、様々な関係者やアクターとの建設的な対話が不可欠である、との立場から、コミュニケーション関係の構築にも積極的だったのである。このような多彩な活動様式・戦略が、団体の政治活動の政治的有効性を高めた[3]。

第三に、その政治的リソースの大きさも重要である。これまでの患者団体と比較して、エイズ患者団体は、同性愛者運動と密接な結びつきを有していたこともあり、大きな動員力や人的ネットワークに恵まれてきた[4]。たとえば、ゲイ・メンズ・ヘルス・クライシスは、九〇年代後半時点で、二〇〇人以上のスタッフと七〇〇〇人のボランティア、そして七五〇〇人以上のメンバーを擁し、約二二〇〇万ドルの予算を有する[5]。またエイズ行動協議会は、一九九九年時点で約二〇〇万ドルの予算と一四人のスタッフ、そして約三二〇〇人のメンバーを擁し、アメリカエイズ研究財団は、二〇〇〇年時点で約二〇〇〇万ドルの予算と、六八名のスタッフを擁するとされる[6]。こうした豊富なリソースを背景に、エイズ患者団体は活発なロビー活動を展開するとともに、近年は選挙勢力としても、特に民主党にとって無視し得ない存在となりつつある。これらの点も、他ならぬエイズ患者団体が、医学研究の優先順位決定問題の政治的争点化に大きな影響を及ぼすことができた、ひとつの重要な要因となった。

## 2　ACT UPとTAG

数あるエイズ患者団体のなかで、本書の考察においてとりわけ重要な位置を占めるのが、ACT UPと、治療行動グループ（Treatment Action Group：以下TAGと略記する）である[7]。ACT UPは、エイズ患者団体のなかでもとりわけ影響力の強い団体であり、一九八七年の三月に、もともとはゲイ・メンズ・ヘルス・クライシスの創設者の一人である、ラリー・クレイマーによって創設された。メンバーの大半が同性愛者によって構成され、その多くがエイズ患者およびHIV感染者だった。団体創設の目的は、政府のエイズ対策が不十分であるため、効果的な治療法の開発や入手が遅れている、との立場から、その改善を求める点にあった。クレイマーは、一九八七年の三月一〇日にニューヨークのゲイ・レズビアン・コミュニティ・サービス・センターで行った演説のなかで、このままでは多くのエイズ患者が死を迎えるであろう、エイズに対する効果的な政策を求めて立ち上がらなければならない、と訴えた。(8) その二日後、再びセンターで行われた彼の演説には、三〇〇人以上の人間が参加し、ここにACT UPが誕生した。その後ニューヨークでは、毎週の団体による会合に八〇〇名が参加するまでに、その勢力は拡大した。さらに団体の活動は、ロサンゼルス、ボストン、シカゴ、サンフランシスコなどの大都市、さらには海外などにも広がり、一九九〇年の初頭には全部で一〇〇以上の支部を擁するまでに成長していく。ACT UPは、電話、ファックス、行進、デモ、ダイ・イン、様々なアート、ビデオ、などを用いた多彩な政治活動を行い、メディアや一般市民や政治家に自らの主張を訴える点にその特徴がある。創設直後の一九八七年三月二四日には既に、ニューヨークのウォール・ストリートで大規模なデモを展開し、メディアの大きな関心を集め、広く一般市民に対して、エイズ問題の重要性・緊急性を伝えた。団体は、「沈黙は死に等しい(silence = death)」をスローガンに掲げるとともに、徹底的な民主主義を貫いており、いかなる指導層・スポークスマンの選出も行っていない。また、マイノリティや女性のメンバー獲得にも、力を注いでいる。

ACT UP（そしてTAG）の主要な活動目的は、本書が着目する、政府のエイズ研究予算の増額やエイズ研究体制の整備のほか、医薬品審査・認可・入手体制の改善にあった。とりわけ強く求めたのは、エイズ医薬品審査・認可の迅速化である。医薬品の審査・認可にあたっては、行政機関である食品薬品管理局（Food and Drug Administration：以下、FDAと略記する）が大きな影響力を行使してきた。制度的なパターナリズムのもと、専門的知識に乏しい患者に代わりFDAが医薬品の安全性・効果を判断し、その審査・認可を行ってきたのである。しかし、エイズに苦しむ患者にとっては、現行の審査・認可システムには大きな問題点あるように映った。患者たちにとっては、効果的な医薬品の迅速な認可は、まさに生死に関わる問題であり、極めて大きな意味を持つ。たとえば、その医薬品がいまだ「実験的な」段階にとどまっているとしても、他の治療手段が存在しなければ、当然その使用認可を求める。しかし、FDAの審査・認可基準は極めて厳格であり、審査・認可には長い時間が要されていた。こうした体制においてはエイズ患者の声が十分には反映されていないと批判し、医薬品審査・認可の迅速化を求めたのが、ACT UPだったのである。実際一九八七年時点で、エイズ治療薬として認められていたのは、AZTだけという状況であり（さらにその入手も容易ではなかった）、ACT UPは、既にエイズ発見からある程度時間がたち、また日々死者が出ているにもかかわらず、認可された医薬品がこれしか存在しない点を、激しく非難した。FDAにおける審査・認可速度の遅さが有効な治療薬の不在につながっているとの判断から、その迅速化を強く求めたのである。たとえば、一九八八年の一〇月には、約一〇〇〇人ものメンバーが、FDAにおいて抗議活動を展開した[9]。こうした働きかけは大きな効果をあげ、エイズ医薬品審査・認可の迅速化や、医薬品に対するアクセスの改善を目的とした改革が実現する[10]。

このACT UPから、よりエイズ患者個々人の立場に立った活動を行おうと、エイズ治療体制の改善に関心を有したメンバーが脱退し創設されたのが、TAGである[11]。団体は、一九九二年一月に、公的・民間を問わず、エイズの治療法を発見するための、より広範かつ効果的な研究体制の実現を求めて、正式に創設された。TAGの目的は、エイズに対する治療法の発見を促し、HIVとともに生活する全てのひとびとに、必要な治療、ケア、情報を提供する点にあった。とりわけ団体が求めたのは、FDAにおけるエイズ新薬の審査・認可・入手体制の改善に加え、NIHにおけるエイズ研究体制の改善、とりわけエイズ研究局（Office of AIDS Research）を中心としたその集権化だった。そのために団体は、研究者、製薬会社、政府官僚などとの間に、積極的なコミュニケーション関係の構築を図ったのである[12]。NIHにおけるエイズ研究体制の改善を求める、こうしたTAGの活動は、後述するように、政府の政策に大きな影響を及ぼすことになる。

## (二)　乳癌患者団体の政治活動の活発化

### 1　女性医療運動の発展

エイズ患者団体と並んで、医学研究の優先順位決定問題の政治的争点化に大きな影響を及ぼしたのが、乳癌患者団体である。団体は、すでに述べたように、女性医療運動を背景に発展してきた。女性医療運動が本格的な発展を遂げるのは、一九六〇―七〇年代以降であるが、当初は医学研究政策をめぐる女性の不平等・差別問題については、さほど関心をもってはいなかった。初期の運動の主な関心は、患者としての女性と医師としての男性との間の権力の不平等性に置かれており、医療問題に関する女性自らのコントロールを拡大する点にあったのである。その戦略の第一は、広く女性に対して、自らの身体、医薬品や医療サービス、医療システムの構造などに関する情報を提供することだった。たとえば、ボストンの活動家を中心に一九七〇年に出版された『私たちの身体、私たち自身（Our Bodies, Ourselves)』は、口コミで瞬く間に二五万部を売り切り、いかに女性が自らの健康や身体に関する情報を必要としていたか、を物語っていた。

第二は、男性が支配的なこれまでの医療供給体制に対するオルタナティブとして、女性が自らの医療に対するコントロールを保持できるような、新たな医療組織を創設することである。最も著名なのは、一九七一年にロサンゼルスで創設されたフェミニスト女性医療センター（Feminist Women's Health Center）であり、その数は一九七六年には四八にまで増加した。また一九七六年には、利益団体である全米女性医療ネットワークが創設され、活発な活動を展開し始めた。こうした運動は、医療における女性（あるいはより広く患者）のオートノミーや権利の重要性を広く社会に認知してもらうことに、そして女性医師の増加などに対しても、無視し得ない影響を及ぼした。[13]

しかし一九八〇年代後半以降、女性医療運動に、大きな転機が訪れる。第一に、運動のテーマ自体が、大きく変化した。これまでのような医師―患者関係にとどまらず、（一）女性医療問題に関係する医学研究の促進、（二）女性の医学研究対象としての重要性の認知、（三）女性に関する医学研究が主に生殖問題に偏向していることへの批判、（四）女性研究者の医学研究体制への参加をめぐる不平等性に対する批判、などのテーマに取り組むことになったのである。すなわち運動は、医学研究体制やその成果に対するアクセスという点での女性の平等を、より積極的に求めるようになった。[14] 第二に、第三章でも述べたが、運動は、女性議員を中心とする議会勢力とそのスタッフ、科学者・医師などの専門家に加えて、諸々の利益団体、たとえば全米乳癌連合（National Breast Cancer Coalition）（一九九一年創設）などの患者団体や女性医療研究振興協会（Society for the Advancement of Women's Health Research）（一九九〇年創設）などの女性医療研究団体からなる幅広い連合から構成され、よりメインストリームの制度的基盤を通じて、そしてより超党派的な立場から、政府の政策に影響を及ぼすことを目指すようになった。[15] すなわち運動は、エイズ患者団体同様、幅広い制度的な基盤や人的ネットワークを獲得することに成功したのであり、その背景には、フェミニズムの浸透、女性議員・女性医療供給者の増加、そして乳癌に代表される女性特有の疾病患者の増加などの要因が存在した。特に、様々な利益団体の創設は、運動の発展を示す象徴的存在だった。

## 2　全米乳癌連合

この利益団体のなかで、とりわけ重要な存在が、近年最も成功しているロビーのひとつとされる全米乳癌連合である。一九八〇年代後半以降の女性医療運動において、乳癌をめぐる問題は、既存の医療制度――とりわけ医学研究体制――における、女性の不平等・差別を象徴的に示す事例として、新たにクローズアップされた。

アメリカで、乳癌をめぐる問題が公的言説の場に出現し始めるのは、一九七〇年代以降である。この時期になると、乳房X線撮影による乳癌検診（mammography screening）が、全国的な広がりをみせ始めるとともに、いくつかの研究や患者自身の告白から、それまで標準的な治療法だった定型的乳房切除術（radical mastectomy）の妥当性に、疑問符が付されるようになった。また、ハッピー・ロックフェラーやベティ・フォードなどの著名人が自ら乳癌であることをメディアで認め始めた結果、乳癌は私的な経験からより公共的な関心を集める存在となった。しかし、一九六〇―七〇年代の女性医療運動の参加者は、第二次世界大戦後のベビーブーム世代であり、中絶や他の生殖関係の問題により関心を持つ傾向にあり、主に中年・老年期の疾病である乳癌には、あまり関心を有していなかった。こうした状況は、その後変化していく。まず一九九〇年までには、これら女性は中年期に達し、乳癌を自分たちにとって身近な問題としてとらえるようになった。さらに一九八〇年代には、アメリカ癌協会の尽力もあり、乳房X線撮影による乳癌検診が普及し始めるとともに、乳癌の発見率自体が上昇しはじめた。また、雑誌など様々なメディアにおいても、乳癌の重要性が新たにクローズアップされるようになった。その結果、乳癌問題の重要性は幅広く認知されるとともに、それに対する医学研究体制の不備が、新たに重要な問題となったのである。エイズ患者団体の成功も、医学研究体制に目を向けさせるのに、大きく貢献した。エイズ患者団体による医学研究体制の改革を目的とした活動とその成功は、乳癌患者たちにも、大きな刺激や励みとなったのである。

既に一九七〇年代後半以降、各州や地方都市では、グラスルーツレベルの乳癌患者団体が結成され始めていた。乳癌患者に対する情報やサポートを提供することを目的に、一九七九年に乳癌患者によってシカゴで結成されたY‐ME、一九八二年にテキサスで乳癌患者の姉妹により結成され、乳癌研究・医療に対する資金収集を目的としたスーザン・G・コーメン乳癌財団（Susan G. Komen Breast Cancer Foundation）、一九八五年にフロリダで結成された、乳癌研究を目的としたケンダル・レイクス・ウィメン・アゲインスト・キャンサー（Kendall Lakes Women Against Cancer）、フェミニストによるアドボカシー団体として一九八九年にマサチューセッツで結成された女性コミュニティ癌プロジェクト（Women's Community Cancer Project）、一九八六年に患者に対する情報提供を目的に創設された全米乳癌組織同盟（National Alliance of Breast Cancer Organizations）などがこれにあたる。団体の多くは、州レベルで活動を開始し、たとえば一六の州で乳癌治療におけるインフォームド・コンセントを定めた法律を成立させるなど、大きな成功を収めた。しかしその後、連邦政府に対してより効果的に働きかけていく必要があるとの認識から、全国的なレベルでの団体結成を求める動きが徐々に活発化する。一九九〇年の終わりには、ワシントンD.C.のメリー・ヘレン・モトナー・プロジェクト・フォー・レズビアン・ウィズ・キャンサー（Mary Helen Mautner Project for Lesbians with Cancer）のスーザン・ヘスター、そしてボストンのフォルクナー・ブレスト・センター（Faulkner Breast Center）の所長であり、外科医、そして乳癌研究者でもあるスーザン・ラブ、全米乳癌組織同盟の会長であるアーミー・ランガーが、会合を開き、全国レベルでの団体結成について議論を行った。そして最終的に、ランガーがY－ME、スーザン・G・コーメン乳癌財団などの代表と会合し、一九九一年の春に創設されたのが、全米乳癌連合だった。[16]

団体の目的は、創設直後に発表されたプレス・リリースに、明確に示されている。すなわち、（一）研究予算の増額、予算の適正配分、科学者のリクルート・訓練等を通じた、乳癌の原因・治療法についての研究の促進、（二）乳癌患者の、診療・手術等の医療サービスに対するアクセスの改善、（三）乳癌患者の政治活動への参加促進と、その政治的な影響力の増大、という三点である。全米乳癌連合はその後着実に発展し、現在にいたるまで、六〇〇の組織と七万人のメンバーを擁するまでに成長した。[17]とりわけ重要なのは、団体が連邦政府に対して、乳癌研究予算の増額を強く働きかけた点である。一九九〇年代までは、乳癌に対する研究資金収集活動は、主に民間の財団を中心に進められ、なかでも先に述べたスーザン・G・コーメン乳癌財団が最も有名な存在であった。しかし一九九〇年代以降、団体は、連邦政府が研究資金拠出に責任を持つべきである、との立場から、公的研究予算の増額を求めて活発な働きかけを行うようになる。[18] 手紙、署名、行進など様々なかたちをとった団体のロビー活動は、乳癌研究への連邦政府による資金助成の大幅な増額のみならず、女性医療問題の重要性に対する一般的な認知の広がりに、大きな影響を及ぼすことになった。[19]

## (三)　一九九三年国立衛生研究所再授権法の成立

これらエイズ・乳癌患者団体は、強力な動員力や人的ネットワークを背景に、医学研究政策に対して、強い政治的な影響力を行使することに成功した。エイズ研究・乳癌研究予算は大幅に増額されるとともに、その研究体制も改善されたのである。とりわけ象徴的なのは、一九九三年にクリントン政権の下で成立した、国立衛生研究所（NIH）再授権法（National Institutes of Health Reauthorization Act）であろう。同法の成立により、団体は、研究予算の増額や研究体制の改善といった点について、大きな成果を勝ち取ることに成功したのである。NIH再授権法案自体は、一九九〇年から既に提出されており、女性医療関係の内容もそのなかに含まれていた。しかし、第五章で詳しく述べるが、胎児組織を用いた研究に対する連邦政府の資金助成の是非をめぐり、審議が難航したこともあり、なかなか成立にはいたらなかった。[20] こうした流れを一気に変えたのが、一九九二年大統領選挙における、民主党候補クリントンの当選である。クリントンは、胎児組織研究に対する公的資金助成を強く支持するとともに、エイズや女性医療問題に対する取り組みにも積極的な姿勢を示し、それが一九九三年NIH再授権法のすみやかな成立につながったのである。

## 1　エイズ研究体制の集権化

一九九三年NIH再授権法のなかには、エイズ研究に関する新たな内容が、盛り込まれていた。それは、これまでNIH内部の各研究所で個別に行われてきたエイズ研究、計画、評価活動を、エイズ研究局のもとに集権化し、同局に対して、NIHの諸研究所におけるエイズ研究予算を配分する権限を、付与しようとするものだった。一九八一年にエイズの存在が公式に報告されて以来、この疾病の治療・予防を目的とした医学研究の必要性は高まり、連邦政府によるエイズ研究への資金助成は大幅に増額された。[21] もちろんこうした増額は、エイズ問題の深刻化を背景にしたものであるが、それ以外に次の政治的要因が影響していた。第一に、既に述べたように、エイズ患者団体が次々に創設され、活発なロビー活動を展開し、エイズ研究への公的資金助成の増加を働きかけた。第二に、民主党のヘンリー・ワックスマンやフィル・バートン、バーバラ・ボクサーなどの議員やそのスタッフの尽力も、重要だった。特にワックスマンのスタッフであるティム・ウェストモーランド、バートンのスタッフであるビル・クラウス、ボクサーのスタッフであるマイケル・ホーシュらは、当初は微々たるものだったエイズ研究予算を、大幅に増額させることに貢献した。[22]

しかし、エイズ患者団体は、研究予算の増額には成功したものの、エイズ研究の進め方自体には不満を持っていた。一九八八年、NIHにエイズ研究局が創設されたが、研究が十分体系的には進められていない、と感じていたのである。とりわけACT UPは、エイズの治療法を発見するためには、資源を動員するとともに、様々な領域の研究者を結集し、研究体制を集権化すべきである、と提案し、民主党やクリントンに対して、活発なロビー活動を展開した。大統領選挙中の一九九二年四月二日には、ニューヨークの集会において、ACT UPのメンバーであるロブ・ラフスキーが、クリントンにエイズ対策の重要性を訴え、それがTVでも放映されるなど大きな注目を集めた。また四月四日、ACT UPはクリントンと会談し、エイズに関する政策について議論を交わし、エイズ政策について自ら演説を行うこと、民主党大会の場でＨＩＶ感染者の発言を認めること、などを約束させた。[23] またクリントンは、もし大統領に選ばれたらエイズ研究をどの程度重要視するのか、との問いかけに対して、エイズの治療法を発見するために、政府が総力をあげて取り組む、エイズ版「マンハッタン計画（Manhattan Project）」ともいうべき大規模な計画を推進すると述べた。クリントンは、五月一八日のロサンゼルスでの集会においても、同様の発言を繰り返した。[24] しかし、一九九三年のＮＩＨ再授権法により直接的な影響を及ぼしたのは、ＡＣＴ ＵＰから分岐するかたちで結成されたＴＡＧだった。[25] ＴＡＧは、一九九二年六月にアムステルダムで開催された第八回国際エイズ会議において、ＮＩＨにおけるエイズ研究を批判する二〇〇頁に渡る報告書を提出した。『ＮＩＨにおけるエイズ研究—批判的な見解（AIDS Research at NIH: A Critical Review）』と題されたこの報告書のなかで、執筆者のグレッグ・ゴンザルベズとマーク・ハリントンは、医薬品認可プロセスよりも初期段階に位置する、医学研究体制そのものを変革していくこと、ＮＩＨにおけるエイズ研究を、より論理的かつ首尾一貫したアプローチのもとに組織化することが必要であると指摘したのである。[26]

この報告書は、一九九三年に提出されたＮＩＨ再授権法案のエイズ関連部分の作成（とりわけ上院提出法案）に、大きな影響を及ぼした。従来までも、エイズ研究局は、ＮＩＨの二一の研究機関で行われるエイズ研究を調整する役割を果たしてきた。しかし、各機関に対して、どのプロジェクトが余分あるいは不必要である、と助言することはできたが、議会から各機関に直接流れる予算については、手を触れることができなかった。法案は、こうした状況を改善し、エイズ研究局の予算コントロール権限を強化するとともに、局長の権限を強化しようとするものだった。たとえば、局に対して、予算の決定にあたり戦略的なプランを追求する、エイズ研究局が自由に用いることが可能な予算を新設し、緊急性の高いエイズ研究を行う、既存のエイズ研究プログラム間の橋渡しを行う、などの権限を新たに付与するとしていた。これらの点は、まさにＴＡＧが報告書のなかで主張していた内容だった。実際、「ＴＡＧの報告書は、今回の法案の原型となった」と、上院労働・人的資源委員会のメンバーであり、共和党議員のナンシー・カッセバウムのスタッフは述べている。[27] カッセバウムのスタッフであるマイク・イスコウィッツと、民主党上院議員エドワード・ケネディのスタッフ、ティム・ウェストモーランドが、ＴＡＧの改革案をもとに作成された法案の提出に尽力したのである。[28]

先に述べたように、クリントンは大統領選の中で、ＡＣＴ ＵＰやＴＡＧを含むエイズ患者団体、そして同性愛者運動の強い支持を得、エイズ問題への積極的な取り組みを約束していた。実際、クリントンと副大統領候補のゴアにより、選挙戦中の九月に出版された『人民を第一に―どうすれば我々はアメリカを変えられるか(Putting People First: How We Can All Change America)』には、エイズ研究予算の増加とともに、「エイズ研究を統括して行うため」、ＮＩＨの「構造を全面的に見直し、企画力や効率を高め、情報交換の仕組みを改善する」との内容が、盛り込まれていた。[29] 確かに、法案に盛り込まれたエイズ研究局の権限拡大は、「マンハッタン計画」ほど、またＡＣＴ ＵＰニューヨークやラリー・クレイマーらが主張していたものほど、大規模かつ斬新なものではなかったが、政権側の強いバックアップのもとで提案された。[30]

一九九三年の一月に、エドワード・ケネディたちにより、議会に法案が提出された。ＴＡＧは、アメリカエイズ研究連盟、小児エイズ財団（Pediatric AIDS Foundation）などと連携して法案の可決を求め、これら団体の代表に公聴会の場で積極的に証言してもらうとともに、全国のエイズ研究者に法案可決を求める手紙を議員に送付するよう促すなど、大々的なキャンペーンを展開した。[31] 他方、ＮＩＨ所長や各研究所所長も臨時会合を開き、法案への対応を協議した。多くの研究所の所長が、法案は、エイズ研究局にあまりに大きく、不要な権限を与え、ＮＩＨ研究所の意思決定権限を妨げ、不必要な官僚機構を形成するものだとして、慎重な姿勢をとった。一月二二日、ＮＩＨの研究所所長たちは、ＮＩＨ所長のバーナーディン・ヒーリーにメモを送り、法案はＮＩＨの予算決定プロセスの妨げとなり、エイズ研究だけでなくエイズ以外の研究にも悪影響を及ぼすであろう、と主張した[32]。しかし、法案の審議速度があまりに速いこともあり、NIH側は効果的な反対運動を展開できなかった[33]。

法案に反発したのは、NIHだけではなかった。議会でも、共和党を中心に、法案に対する反対の声は強かった。特に下院では、共和党議員を中心に、エイズ研究局の権限拡大に慎重な議員が多かった。実際委員会審議のなかでは、共和党のトマス・ブライリーが、エイズ研究局の資金分配や研究決定に対する権限を、大幅に削減する修正案を提出した。彼は、NIHの各研究所所長の支持を受け、エイズ研究局の権限拡大は、新たな官僚機構につながるとともに、医学研究がいかにあるべきかについての決定から、科学者を排除しようとするものだ、と述べた。修正案は最終的には一二対一三で否決されたが、法案に対する根強い批判の存在をうかがわせるものだった。また上院でも、NIHを中心とする強い反発を背景に、ケネディとカッセバウムが妥協し、大統領ではなく保健社会福祉省長官がエイズ研究局長を指名する（これにより、局の独立性を弱体化させる）、局は独自の研究を開始することはできず、コントロールできるのは、既存の研究ではなく新規の研究に限定される、などの修正が加えられた。しかし、一定の修正を受けたものの、法案は二月に下院、三月には上院を通過し、六月には成立、その結果、エイズ研究局の権限は、新たに拡張されることになった[34]。

## 2　乳癌研究予算の大幅増

乳癌患者団体も、一九九三年のNIH再授権法により、大きな成果を勝ち取った。乳癌研究予算の大幅増に、成功したのである。その背景には、全米乳癌連合の強い働きかけがあった。団体は、一九九一年に全国レベルの団体として創設されるやいなや、ワシントンを訪問し議員と接触するなど、乳癌研究予算の増額を強く訴えるロビー活動を展開した。また手紙を用いた草の根レベルのロビー活動も強化し、一九九一年以降党派を問わず議員やホワイトハウスに六〇万通もの手紙を送り、乳癌研究予算の増額を訴えた。Y－MEやヴァージニア乳癌財団

(Virginia Breast Cancer Foundation) などの指揮のもと、州レベルで活発な働きかけを行った結果、当初の目標である一七万五千通をはるかに上回る数の手紙が集まったのである。

さらに一九九二年二月にはワシントンで、一般市民やメディアにも開かれたかたちで集会を開催し、一五人の科学者を交えて乳癌研究の現状について議論を行った。集会では、より多くの研究予算が必要であるとの結論から、一九九二年時点で一億三三〇〇万ドルの乳癌研究予算を、三億ドル増額し、一九九三年には四億三三〇〇万ドルにすべきである、との方針が打ち出された。さらに一九九二年の民主党全国大会の場で、乳癌患者団体は、クリントンに乳癌研究予算の大幅増実現を約束させることに成功した。クリントン自身、母親が乳癌を患っており、乳癌対策に積極的だったこともあり、研究予算を四億ドルにまで増額すると約束したのである。当然団体は、一九九二年の大統領選挙においても、クリントンを強く支持し、クリントン政権の誕生以降も、署名活動、デモ行進などの請願運動を強化し、公聴会での証言活動も活発に行った。[35] さらに、団体の指導部であるスーザン・ラブやフラン・ヴィスコなどの活動家は、議会の公聴会の席で、乳癌研究の必要性を強く訴えた。活動家たちは、乳癌が疾病として極めて深刻な医療問題であること、ジェンダー間の不平等性をめぐる問題としても重要であること、そして家族的な紐帯にとっても脅威であること、などを訴えた。[36]

議会でも、女性医療問題に対する関心が、急速な高まりをみせていた。議会の関心を高める契機として重要だったのは、一九九〇年の六月一八日に会計検査院 (General Accounting Office：以下ＧＡＯと略記する) から、下院の医療環境小委員会に提出された報告書だった。[37] 一九八五年、公衆衛生サービス・女性問題タスクフォース (Public Health Service Task Force on Women's Health) は、報告書を提出し、既存の医学研究体制において、女性医療問題が軽視されている、と指摘した。こうした指摘を受けて、一九八六年、ＮＩＨ内部に女性医療問題諮問委員会 (Women's Health Advisory Committee) が設置されるとともに、臨床研究 (clinical research) に対する女性の参加促進など、医学研究により女性の声を反映させる政策をとることが決定された。そして翌年、議会は報告書を提出し、NIHに対して前年決定された政策の実施を促すとともに、女性医療研究予算の増額を勧告した。

しかし一九八九年、議会女性問題コーカス（Congressional Caucus of Women's Issues）（後述）、特に民主党のパット・シュローダー、ヘンリー・ワックスマン、そして共和党のオリンピア・スノーらは、一九八六年のNIHの政策が、実際に成功しているのか否か、評価することをGAOに要請した。翌年発表されたGAOの報告書は、NIHが具体的な政策実施の指針を提示していない、政策の効果を監督するシステムが存在しない、女性の参加が十分に実現していない、などの理由から、政策は成功していないと結論づけるものだった。この報告書は、主にNIHの臨床研究体制における女性の軽視に焦点を当てるものだったが、NIHの医学研究体制全般における女性の不平等に目を向けさせるのに、大きく貢献した。[38] 実際報告書は、女性医療研究振興協会の活発な活動もあって、マスコミ、そして議会の大きな関心を集め、医学研究の場での女性の不平等と、それに対する政策的対応の必要性を、広く認知させる原動力となったのである。また、議会女性問題コーカス[39]の役割も、大きかった。一九七七年に超党派の議員によって結成された同コーカスは、法的・経済的な男女平等をめぐる諸問題に取り組んできたが、一九八〇年代末から女性医療問題にも着手しはじめた。そしてコーカスのメンバーは、乳癌患者団体などとの密接な連携関係のもと、一九八九年以降、具体的な政策の立案に乗り出す。その成果が、一九九〇年の七―八月に上下院に提出された「女性医療平等法（Women's Health Equity Act）」だった。法案は、医学研究、医療サービスへのアクセス、乳癌・子宮癌の予防という三つの主題に関する二〇の個別法案を含むものであり、その医学研究を中心とする部分が、一九九三年のNIH再授権法案の内容に、影響を与えたのである。[40]

もちろん、議会の審議が、全くスムーズに進行したわけではない。とりわけNIHの科学者や一部の共和党議員の間には、民主党や乳癌患者団体は、女性医療問題を機に、NIHにおける医学研究を細部まで管理

(micromanage) しようとしている、との批判が、常に存在してきた。またそもそも、女性医療に対する医学研究を、これ程までに重視すべきなのか否か、その必要性自体を疑問視する意見もあがった。たとえば一九九一年には、ブッシュ政権と一部共和党議員が法案の女性医療関連部分に反対し、女性議員の怒りを買った(41)。しかし、乳癌問題は、しばしば大きな議論を巻き起こしがちな中絶問題などとは異なり、女性問題に積極的に対応していることを女性有権者にアピールする上で、保守的な議員たちにとっても有利な政治的争点だった(42)。また乳癌患者団体側も、一九九三年までは中絶問題についての立場を鮮明にしないなど、よりコンセンサスを得やすい問題にのみ、運動の焦点を絞ってきた(43)。その結果、最終的には法案は幅広い支持を受け、乳癌研究予算は大幅に増額されることになった。ＮＩＨ予算として約一億九七〇〇万ドル、さらに軍事予算から約二億一〇〇〇万ドルが乳癌研究予算として計上されることになり、全体で約四億七〇〇万ドルが乳癌研究に拠出されることになったのである(44)。全米乳癌連合のロビイストであるジョアン・ハウズは、「この成功は、女性のグラスルーツ・アドボカシーの、直接的な成果である。そして彼女らの多くが、乳癌を生き抜いてきたひとびとから構成されていた」と語った(45)。

## 第二節　科学者コミュニティの懸念と問題の重要性の増大

### (一)　パーキンソン病患者団体の政治活動の活発化

このように一九九三年のＮＩＨ再授権法により、エイズ患者団体と乳癌患者団体は、大きな成果を勝ち取った。エイズ研究体制の集権化や、乳癌研究予算の大幅増に成功したのである。しかしこうした患者団体の成功については、すでに述べたように、法案の審議中から、科学者コミュニティや一部議員の間で、批判の声があがっていた。彼らは、科学者自身が様々な医学的可能性に自ら対応していくことを妨げ、また基礎研究に対して応用研究を過剰に重視するものであるとし、患者団体による医学研究への政治的な介入に抵抗を示したのである。

たとえば国立癌研究所の副所長であるダニエル・イードは、乳癌研究の重要性は認めつつも、「乳癌に関する主要な発見の多くは、特定の癌を対象としていない研究から得られたものである」とし、特定疾病に焦点を当てた研究の医学的な有効性に疑問を投げかけた。また、乳癌研究者のラリー・ノートンも、乳癌研究予算の重要性は認めつつも、「特定の研究に資金を注ぎこむことは、必ずしも科学者が治療法を発見することにはつながらないだろう」と指摘した。さらに、すでに述べたように、エイズ研究局の権限拡大についても、こうした拡大は不必要なだけでなく、NIH内部の自律的な意思決定機能を脅かし、不要な官僚機構をもたらすことになるとして、NIHの指導層の多くが強く反対した。[46]共和党の一部議員も、批判的だった。実際一九九四年には、共和党のジョン・ポーターが、各疾病に振り分けられる研究予算は政治家が決定すべきではない、との判断から、エイズ研究局の個別条項（line item）を削除する法案を提出している。[47]こうした科学者コミュニティ、そして一部議員の間の懸念は、法案が実際に成立するや、さらに高まった。その結果、医学研究の優先順位決定をめぐる問題は、新たに本格的な政治的争点として浮上することになる。

しかし科学者コミュニティの間での懸念が高まる一方、患者団体による医学研究予算の配分システムや研究体制に対する介入は、さらに活発化した。エイズ、乳癌患者団体の成功に刺激されるかたちで、他の患者団体も、自らの疾病研究予算の増額や研究体制の改善を求めて、新たに政治活動を活発化させたのである。具体的には、アルツハイマー病患者団体、糖尿病患者団体、そしてパーキンソン病患者団体などが、これにあたる。[48]とりわけ、一九九〇年代に入り新たに創設され政治活動を活発化するとともに、大きな成功を収めたのが、パーキンソン病患者団体、具体的にはパーキンソン病行動ネットワーク（Parkinson's Action Network）だった。

パーキンソン病行動ネットワークは、一九九一年に、ジョアン・I・サミュエルソン（Joan I. Samuelson）によって創設された。前下院議員であり、自らもパーキンソン病患者であるモリス・ユーダル（Morris Udall）の娘、アン・ユーダルも、創設に加わった。サミュエルソンはカリフォルニアで弁護士として活動していたが、一九八七年、三七歳のときにパーキンソン病であるとの診断を受けた。九一年までは弁護士を続けていたが、ロビー活動の必要性を認識し、その後はパーキンソン病の患者団体の創設に尽力することになる。(49) メンバーのグレッグ・ワッソンが、「ジョアン以前には、パーキンソン病患者の間にグラスルーツ的な運動は存在していなかった。彼女は、議会のホールを歩き、ドアをノックし、法案の先頭に立ち、研究資金の増額のために議会委員会で証言しさえした。彼女の尽力ゆえに、パーキンソン病のアドボカシーは、花開いたのである。」と述べているように、団体の創設と発展は彼女の尽力によるところが大きかった。(50) パーキンソン病行動ネットワークは、約五千人の患者、患者の家族、そして医療従事者をメンバーに、草の根レベルで創設された。その創設理由のひとつは、他の疾病と比較して、パーキンソン病に対する医学研究予算が余りにも少ない点にあった。団体の独自の調査によると、一九九四年時点で患者一人当たりの医学研究予算は、エイズが一〇六九ドル、癌が二九五ドル、アルツハイマー病が五四ドルであるのに対して、パーキンソン病はたった三〇ドルだった。こうした状況を改善し、ＮＩＨにおけるパーキンソン病研究を促進することが、団体の政治活動の主要な目的のひとつだった。(51)

パーキンソン病行動ネットワークはこうした目的を実現するために、エイズ・乳癌患者団体同様、グラスルーツ・レベルでの活動を強化した。メンバー会員に働きかけ、手紙や電話を用いて、政治家に対してパーキンソン病研究予算の増額を訴えたのである。団体はサンタ・ロザに基盤を置いていたが、サミュエルソンはワシントンで活発な活動を展開した。また地元議員のタウンホール・ミーティングへの出席や公聴会での証言によっても、パーキンソン病に対する医学研究予算の増額を訴えかけた。とりわけ重要なのは、全国レベルでパーキンソン病患者のボランティアからなるアドボカシー運動を組織化し、政治家、科学者、様々なオピニオン・リーダー、そして公衆一般に強く働きかけたことである。全米パーキンソン病財団（National Parkinson Foundation）、パーキンソン病研究所（Parkinson's Institute）、パーキンソン病財団（Parkinson's Disease Foundation）、アメリカパーキンソン病協会（American Parkinson's Disease Association）など他のパーキンソン病関連団体も、こうした活動をサポートしていた。[52]

## (二) ユーダル法の成立

団体のこうした強い働きかけは、すぐさま効果をあげた。激しいロビー活動を背景に、議会において、パーキンソン病に対する医学研究予算の増額や医学研究体制の改善を求める動きが急速に広がり始めたのである。上院議員のマーク・ハットフィールドなどの有力議員が、次々とパーキンソン病研究の推進に対する支持を表明した。[53]その結果、これら議員の働きかけを背景に、一九九六年に入るとＮＩＨ再授権法案として、（一）パーキンソン病に対する医学研究予算を前年度の二八〇〇万ドルから、一気に一億ドルにまで増額し、（二）一〇のパーキンソン病研究センターを新たに創設する、とした法案が議会に提出される。これは前下院議員であり自らもパーキンソン病患者であるモリス・ユーダルの名にちなんで「ユーダル法（Udall Bill）」と呼ばれ、下院では、民主党のヘンリー・ワックスマンによって提出され、二〇九名の共同提出者を得ていた。また上院においては、共和党のマーク・ハットフィールドによって提出され、全部で五四名の共同提出者を集めていた。こうした法案支持者の中には、民主党リベラル派から、トム・ディレイなど共和党保守派まで、幅広い議員が含まれていた。[54]

しかし、ＮＩＨ所長であるハロルド・ヴァーマスも含めて、ＮＩＨの各研究所所長や個々の科学者は、こうした突然のパーキンソン病予算の増額・研究体制の変更に対して、反発した。ヴァーマスは、長い目でみたパーキンソン病研究の進展は、パーキンソン病研究予算の増額によってではなく、全ての神経細胞を対象とした研究により実現されると述べ、研究予算の急増に反発した。また、新たに一〇のパーキンソン病研究センターを創設するという内容にも反発し、こうしたセンター創設に莫大な予算をつぎ込むことによって、研究が発展するとは思えないと主張した。彼は、議会の委員会に対して、特定疾病に対する研究により多くの資金をつぎ込むべきである、とする要求から、可能な限り自由であり続けてほしい、とも述べた。[55] さらに他のＮＩＨの代表者も、医学研究の優先順位決定は、ＮＩＨにおける科学者同士の同僚評価（ピア・レビュー）によって決定すべきである、特定疾病に焦点を当てた研究よりも基礎研究のほうが重要である、と主張した。[56]

しかし、科学者コミュニティの反発にもかかわらず、法案成立に向けた動きは収まることはなかった。一九九六年に、ＮＩＨ再授権法案として提出されていた法案は、同年九月二六日に上院で可決されたものの、[57] 審議は下院で滞った。しかし、一九九七年の四月には、再び「モリス・Ｋ・ユーダル・パーキンソン病研究・教育法（Morris K. Udall Parkinson Disease Research and Education Act）」と名づけられた法案が、議会に提出されたのである。法案はやはり、パーキンソン病研究予算を一億ドルまで増やし、新たに全国に一〇のパーキンソン病研究センターを設立するというものだった。法案には、一〇〇人以上の下院議員と三四人の上院議員が、共同提出者として名を連ねていた。[58] パーキンソン病行動ネットワークの会長サミュエルソンは、法案の審議中にも公聴会でパーキンソン病に対する医学研究が不当に軽視されていると証言するなど、その成立を強く促した。[59] また、サミュエルソン、アン・ユーダル、モートン・コンドラックなどのパーキンソン病行動ネットワークのメンバーは、トマス・ブライリーら、しばしば対立しがちな共和党のプロ・ライフ派議員に対しても、熱心な働きかけを行った。[60] その結果、一九九七年一一月には、圧倒的多数でユーダル法が成立し、パーキンソン病研究予算は大幅に増額されるとともに、研究体制も改善された。パーキンソン病研究所所長ウイリアム・ラングストンは、パーキンソン病行動ネットワークの存在なしには、ユーダル法は成立しなかったであろうとコメントし、団体の法案成立における重要性を指摘した[61]。

## (三)　医学研究の優先順位決定問題の重要性の増大

このように、エイズ・乳癌患者団体の大きな成功に刺激されるかたちで、パーキンソン病行動ネットワークなど、他の患者団体も医学研究への介入を強めた。これら患者団体の主張を、最大公約数的に要約すれば、以下のようになろう。ＮＩＨを中心とする科学者コミュニティは、研究資金の配分をめぐる優先順位決定にあまりに大きな権限を有している。また、科学者の知的好奇心や専門的な向上意欲が、医学研究の優先順位決定を、公衆の関心や公共善からは、分離させてしまっている。患者団体が活動し、医学研究をめぐる決定に影響力を行使することによって、政府や科学者コミュニティに対して、疾病に関するより多くの情報を提供できるとともに、医学研究予算の配分を公衆の意向や利益に沿ったものにすることができる。また、当該疾病の患者やその患者となる可能性のある人々に対して、身体的・精神的なサポートを与えることが可能となる。確かに一部の患者団体は、医学研究体制に影響力を行使しているが、あくまで一部にすぎない[62]。

しかし、こうした主張は、科学者コミュニティ側の主張とは対立していた。科学者コミュニティ側の基本的な姿勢は、一九九七年に提出された、「国立衛生研究所における研究優先順位決定（Setting Research Priorities at the National Institutes of Health）」と題された報告書に、示されていた。この報告書は、医学研究の優先順位決定問題に対する内外の関心が高まる中、自らの見解を公にするために、ＮＩＨ自身が作成・公表したものだった。その内容は、以下のようなものである。科学は基本的に予測不可能な性格のものであり、様々な医療問題に対してＮＩＨがどのように研究資金を割り振るべきか、を、正確に見積もることは不可能である。基礎研究であれ応用研究であれ、その結果は予想することが困難であり、ある医療問題を対象とした研究が、それ以外の問題に関する知識の獲得につながることもある。またある特定の疾病を対象とした研究であれ、複数の研究所にまたがって行われている場合も存在する。資金配分基準の多様性と科学の予測不可能性を考慮した場合、「いかなる疾病に対しても、『正しい』資金量、予算のパーセンテージ、プロジェクトの数といったものは、存在しない」[63]。すなわち、特定の疾病に対する研究に、多額の予算を振り分けることは、必ずしも適切とはいえない。

　また一部議員からも、患者団体の医学研究への介入に対して、疑問の声があがった。既に一九九六年時点で、上院の労働・人的資源委員会は報告書を提出し、特定の疾病に対する研究予算増に慎重な姿勢を示すとともに、「新たな知識を追求する科学者に対して、研究資金が割り振られるように」、議会に促した。実際、委員会議長である、共和党のナンシー・カッセバウムは、委員会メンバーに対して、医学研究の優先順位決定を、科学者に委ねるよう、促していた[64]。また、下院歳入委員会でＮＩＨ問題を担当している共和党のジョン・ポーターは、「生物医学研究にとって最悪なのは、上院や下院において、利益団体の要求に応える形で、資金をあるところから別のところに流すような修正が行われている点だ」と指摘した[65]。彼は、パーキンソン病行動ネットワークなど患者団体からの活発な働きかけを受けていたものの、基本的にはＮＩＨ所長であるヴァーマスの立場を支持し、特定疾病に対する過度の研究予算増には批判的であり、医学研究を「政治化（politicizing）」すべきではなく、ＮＩＨにおける科学者の判断を尊重すべきである、と主張していた[66]。また彼は、アメリカ糖尿病協会による糖尿病研究の予算増を求める要求に応じようとしなかったため、『シカゴ・トリビューン』紙に同協会が掲載した広告のなかで、「ジョン・ポーター議員、あなたの有権者一八〇〇人以上が、あなたに対して、糖尿病への治療法の発見を、国家的な優先事項とするように求めている」と批判された。彼はそれに対して、自分の妻も糖尿病を患っているとしつつ、「私が、糖尿病に注意を払っているか、と問われれば、もちろんそうだ。しかしでは、より将来性のある研究領域を犠牲にしてまで、糖尿病の研究資金を増やすべきである、と決定しようと思っているか、と問われれば、否である」と述べた。[67]科学者団体であるアメリカ実験生物学会連盟のマイケル・ステファンズは、議会委員会の中心メンバーから、こうした疑問の声が上がっている点、すなわち、特定疾病ごとに研究資金配分を行うことが研究の発展にとって最適な方法とはいえないとの声が上がっている点を、高く評価した。[68]

しかし、科学者コミュニティや一部議員の反発にもかかわらず、患者団体の活動は活発化した。その結果、既存の医学研究優先順位決定システムの問題点とは何か、問題点が存在する場合それをどのように改善すべきか、といった問題は、ますます重要なものとなった。こうした変化は、(一)一九九七年に入り、この問題について、議会において幾度か公聴会が開催されたこと、(二)議会の意向を受けるかたちで、全米科学アカデミー(National Academy of Science)の下部組織である医学研究所(Institute of Medicine)が、この問題についての調査を行ったことなどの点に、端的に示されていた。そしてこれらは、最終的にはＮＩＨにおける医学研究の優先順位決定システムの改革へと、収斂していくことになる。

## 第三節　医学研究の優先順位決定システムの改革

### (一)　公聴会の開催

問題の深刻化を背景に、まず議会の公聴会において、医学研究の優先順位決定システムをめぐる問題についての審議が開始された。一九九七年の五月一日に、上院の労働・人的資源委員会の公衆衛生・安全小委員会において、「生物医学研究の優先順位―誰が決定すべきなのか？(Biomedical Research Priorities: Who Should

Decide?)」と称される公聴会が開催されたのである。証言者には、NIH所長のヴァーマス、科学者団体であるアメリカ実験生物学会連盟、医学研究振興を求める団体であるリサーチ！アメリカ（Research! America）、さらにアメリカ糖尿病協会など多くの患者団体をメンバーとする全米医療協議会（National Health Council）などが選出された。また六月一〇日には、下院の歳入委員会の労働・厚生小委員会で「NIHにおける優先順位決定（NIH Priority-Setting）」と題された公聴会が開催され、再びヴァーマスが証言を行った。さらに上院では、七月二四日にも、NIH下部機関間の研究活動の連携関係に関する公聴会が開催されたが、そのなかでも医学研究の優先順位決定問題が扱われた。(69)

公聴会における科学者コミュニティ側の証言は、患者団体によるNIHにおける医学研究優先順位決定への政治的な介入を批判するとともに、その抑制を求めるものだった。たとえばヴァーマスは、NIHの大半の医学研究は短期的なものではなく長期的な展望を持っている点、疾病治療法の開発におけるブレイクスルーの多くは特定疾病を対象とした研究からではなく基礎研究から生まれている点を指摘し、患者団体の政治的な介入に強く反対した。第一に、研究所は毎年、かなりの研究資金を、以前から進められてきた研究に注ぐ必要がある。そのなかには、個人やプログラムに対する数年単位の資金拠出や、長期的な訓練や施設に対する拠出も含まれている。このように、毎年の研究予算配分決定は、それ以前の、あるいは長期的な展望を有した決定に束縛される。第二に、科学およびNIHそれ自体が有する複雑性ゆえに、特定の疾病（医療問題）に対して、どの程度の研究予算を配分すればよいのか、を決定することは、極めて困難である。どの研究がどのような発見につながるのか、予測できない以上、医学研究の優先順位決定にあたり、科学者コミュニティにフレキシビリティーを認めることは不可欠である。(70)

またアメリカ実験生物学会連盟も、医学研究への政治的な介入を求める患者団体からの圧力に対して、議会は毅然と抵抗すべきであると主張し、次のように述べた。「われわれの勧告は、以下のようなものだ。議会は、ＮＩＨ内部の研究所ごとに区切られた、全体的な資金助成のレベルを設定する。しかし、資金助成を行うべき特定の研究領域の選定については、能力に基づき同僚評価を通じて選出された研究者主導のプロジェクト・システムに依拠し、原則としてＮＩＨの責任に委ねる――議会は、責任性に関する、こうした従来までのバランス関係を、維持すべきである。確かに完全とはいえないが、ＮＩＨは、疾病の人的・経済的なコストだけでなく、生物医学研究の特定領域あるいはより広範な領域に関して存在する、科学的な挑戦や現時点での諸機会について、よりよく理解しているからだ[71]」。

これに対して、多くの患者団体をメンバーとする全米医療協議会は、患者団体が政治活動を活発化させるのは、現行の医学研究の優先順位決定システムの中に患者の声を汲み取る機会が存在しないからであるとし、その改善の必要性について、次のように主張した。「不運なことに、一部の患者団体は、ＮＩＨにおける意思決定者たちが、自らの要望を汲み取ってくれない、と感じている。このことが、彼らを、直接議会メンバーに対して、自らの要望への支持を求めて、働きかける行為へと走らせている。そしてこうした活動が、結果的に、立法上の予算の増額や資金の獲得へとつながっているのだ。全米医療協議会は、全体的に見れば、必ずしもこうしたアプローチを支持するものではない。しかし、一部の団体が何故こうした戦略の追求を余儀なくされているのか、理解することは重要であると思われる。一部の患者団体は、ＮＩＨにおける意思決定プロセスが、基本的に閉鎖的なものにとどまっていると感じている。患者団体の声は、すでに事実上の意思決定がなされたあとの、かなり遅い段階においてのみ聞き届けられるにすぎない、と感じているのだ。彼らがこのように感じていることは事実なのであり、それが真実か否かという点は、問題ではない。こうした現状が存在するゆえに、ＮＩＨにおける資金助成をめぐる決定がどのように行われるのか、決定プロセスに外部からの要望をインプットする機会が存在するのか、という点についてオープンな議論を行い、明確に理解することが必要である。意思決定プロセスに対する知識の欠如を背景に、一部の団体は、自らの意見が聞き届けられていないと感じ、自らが苦しむ疾病に対して、適正かつ的確な資金助成を獲得することができないと感じている。……こうした患者団体側の信頼感を高めるためにも、われわれはみな、より多くの情報を必要としているのだ」[72]。また、パーキンソン病行動ネットワークも、NIHは、医学研究の遂行にあたり科学的なイマジネーションに支配的な役割を付与しており、いわば「レッセ・フェール」的なアプローチを採用している、それゆえパーキンソン病研究には十分な予算が割り振られていないのだ、と述べた[73]。

## (二) 医学研究所の報告書

さらに一九九八年の七月八日には、医学研究所からこの問題に関する報告書が提出された。この報告書は、公聴会以上に、NIHの改革に重要な影響を及ぼしたといえる。医学研究所は、議会の要請を受け、様々なデータや意見を収集し、NIHが用いている政策やプロセスに関する包括的な研究を行った。「医学研究に対する資金助成の配分を決定するにあたり、NIHが用いている政策やプロセスに関する包括的な研究を行った」[74]。NIHから、研究プログラムや予算配分・優先順位決定システムに関する莫大なデータを収集・検討するとともに、NIH所長・各研究所の所長、そして議会スタッフなどとのパネル・ディスカッションを行い、また広く公衆の意見の聞き取りを行ったのである。加えて、一九九八年の四月三日には、二九もの患者団体の代表を招いて公聴会を開催した。そのなかには、全米乳癌連合、アメリカ糖尿病協会、パーキンソン病財団、TAG、アメリカ心臓病協会などが含まれていた。さらに、科学者や患者など、五六にのぼる個人および組織からの、書面でのコメントの収集も行った。こうした調査の結果作成されたのが、この報告書だった[75]。

その内容は、一方では医学研究に対する過度の政治的な介入の危険性を認めつつも、他方でNIHにおける現行の医学研究優先順位決定システムの問題点をも指摘するものだった。医学研究所により各界から選出された一九名からなる委員会は、NIHはこれまで以上に患者・市民の声に耳を傾けるべきであり、彼らの要望に対応すべきであること、優先順位の決定にあたっては、様々な疾病の広がり、その死亡率、コストなどをより体系的に考慮すべきであること、一般市民が、研究に対するニーズについて自らの意見を述べる機会をより多く持つべきであること、などの点を報告したのである。現行のNIHでは、一八の下部研究所のそれぞれに医学研究の進め方に関する諮問委員会が設置されており、そのメンバーの三分の一は科学者以外の市民から選ばれていた。しかし実際には、メンバー枠は医師、弁護士、学者などの有識者から選ばれることが多く、患者や一般市民が選ばれることは少なかった。報告書は、こうしたメンバー枠を、なるべく患者やその家族から選ぶよう促すものだった。同時にそれは、NIHの各下部研究所は、公衆の意見を聞き入れるための機関を設置すべきであること、所長のもとに公衆の代表からなる委員会を設置し、患者や市民が医学研究の優先順位について意見を述べる場を設けるべきであること、などの点を勧告するものだった。NIH内部に患者の声を汲み取るため、そしてそれを協議するための、よりフォーマルかつ体系的な場を設けることによってこそ、患者団体や議会による、医学研究に対する過度の政治的介入を抑制することができるというのが、報告書の主張だった。こうした報告書は、全米医療協議会などの患者側に立つ団体からは、適切なものと評価された[76]。報告書の具体的な提言は、以下のようなものである。

（一）　委員会は、全体的に見て、NIHが現在優先順位決定のために用いている基準を、支持する。そして、人間の健康に関する研究の全体に対して、バランスの取れたやり方で取り組むために、これらの基準を引き続き用いていくことを、勧告する。

（二）ＮＩＨは、優先順位決定基準を実施するためのメカニズムを明確なものとするとともに、その用い方や効果について、評価を行わなければならない。

（三）ＮＩＨは、優先順位を決定するにあたって、各疾病の負担やコストといった医療関連データ、そして研究が公衆の健康に及ぼすインパクトについてのデータなどに関する、分析力や利用能力を強化すべきである。

（四）ＮＩＨは、各疾病に対する資金助成についてのデータのクオリティと分析レベルを改善し、直接的および関連性のある予算を、資金助成のなかに含めるべきである。

（五）ＮＩＨ所長は、優先順位決定プロセスを監督・調整するにあたり、包括的な権限を行使するために、毎年、全ての研究所とセンターの所長から、標準的なフォーマットにのっとった、予算に関するシナリオを含む長期的な戦略的プランを収集しなければならない。

（六）ＮＩＨの所長は、優先順位決定プロセスに対する諮問委員会の関与を、促進しなければならない。また委員会のメンバー構成を、とりわけ公衆メンバーに関して、より多様なものにしていく必要がある。

（七）ＮＩＨは、所長室（the Office of the Director）、そしてもし未だ同様の機能を果たす機関が存在しない場合は全ての研究所に、公衆連絡局（Offices of Public Liaison）を創設しなければならない。局は、標準化されたフォーマットに基づき、公衆への奉仕、そのインプット、そして応対メカニズムに関する報告を行わなければならない。そして所長室における公衆連絡局は、これらのメカニズムを審査・評価し、最善の活動を見出していく必要がある。

（八）ＮＩＨ所長は、ＮＩＨと一般公衆との相互交流を容易なものとするために、ＮＩＨ所長が議長をつとめる公衆代表協議会（Director's Council of Public Representatives）を創設し、そのスタッフを適切に人選しなければならない。

（九）ＮＩＨの政策・プログラム諮問グループ（NIH Policy and Program Advisory Group）の公衆メンバー枠は、公衆の広範な声が代表されるよう、人選されなければならない。

（一〇）アメリカ議会は、その権限を用いて、特定の研究プログラムの新設、それに対する資金助成レベルの増額、新たな組織の創設などを行うべきである。しかしそれは、他のアプローチが不適切と証明された場合に限られる。ＮＩＨは、改革を求める主要な要請にどのように対応しているか、あるいは要請に対して既存のメカニズムのもとで対応できないのか否か、という点についての分析を行い、それを議会に提出しなければならない。

（一一）ＮＩＨ所長は、科学の変化や公衆の健康上のニーズに照らした上で、ＮＩＨの組織構造について定期的に審査し、報告しなければならない。

（一二）議会は、分析、計画、そして公衆との交渉をめぐる能力を含む、ＮＩＨにおける優先順位決定プロセスの改善を可能にするために、研究を管理・支援するための資金助成レベルを、調整しなければならない。[77]

## (三)　国立衛生研究所の改革

こうした報告書を受けて、ＮＩＨの側も改革に踏み出した。医学研究所の報告書が勧告していた二つの改革は、すぐさま実現した。すなわち、患者や市民の声を反映し、彼らがＮＩＨの政策決定によりアクセスしやすいようにするための、「公衆代表協議会（Council of Public Representatives）」が、ＮＩＨ内部に新たに創設された。また同時に、ＮＩＨ内部の下部研究所およびＮＩＨ所長室内に、新たに「公衆連絡局（Offices of Public Liaison）」が創設された。[78]一九九八年の九月二三日、ＮＩＨ所長のヴァーマスは、ＮＩＨの諸活動に対する公衆の参加促進について議論するための、特別の会合を開催した。公衆代表協議会と公衆連絡局の新たな創設に関して、各界から選出された二三名のメンバーとともに、議論を重ねたのである。議論の主題は、この両機関が、どのような活動を行い、どのような責任を負うべきか、そして両機関のメンバーの選出を、どのようなプロセス、メカニズム、基準のもとに行うべきか、といった問題をめぐるものだった。そしてこうした会合における協議を受けて、一九九九年以降、両機関は、正式に活動を開始することになる[79]。ここでは以下、この二つの機関のうち、公衆代表協議会について、簡単にみてみたい。

公衆代表協議会は、すでに一九九八年の四月二一日に、初めての会合を開催していたが[80]、そのメンバーは、一九九九年に入り、公募からまず二五〇名が選出され、そのなかからヴァーマスが中心となり、最終的に二〇名が選出された。そして選出されはしなかったものの、その他の候補者も、準メンバーとして参加することとなった[81]。その後も、協議会のメンバーについては、公衆の意見を汲み取るため、全国から二一名が選出されることとなり、さらにそのなかには患者、患者の家族、医療専門職、科学者、医療・科学についてのコミュニケーター（communicator）、そして教育者が含まれるものと定められている。メンバーは、公募（application）によって、広く文化、疾病、性別、年齢、組織、地理的な多様性を考慮するかたちで、選出されている。公募のための最低条件は、ＮＩＨの活動に関心を有していること、委員会およびＮＩＨの活動に関して公衆と定期的に公式・非公式なコミュニケーションがとれること、協議会の全ての活動に十全にコミットできること、の三点である。この公衆代表協議会の目的は、①ＮＩＨに対する公衆からのインプットと参加、②ＮＩＨの医学研究をめぐる優先順位決定に対する、公衆のインプットと参加、③ＮＩＨにおける対外的なプログラム、対外的努力の遂行、という三つの問題について議論する点、そして、（a）公衆が関心を有する重要な問題を、ＮＩＨの指導部に伝達すること、（b）公衆に影響を及ぼすＮＩＨの活動やイニシアチブに対して、公衆の参加を促していくこと、（c）ＮＩＨとそのプログラムに対する公衆の理解を深めること、などの課題を遂行する点にある。必要であれば、協議会は、特別なコンサルタントから助言を求めたり、アドホックなワーキング・グループを召集したり、会議、ワークショップ、そして他の諸活動を開催することができるものと定められている。ただし、公衆代表協議会は、ＮＩＨが公衆のニーズについて理解するための情報源のひとつと位置づけられており、公衆だけでなく、ホワイトハウス・議会・保健社会福祉省などの政治機関、そして科学者・研究者コミュニティなどから意見を聞き、少なくともこの三つのバランスをとることが必要とされている。会議は、その後も、年二回、ベセスダのＮＩＨキャンパスにおいて、春と秋に定期的に開催されている。[82]

その他にも、たとえばＮＩＨにおけるいくつかの研究所において、グラントの審査にあたっての同僚評価（ピア・レビュー）プロセスである、「第一次審査グループ」、いわゆる「スタディ・セクション」（第二章第一節参照）に、一般市民の参加を促す措置がとられ始めている。患者団体の働きかけもあり、国立アレルギー・伝染病研究所や国立癌研究所などにおいて、一部のスタディ・セクションに患者や消費者の代表を参加させる措置がとられ、その他の研究所にもこうした動きが広がりつつあるのである。しかしこうした措置には、科学者の間からも、賛否両論が生じている。[83]

このように、科学者コミュニティと患者団体との対立の激化を背景に、ＮＩＨにおける医学研究体制には、重要な改革が行われたのである。

（1）　Committee on the NIH Research Priority-Setting Process, Health Science Section, ***Scientific Opportunities and Public Needs: Improving Priority-Setting and Public Input at the National Institute of Health***（Washington D.C.: National Academy Press, 1998）, p. 24; Rebecca Dresser, "Public Advocacy and Allocation of Federal Funds for Biomedical Research," ***The Milbank Quarterly***, 77(2), 1999, pp. 260.

(2) Steven Epstein, ***Impure Science: AIDS, Activism, and the Politics of Knowledge*** (Berkeley, California: University of California Press, 1996); Steven Epstein, "Democracy, Expertise, and Treatment Activism," in Daniel Lee Kleinman ed., ***Science, Technology, and Democracy*** (New York: State University of New York Press, 2000), pp. 15–32; Steven Epstein, "The Construction of Lay Expertise: AIDS Activism and the Forging of Credibility in the Reform of Clinical Trials," ***Science, Technology, & Human Values***, 20, 1995, pp. 408–437; Debbie Indyk and David A. Rier, "Grassroots AIDS Knowledge; Implications for the Boundaries of Science and Collective action," ***Knowledge*** 15, 1993, pp. 3–43; Steven Epstein, "Democratic Science? AIDS Activism and the Contested Construction of Knowledge," ***Socialist Review***, 21(2), 1991, pp. 35–64.

(3) Epstein, "Democracy, Expertise, and Treatment Activism," pp. 19–20.

(4) Epstein, "The Construction of Lay Expertise: AIDS Activism and the Forging of Credibility in the Reform of Clinical Trials," p. 415.

(5) Mark Karl Rom, "Gays and AIDS: Democratizing Disease?," Craig A. Rimmerman, Kenneth Wald, and Clyde Wilcox eds., ***The Politics of Gay Rights*** (Chicago and London: University of Chicago Press, 2001), p. 222.

(6) Foundation for Public Affairs, ***Public Interest Profiles, 2001–2002*** (Washington D. C.: Congressional Quarterly Inc., 2001), pp. 254–256, 261–264.

(7) Craig A. Rimmerman "ACT UP," Raymond A. Smith ed. ***Encyclopedia of AIDS: A Social, Political, Cultural and Scientific Record of the HIV Epidemic*** (Chicago: Fitzroy Dearborn, 1998), pp. 36–41; Craig A. Rimmerman, ***From Identity to Politics: The Lesbian and Gay Movements in the United States*** (Philadelphia: Temple University Press, 2000), pp. 104–108; Brett C. Stockdill, "ACT-UP (AIDS Coalition to Unleash Power)," Roger Powers and William B. Vogele eds., ***Protest, Power, and Change: An Encyclopedia of Nonviolent Action from ACT-UP to Women's Suffrage*** (New York and London: Garland Publishing Inc, 1997), pp. 9–11; Patricia D. Siplon, ***AIDS and the Policy Struggle in the United States*** (Washington D. C.: Georgetown University Press, 2002), pp. 8–9.

(8) Peter S. Arno and Karyn L. Feiden, ***Against the Odds: The Story of AIDS Drug Development, Politics, and Profits***

(New York: Harper Collins, 1992), pp. 74–75; Rimmerman, ***op. cit.***

(9) Arno and Feiden, ***op. cit.***, p. 108.

(10) Jeffery Levi, "Unproven Therapies: The Food and Drug Administration and ddI," Kathi E. Hanna ed., ***Biomedical Politics*** (Washington D. C.: National Academy Press, 1991), pp. 9–37; Michael D. Greenberg, "AIDS, Experimental Drug Approval, and the FDA New Drug Screening Process, "***Legislation and Public Policy***(3), 2000, pp. 295–350.

(11) Rimmerman, ***op. cit.***, p. 40.

(12) "About TAG," www.aidsinfonyc.org/tag/about.html.

(13) Carol S. Weisman, ***Women's Health Care: Activist Traditions and Institutional Change*** (Baltimore, MD: Johns Hopkins University Press, 1998), pp. 73–77. また次の文献も参照。 Sheryl Burt Ruzek, ***The Women's Health Movement: Feminist Alternatives to Medical Control*** (New York: Praeger Publishers, 1978); Sandra Morgen, ***Into Our Own Hands: The Women's Health Movement in the United States, 1969–1990*** (New Brunswick, New Jersey: Rutger University Press, 2002); Judy Norsigian, "The Women's Health Movement in the United States," Kary 1. Moss ed., ***Man-Made Medicine: Women's Health, Public Policy, and Reform*** (Durbam and London: Duke University Press, 1996), pp. 81–83.

(14) Weisman, ***op. cit.***, pp. 78–81.

(15) ***Ibid.***, p. 81.

(16) Carol S. Weisman, "Breast Cancer Policymaking," Anne S. Kasper and Susan J. Ferguson eds., ***Breast Cancer: Society Shapes an Epidemic*** (New York: Palgrave, 2000), pp. 213–244; Barbara A. Brenner, "Sister Support: Women Create a Breast Cancer Movement," ***ibid.***, pp. 325–354; Roberta Altman, ***Waking Up, Fighting Back: The Politics of Breast Cancer*** (Boston: Little Brown an Company, 1996), p. 315; Emily S. Kolker, "Framing as a Cultural Resource in Health Social Movements: Funding Activism and the Breast Cancer Movement in the U.S. 1990–1993," Phil Brown and Stephen Zavestoski eds., ***Social Movements in Health*** (Malden, MA, Oxford: Blackwell Publishing, 2005), pp. 139–140; Kay Dickersin and Lauren Schnaper, "Reinventing Medical Research," Moss ed., ***op. cit.***, pp. 57–58.

（17） http://www.natlbcc.org/

（18） Kolker, *op. cit.*, p. 140.

（19） ***Congressional Quarterly Almanac***, 1993, pp. 360–361; Susan M. Love, ***Dr. Susan Love's Breast Book, third edition*** (Cambridge, Massachusetts: Perseus Publishing, 2000), p. 592.

（20） 一九九三年ＮＩＨ再認可法成立にいたる政策過程に関する考察については、拙稿「現代アメリカにおける医学研究政策―新たな争点の出現と政策過程の変容―」『法学政治学論究』第五八号、二〇〇三年。

（21） たとえば、Judith A. Johnson, "AIDS Funding for Federal Government Programs: FY1981–FY1999," CRS Report for Congress, Congress Research Service, The Library of Congress, 1998.

（22） Mark Karl Rom," Gays and AIDS: Democratizing Disease?", Craig A. Rimmerman and Kenneth D. Wald eds., *op. cit.*, pp. 231–235.

（23） "ACT-UP Capsule History 1992," http://www.actupny.org/documents/cron-92.html.

（24） Jon Cohen "A 'Manhattan Project' for AIDS?" ***Science***, vol.259, 1993, pp. 1112–1114.

（25） ＴＡＧのマーク・ハリントンの「マンハッタン計画」についての考え方については、Cohen, *op. cit.*, p. 1114.

（26） Steven Epstein ***Impure Science*** ……, pp. 297–299.

（27） Jon Cohen "Reorganization Plan Draws Fire at NIH," ***Science***, vol. 259, February 5, 1993, p. 753.

（28） Mark Harrington, "Once We Were Warriors: Activist Corpses Borne in Protest, Furtive Legislative Coups, and the Devastation that was Berlin," ***TAGline***, 9(2), March, 2002.

（29） Bill Clinton and Albert Gore Jr., ***Putting People First: How We Can All Change America*** (New York: Times Book, 1992). ビル・クリントン、アル・ゴア、東郷茂彦訳『アメリカ再生のシナリオ』（講談社、一九九二年）、二二七頁。

（30） Cohen, "A 'Manhattan Project' for AIDS?" pp. 1113–1114.

（31） "Once We were Warriors,"

（32） Jon Cohen, "Shalala Backs Reorganization," ***Science***, 259, February 12, 1993, p. 889.

（33） ***Ibid.***

（34）　*Congressional Quarterly Almanac, 1993*, pp. 358–359.

（35）　Robert Altman, *op. cit.*, pp. 317–319; Maureen Hogan Casamayou, ***The Politics of Breast Cancer***（Washington D. C.: Georgetown University Press, 2001）. 久塚純一監訳、『乳がんの政治学』（早稲田大学出版部、二〇〇三年）。

（36）　Emily S. Kolker, *op. cit.*, pp. 141–149.

（37）　Judith D. Auerbach and Anne E. Figert, "Women's Health Research: Public Policy and Sociology", ***Journal of Health and Social Behavior***, 1995（extra issue）, p. 118; Rebecca Dresser, "Wanted: Single White Male for Medical Research," ***Hastings Center Report***, January-February, 1992, pp. 24–29.

（38）　Mark. Nadel, "National Institutes of Health: Problems in Imprementing Policy on Women in Study Populations", Subcommittee on Health and the Environment, Committee on Energy and Commerce, House of Representatives, June 18; Patricia Schroeder and Olympia Snowe, "The Politics of Women's Health", Cynthia Costello and Anne J. Stone eds., ***The American Woman: 1994–1995***（New York: W.W. Norton and Company, 1995）, pp. 97; Institute of Medicine, ***Women and Health Research: Ethical and Legal Issues of Including Women in Clinical Studies, volume 1***,（Washington D. C.: National Academy Press, 1994）, p. 43.

（39）　議会の女性医療問題コーカスと、その女性医療問題との関係性については、Sue Thomas and Clyde Wilcox eds., ***Women and Elective Office: Past, Present, and Future***（New York: Oxford University Press, 1998）, pp. 130–149.

（40）　法案は、バーバラ・ミクルスキ、パトリシア・シュローダー、メアリー・ローズ・オーカー、オリンピア・スノーなどを中心とする数人の議員によって作成された。Patricia Schroeder and Olympia Snowe, *op. cit.*, pp. 91–108.; Lesley Primmer, "Women's Health Research: Congressional Action and Legislative Gains: 1990–1994," pp. 301–330; Society for the Advancement of Women's Health Research, ***Women's Health Research: A Medical and Policy Primer***（Washington D.C.: Health Press, 1997）, pp. 301–330.

（41）　*Congressional Quarterly Almanac, 1991*, pp. 346–347.

（42）　Schroeder and Snowe, *op. cit.*, p. 92; Weisman, *op. cit.*, p. 82.

（43）　Weisman, *op. cit.*, p. 206.

（44）Robert Altman, *op. cit.*, p. 319.

（45）*Congressional Quarterly Almanac, 1993*, p. 360.

（46）*Ibid, pp.* 358–361.

（47）Bob Roehr, "Is NIH AIDS Research in Danger?" *AIDS Treatment News*, August 18, 1995.

（48）Marilyn Werber Serafini, "Biomedical Warfare," *National Journal*, Feburary 1, 1997, pp. 220–223.

（49）Morton Kondracke, ***Saving Milly: Love, Politics, and Parkinson's Disease*** (New York: Baallantine Books, 2001), p. 137.

（50）Melissa Ward, "New Hope Profile: Joan Samuelson and the Parkinson's Action Network," ***Medtronic***, www.newhoprfprparkinson'sorg.

（51）Marilyn Werber Serafini, "Fighting Parkinson's on Two Fronts," ***National Journal***, Nobember 23, 1996, p. 2553.

（52）Ward, *op. cit*; Kondracke, p. 143,

（53）Institute of Medicine, ***Information Trading: How Information Influences the Health Policy***, (Washington D. C.: the National Academies Press, 1997), pp. 92–93.

（54）Meredith Wadman, "Rival Parkinson's Bills Focus U.S. Debate on Fetal Issue," ***Nature***, vol. 382, July 25, 1996, p. 286.

（55）Meredith Wadman, "NIH Resists Bill to Promote Research into Parkinson's," ***Nature***, vol. 381, June 13, 1996.

（56）Institutes of Medicine, *op. cit.*, pp. 91–92.

（57）Steve Langdon, "Senate OKs Reauthorization of Expiring NIH Programs, "***Congressional Quarterly Weekly Report***, September 28, 1996.

（58）Eliott Marshal, "Lobbyists Seek to Reslice NIH's Pie," ***Sience***, Vol. 276, April 18, 1997, p. 345.

（59）Testimony of Joan Samuelson, President Parkinson's Action Network, House Appropriations Labor, Health and Human Services, and Education, FY98 Labor HHS Appropriations, April 24, 1997.

（60）Kondracke, *op. cit.*, pp. 146–147.

(61) http://www.parkinsonsaction.org/aboutpan/accomplishments.htm

(62) Dresser, *op. cit.*, pp. 264–5.

(63) National Institutes of Health, ***Setting Research Priorities at the National Institutes of Health***, NIH pub. No. 97–4265 (Bethesda, Md.: NIH Working Group on Priority setting, 1997) ; Dresser, ***op. cit.***, pp. 262–263.

(64) Julie Rovner, "NIH Reauthorization Bill Advances Smoothly in Senate," ***Lancet***, July, 27, 1996.

(65) Bruce Agnew, "Two in A Row: A Whopping Budget Boost for NIH," ***Journal of NIH Research***, November 1996, Vol. 8, p. 19.

(66) Kondracke, ***op. cit.***, p. 146.

(67) Judith Havemann, "Crusading for Cash: Patient Groups Compete for Bigger Shares of NIH's Research Funding," ***Washington Post***, December 15, 1998.

(68) Agnew, ***op. cit.***

(69) Judith A. Johnson, ***Disease Funding and NIH Priority Setting***, CRS Report for Congress, Congressional Research Service, September 10, 1998. なお、公聴会の概要については、たとえば、Rebecca Dresser, "Setting Priorities for Science Support," ***Hastings Center Report***, May-June, 1998, pp. 21–23.

(70) Testimony of Harold Varmus, Before the Senate Committee on Labor and Human Resources Subcommittee on Public Health and Safety, May 1, 1997, ***Federal News Service.***; "Funding, Priorities, Peer Review: An Interview with Harold Varmus," ***Journal of NIH Research***, August, 1997, vol.9, pp. 21–25; "Q&A: NIH Director Varmus on Support for All Sciences", ***Science & Government Report***, May, 1998, pp. 2–4.

(71) Testimony of John Suttie Before the Senate Labor and Human Resources Subcommittee on Public Health and Safety, May 1, 1997.

(72) Testimony of Myle Weinberg Before the Subcommittee on Public Health and Safety Labor and Human Resources Committee, May 1, 1997.

(73) Dresser, ***When Science Offers Salvation***, p. 79.

(74) Alastair T. Gordon, "Testimony before the Institute of Medicine Committee on the NIH Research Priority-Setting Process," http://www.islet.org/35htm

(75) Committee on the NIH Research Priority-Setting Process, *op. cit.*

(76) Robert Pear, "Health Agency Urged to Review Spending," ***New York Times***, July 9, 1998.

(77) Committee on the NIH Research Priority-Setting Process, *op. cit.*

(78) Judith A. Johnson, *op. cit.*

(79) "Fall 1998 COPR Planning Meeting Summary: Enhancing Public Participation in NIH Activities," September 23, 1998, Prepared October 8, 1998, http://copr.nih.gov/minutes/fall1998.asp

(80) Sue Kirchoff, "Progress or Bust: The Push to Double NIH's Budget," ***CQ Weekly*** May 8, 1999, p. 1062.

(81) "COPR Meetings: Spring 1999 Meeting Minutes," http://copr.nih.gov/minutes/spring1999.asp.

(82) "About COPR: Fact Sheet," http://copr.nih.gov/factsheet.asp.

(83) Bruce Agnew, "NIH Invites Activists into the Inner Sanctum," ***Science*** 283, 1999, pp. 1999–2000; David Resnik, "Setting Biomedical Research Priorities: Justice, Science, and Public Participation," ***Kennedy Institute of Ethic Journal***, 11(2), p. 183.

# 第五章　生命倫理問題をめぐる対立

医学研究の優先順位決定問題と並び、科学者の医学研究活動上の自律性を問い直す要因となったのが、生命倫理問題の政治的争点化である。医学的な重要性から先端医療研究の促進を求める科学者コミュニティに対して、プロ・ライフ派団体が倫理的・宗教的な立場からその規制を強く主張したことから、両者の間に激しい対立が生じたのである。その最初のきっかけとなったのが、胎児組織（fetal tissue）研究問題の政治的争点化だった（なお、胎児組織研究の中でも、本書では主に、中絶胎児組織研究に焦点を当てる）。科学者コミュニティが、胎児組織の移植研究はパーキンソン病などの疾病治療に有用であるため促進すべきであると主張したのに対して、プロ・ライフ派団体は、中絶の容認、さらには促進につながるとして、これに反対したのである。

# 第一節　胎児組織研究問題

## (一)　問題の政治的争点化

### 1　一九七〇年代の動向

胎児組織の医学研究使用問題に対する、議会での初めての対応は、一九七四年六月に成立した国家研究法(National Research Act)にさかのぼる。同法は、「生物医学・行動研究の人間被験者の保護をめぐる国立委員会(National Commission for the Protection of Human Subjects of Biomedical and Behavioral Research)」を設立し、胎児組織を用いた研究を進めるべきか否か、進めるとすればいかに進めるべきかについての、調査・勧告を行うものと定めた。そしてその間は、研究がその生存を確保するのに必要なものではない限り、生体胎児を用いた医学研究を禁止した(1)。法案の成立に中心的な役割を果たしたのは、共和党のアンジェロ・ロンカロ、ジェームズ・バックリー、そして民主党のエドワード・ケネディであった。ロンカロやバックリーは、胎児組織研究に対する公的資金助成の、より厳格なかたちでの禁止を主張したが、民主党のケネディが、科学者の医学研究を妨げるのではないかとの憂慮から、法案内容の修正を図り、最終的な決定は国立委員会に委ねられることになったのである(2)。

同委員会は、一九七五年七月二五日に、自らの調査結果に基づき、胎児組織研究は、適正な保護規定のもとで行われた場合のみ、倫理的に受け入れられるとの報告書を提出した。そして一九七五年七月二九日に、この委員会報告書のもとに、胎児組織研究に対して連邦政府の規制が加えられる。それは、胎児の健康に利する、あるいは胎児に「最小限度以上のリスク」を課さない研究のみ認められる、と定めるものだった。また規約は、場合によっては「最小限度以上のリスク」に基づく制約を放棄できる権限を、保健教育福祉省(Department of Health,

Education, and Welfare）長官に認めたが、それは研究計画が省の倫理諮問委員会（Ethics Advisory Board）によって認可される場合のみであるとした。さらに胎児組織研究は、州あるいは地方の法律に合致する必要があるとされ、中絶胎児組織を用いた研究は認められたが、それは中絶の時期や方法に対して、いかなる変更も要求することができない、と定められた(3)。

一九七四年に、議会においてこうした対応がとられた背景には、胎児組織を用いた研究に対する倫理的な懸念の高まりがあった(4)。一九七〇年にイギリスで高まった胎児組織を用いた研究に対する倫理的な懸念は、その後アメリカにも広がり、保健教育福祉省はＮＩＨに対して胎児組織研究とその遂行にあたってのガイドライン策定を求めた。ＮＩＨ内では二つの諮問グループが調査を行い、研究規制のための科学的、倫理的なガイドラインが確立されれば、研究に対する公的資金助成を認める、との提案書を提出し、ＮＩＨもその方向で検討を開始した(5)。しかしこの点に関して、一九七三年の四月一〇日に、ＮＩＨが全ての胎児組織研究を推奨するとの決定を下したと『ワシントン・ポスト』紙が報道したことが、センセーションを巻き起こし、ＮＩＨに対して抗議デモが生じる事態にまで発展したのである。同時期がちょうど、タスキギー梅毒事件などにより、研究倫理をめぐる問題がクローズアップされた時期にあたっていた点も、こうした倫理的懸念の高まりを考える上で無視できない(6)。さらにこの時期に中絶がアメリカ政治において、極めて論争的な問題として浮上してきたという要因も、重要である。すでに述べたように、一九七三年のロウ対ウェイド判決によって中絶が合法化されるに至り、中絶の是非をめぐる問題は、新たに重要な政治的争点となった。一九七四年の胎児組織研究問題への政治的対応は、こうした一九七三年以降の中絶問題の本格的な政治的争点化という変化とも密接に関係していたといえる(7)。実際に、研究の禁止を最初に提案したロンカロは、プロ・ライフ派だった(8)。

しかしながら、この段階では、まだ胎児組織研究問題は、他の中絶に関する諸争点と比較すれば、さほど重要な政治的争点ではなかったといってよい。この時期には、胎児組織研究が医療的な有用性を持っていることは認識され始めてはいたものの、具体的にどのような治療的な効果・医学的な有用性を有するかについては、相対的にみれば未だ曖昧な段階にとどまっていたためである。

## 2　問題の政治的争点化

しかし一九八〇年代に入ると、胎児組織研究が、具体的に医療的な有用性を持つものとして認識されはじめる。[9]海外の研究者によって、胎児組織の移植が、パーキンソン病や若年性糖尿病などの疾病の治療に有用であることが報告され、科学者やＮＩＨの内部からも研究を認めるよう求める声が高まったのである。たとえば、メキシコの研究者たちが、一九八七年の春に胎児組織を二人のパーキンソン病患者の頭部に移植した結果症状が改善した、と『ニュー・イングランド・ジャーナル・オブ・メディシン（New England Journal of Medicine）』誌に発表したことは、大きな注目を集めた。[10]胎児組織は、ある重要な特性を有しており、それが一部の疾病の治療にとりわけ有益とみなされていた。胎児細胞は、成人細胞よりも成長する速度が速いため、治療効果もより迅速であり、重病患者の治療にはとりわけ有効である。またそれは、成人細胞よりも抗原性が低いため、移植するレシピエントの免疫システムによって拒絶される可能性が少ない。正確に適合する組織の入手が困難であることをふまえれば、その重要性は明白である。さらに胎児組織は、成人組織よりも、培養し増殖させることがより容易である。これらの点から、科学者コミュニティの間で、その研究の推進を求める声が高まったのである。[11]

海外での胎児組織を用いた研究に関する報告を受けて、一九八七年の秋に、ＮＩＨ所長のジェームズ・ワインガーデンは、パーキンソン病患者に胎児組織を移植する研究に対する公的資金助成を検討し、それに対する助言を保健社会福祉省に求めた。[12]しかし、一九八八年三月、保健社会福祉省医療次官補のロバート・ウィンダムは、新たに設立された諮問委員会によって倫理的、法的、そして社会的な含意が評価されるまで、中絶から得られた組織の移植研究に対する公的資金助成を禁じること（モラトリアム）を命じた。[13] 彼はプロ・ライフ派であり、プロ・ライフ派団体がその任命を強く支持した人物だった。[14] しかし同年の九月に、諮問委員会（「人間胎児組織移植研究諮問委員会（Human Fetal Tissue Transplantation Research Panel）」）は、圧倒的多数（一八対三）で、研究は重要な医療目的を有したものであるため、ドナーとレシピエントの間の匿名性が守られ、中絶するとの決定と組織を贈与するとの決定を切り離すための特別な同意手続きが用いられる限り、胎児組織の移植研究に対する公的資金助成は、認められるべきであるとした。[15] ＮＩＨは、こうした委員会の報告を歓迎し、一九八九年一月に正式に禁止の解除を勧告した。しかしジョージ・Ｈ・Ｗ・ブッシュ政権の誕生とともに、保健社会福祉省長官に就任したルイス・サリヴァンと次官補に就任したジェームズ・メイソンは、胎児組織の移植研究を認めることは、中絶行為を促進しかねないとの判断から、一九八九年一一月二日、禁止は持続されるべきであると結論を下した。[16]

このように、胎児組織の医学研究使用をめぐる問題については、すでに一九七四年に議会で始めての対応がとられていた。しかしそれが極めて重要な政治的争点となったのは、一九八〇年代末以降のことである。その背景要因として重要なのは、第一に、胎児組織移植が、さまざまな疾病の治療に有用である可能性があるとの報告がなされ、科学者コミュニティの間からその使用を認めるべきとの声が高まったこと、第二に、こうした動向を受けて開かれた諮問委員会が、胎児組織研究を進めるべきであるとの見解を示したこと、第三に、しかしながらプロ・ライフ派が、胎児組織研究への連邦政府による資金助成を禁止するという従来までの姿勢を崩さなかったこと、の三点であった。

## (二) 科学者コミュニティの支持と法案の可決

### 1 科学者コミュニティによる研究に対する支持と法案の提出

サリヴァンとメイソンによる、胎児組織研究に対する連邦政府の公的資金助成の禁止は持続されるべきであるとの命令は、当然科学者コミュニティの反発を招いた。科学者たちは、他の国で研究が進展するにつれ焦燥感にかられ、極めて多くのひとびとに恩恵をもたらすことが可能な研究を制限することは、非道徳的である、と禁止命令を批判した。[17] たとえば、アメリカ臨床研究連盟の会長タメラ・デービスは、研究がもつパーキンソン病、アルツハイマー病などの治療に向けた可能性を強調しつつ、「しかしながら胎児組織を研究できなければ、われわれはそこまで到達することができないのだ。」といらだちを示した。[18] またアメリカ生殖学会（American Fertility Society）（のちのアメリカ生殖医療学会）は、アメリカ産婦人科学会とともに、胎児組織を用いた研究に関するガイドラインおよび、同僚評価に関する手続きを設定するための委員会を設置するとの意向を発表し、研究の重要性および必要性を訴えた。協会のハワード・ジョーンズは、研究が民間の資金にのみ頼らざるを得ない状況を危惧し、新設される委員会による監視が、公衆に研究の重要性を理解してもらうのに役立つであろう、と述べた。[19] また、著名な科学者団体である全米科学アカデミーと医学研究所も、一九九二年に入り会合を開き、胎児組織の移植研究に対する公的資金助成の必要性を再確認した。[20] さらに一九九二年の一〇月には、五つの研究者グループと患者団体が、適切な法的措置に従うことなく、一時的なモラトリアムを永劫的な措置とするのは不当であり、行政手続法（Administrative Procedures Act）に違反しているとして、保健社会福祉省を訴えた。加えて、アメリカ臨床研究連盟は、上院での公聴会の席で、胎児組織移植に対する公的資金助成の禁止は、「全ての生物医学者たちに、次のように語っている。ＮＩＨのグラントを獲得するためには、四対一のオッズを通過しなければならないだけでなく、科学的な研究に進むことができる以前に、政治的なリトマス試験を通過しなければならないのだ、と」と批判した。[21] 科学者コミュニティ、あるいはアメリカ医師会（ＡＭＡ）などの研究推進派の基本的な主張は、胎児組織を用いた研究は、糖尿病、パーキンソン病、アルツハイマー病などの治療につながる可能性を有しており、女性が中絶するとの決定と、研究のためにそれを贈与するとの決定をしっかりと切り離す措置さえ講じられていれば、研究に対する公的資金助成は認められるべきである、というものだった。[22]

このように、科学者コミュニティの間で、胎児組織研究に対する公的資金助成を求める声が高まるなか、民主党のヘンリー・ワックスマンは、胎児組織研究に対する公的資金助成の認可を求めるとする、法案 H.R.2507 を、一九九一年、下院に提出した。彼はプロ・チョイス派の中心的なメンバーであり、以前から胎児組織を用いた医学研究に対する連邦政府の資金助成禁止の解除を主張しており、一九八九年のサリヴァンとメイソンによる資金助成禁止の持続決定に強く反発していた。彼は既に法案の準備を行っており、一九九〇年には H.R.2507 の原案であるＮＩＨ再授権法案（H.R.5661）を議会に提出し、そのなかで禁止の解除を訴えていた。法案は最終的に可決されたが、資金助成解除条項は法案から削除され、法案のもともとの目的である国立癌研究所と国立心臓・肺・血液研究所の再授権でさえ、内容に含まれなかった。[23] しかし、彼は、科学者コミュニティからの研究推進への強い要請や、諮問委員会での研究への公的資金助成は認めるべきであるとの決定を受けて、再び禁止の解除を法案 H.R.2507 に盛り込んだのである。

## 2　議会審議

法案 H.R.2507（原案は H.R.1532）の審議は、下院商業・エネルギー委員会の医療環境小委員会から始まった。しかし、審議の当初から、法案は共和党議員、そしてブッシュ政権の強い反発にあった。一九九一年五月七日、法案は一名の棄権者をのぞく共和党議員全員が反対したが一四対七で可決された。さらにエネルギー・商業委員会においても、六月四日に、民主党議員全員が賛成し、共和党議員全体が反対するかたちで、二七対一六で可決された。ブッシュ政権は、既にこの段階において、法案に拒否権を発動すると圧力をかけた。委員会で可決されたあと、法案は下院の本会議で審議され、胎児組織研究問題についての激しい議論の末、七月二五日に二七四対一四四で可決された。ホワイトハウスは、すでに七月二四日時点で、法案は「受け入れがたい」との声明を発表していた。[24] しかし、一九九一年の七月に法案は下院で可決されたものの、上院での審議は進まず、翌年にもちこされた。

一九九二年の二月五日、法案は、上院の労働・人的資源委員会において可決された。一三対四という結果であり、下院よりも強い支持が得られた。共和党側からも、ナンシー・カッセバウム、ジェームズ・ジェフォーズ、ストロム・サーモンドら有力議員が賛成にまわったのである。こうした変化の背景には、研究推進派の熱心な働きかけの存在があった。たとえば、ガイ・ウォールデンと彼の妻による議会公聴会での証言がそれである。ウォールデン夫妻は、一九九一年の四月に下院委員会、一一月に上院委員会の場で、それぞれ証言を行った。ウォールデンはバプティスト派の牧師であり、熱心なプロ＝ライフ派であったが、前年に自らの子供が民間資金を用いた胎児組織の移植手術を受けた体験から、胎児組織を用いた医学研究への公的資金助成禁止は撤廃すべきであると訴えた。彼らは、中絶行為とその後胎児組織を実験のために用いる決断とは無関係であり、研究は「プロ・ライフ」派の立場となんら矛盾しない、と主張したのである。[25] こうした証言は、共和党議員の心をも動かした。またウォールデン同様、前共和党下院議員であり、自らもパーキンソン病を患っているモリス・ユーダルの働きかけも、重要な影響を及ぼした。彼は熱心に、多くの共和党議員に、法案支持にまわるように働きかけたのである。こうしたなかで、疾病に苦しむ親族を有する議員たちを中心に、共和党議員たちは徐々にその態度を変化させていった。たとえば、賛成にまわった共和党議員のサーモンドも熱心なプロ・ライフ派であったが、審議のなかで、自らの娘が糖尿病を患っており、胎児組織移植が彼女やその他多くの同じ疾病を患っているひとびとの治療に大きな可能性を有している限り、彼らに多くの治療機会を提供する法案を支持せざるをえない、と述べた。こうした傾向は、上院本会議の審議においてより顕著なものとなり、多くの共和党議員が法案支持にまわった。またマーク・ハットフィールドも、胎児組織を用いた研究は、プロ・ライフの立場と矛盾するものではないと述べた。(26) その結果、法案は八七対一〇という圧倒的な多数で可決された。(27)

## 3　法案の可決

最終的に、法案は両院協議会に送られた。もはや問題は法案が可決するか否かではなく、それが両院において大統領の拒否権を覆すに十分な、三分の二以上の支持を集められるかにかかっていた。政権側は、法案への反対を求めて、可能な限りの働きかけを行った。大統領は態度の揺らいでいる議員に個人的な電話をかけ、また保健社会福祉省のジェームズ・メイソンにも働きかけを命じた。またブッシュは、五月一九日に新たに「人間胎児組織バンク（human fetal tissue bank）」を設立するとの行政命令を出し、研究の支持者を安心させようとした。これは中絶以外の流産や子宮外妊娠から、胎児組織を収集しようとするものであった。しかし、多くの科学者たちは、組織の確保やその使用可能性の点で問題が多いとし、バンクは現実的には機能しない、と批判した。(28) 五月二八日、協議会の最終的な報告書は、下院において二六〇対一四八で可決されたが、予期される大統領の拒否権を覆すのに一二票とどかなかった。両サイドの猛烈なロビー活動の結果、一九九一年の下院での審議において反対した一四人の議員が賛成にまわったが、一六人の議員が新たに反対にまわったためである。(29) プロ・ライフ派団体である全米生命権利委員会のダグラス・ジョンソンは、「これまで中絶支持勢力は、社会の基礎に合法化された中絶を据え付けるために、中絶胎児の刈り取り行為を積極的に求めてきた」、「しかし、ブッシュ大統領のおかげで、われわれは、それが失敗するであろうと信じる」と述べ、投票結果を称えた。(30) 上院では六月四日の投票によって、法案は八五対一二で可決された。ここでは四月に賛成していた三人の共和党議員が、報告書に対して反対にまわった[31]。

### (三)　プロ・ライフ派団体の反対とクリントン政権の誕生による変化

#### 1　プロ・ライフ派団体の概要

このように議会においては、共和党保守派の抵抗はあったものの、胎児組織を用いた医学研究の有用性を認める議員が増加し、法案は上院では圧倒的多数で可決された。NIH、科学者団体を中心とする、議会への働きかけも、こうした変化に貢献した。しかし大統領は一貫して、胎児組織を用いた医学研究への連邦政府の資金助成禁止を解除することに強く反対し、議会審議に介入した。その背景について理解するためには、中絶を容認・促進するものとして、胎児組織研究に強く反対していたプロ・ライフ派団体との関係について、理解する必要がある。

プロ・ライフ派団体が、その政治活動を活発化させるのは、中絶問題が浮上する一九七〇年代以降である。そしてこれら団体は、一九八〇年代後半以降、生命倫理的な争点が新たに浮上するにつれて、医学研究政策をめぐっても、新たに活発な活動を展開する。団体は、豊富なリソースを有することもあり、大きな政治的影響力を誇ってきたが、この点について、全米生命権利委員会、アメリカ生命同盟、家族問題調査協議会、アメリカカトリック司教協議会、の四団体を事例に、少し詳しい概観を行っておきたい。全米生命権利委員会は、一九七三年六月に、まさにロウ対ウェイド判決を受け、それに反対することを目的に創設された団体である。その後、組織は急速に拡張し、全国五〇の州とコロンビア特別区において、三〇〇〇以上の支部を擁するほか[32]、七〇〇万人のメンバーと一〇〇〇万ドルの予算を擁する、アメリカ最大のプロ・ライフ派団体となった[33]。次のアメリカ生命同盟は、全米生命権利委員会の副次的な団体として位置づけることが可能な存在である。ジュディ・ブラウンが、レーガン大統領の選挙コンサルタントのポール・ワイリックとともに結成したこともあり、ニューライトに極めて近い存在として知られる。その予算は二〇〇〇年時点で約六九〇〇万ドルであり、約三〇万人のメンバーを擁する。[34] 家族問題調査協議会は、一九八三年に創設された団体であり、伝統的な家族的価値の保持を主要な目的とする団体である。約四五万五千人のメンバーと一二〇人のスタッフを擁し、その予算は一〇〇〇万ドルにのぼる。[35] 最後に、アメリカカトリック司教協議会は、名称通りカトリック司教（約二九〇名の現役あるいは引退した司教）[36]をメンバーとした団体であるが、その他三五〇名以上のスタッフも擁する、一大組織である。[37] 団体の予算は、一九九九年時点で、約二〇〇〇万ドルとされる。[38] その前身は一九一九年にさかのぼるが、団体が正式に結成されたのは一九六六年のことである。二〇〇一年に、全米カトリック司教協議会（National Conference of Catholic Bishops）とアメリカカトリック協議会（United States Catholic Conference）が合併し、アメリカカトリック司教協議会となった。[39] 生命尊重の立場から中絶の非道徳性を訴え、中絶、反中絶いずれの立場からも、「もっとも広範かつ、もっとも組織化された、またもっとも強力な団体と称されている」[40]。

## 2　ブッシュ政権とプロ・ライフ派団体

こうしたプロ・ライフ派団体からの働きかけは、ブッシュ大統領の胎児組織研究をめぐる決定に、大きな影響を及ぼした。ブッシュ自身は、もともと熱心なプロ・ライフ派ではなかった。しかし、一九八八年の大統領選挙に際して、彼はプロ・ライフ派の立場を鮮明にし、レーガン政権下での反中絶政策を継承しようとした。それは、中絶問題を含む社会的・文化的な問題に対して保守的な立場を鮮明にすることによって、共和党の「ウォール・ストリート系保守派（すなわち経済的保守派）」という自らのレッテルからの脱却を図りたい、強力な支持勢力であるプロ＝ライフ派団体の支持を確固たるものにしたいという、彼の思惑が存在したためである。[41]

ブッシュ政権に対するプロ・ライフ派団体の影響力は、政権発足時の行政人事にも明白にあらわれていた。保健社会福祉省長官であるサリヴァンは、大統領とともに法案に強く反対したが、当初は、中絶を合法化したロウ対ウェイド判決を覆すことには反対であると述べるなど、女性の中絶権利に理解を示す姿勢をみせてきた。しかし、彼が長官に就任するにあたって、プロ・ライフ派の議員や団体は強く反対した。こうした強い反対があり、彼は、その就任を決定する上院財政委員会での公聴会において、母体に危険が存在する場合や強姦などの場合を除いては、中絶は禁止されるべきであるとした。さらに胎児組織研究問題については、研究のための胎児組織の獲得を目的とする中絶行為には反対するとしながらも、ＮＩＨの報告書を待ってから最終的な判断を下すべきだと述べた。最終的に、彼の就任は承認されたが、プロ・ライフ派の一部は、未だ懐疑的だった。上院共和党議員のウィリアム・アームストロングは、胎児組織の医学研究使用についての彼の立場の曖昧さを非難し、プロ・ライフ派団体であるアメリカ生命同盟も、サリヴァンが実際に中絶に反対しているか否かは信じられないとして、彼の就任に反対した。[42]

プロ・ライフ派団体による働きかけは、ＮＩＨ所長の人選にも及んだ。政権誕生後、ＮＩＨ所長の任命は大幅に遅れたが、その背景には中絶および胎児組織研究問題が大きな影響を及ぼしていた。一九八九年の一〇月には選考過程のなかで二人の候補者が除外されたが、ホワイトハウスのスポークスマンであるアリックス・グレンは、彼らが「中絶や他の医療政策の争点に対して」質問を受けたことを認め、「候補者たちが、大統領の政治的な立場を支持し、その戦略を明確に述べることは重要である。しかしこれはリトマス試験のようなものではない」と述べた。[43] 実際に、候補者の一人であるウィリアム・ダンフォースは、選考の過程で、自らの中絶に対する立場と、胎児組織を用いた研究についての見解を求められた。こうした混乱のなかで、一九九〇年の九月になり、バーナーディン・ヒーリーが、有力な候補者として浮上した。しかしプロ・ライフ派団体は任命に猛烈に反発し、全米生命権利委員会の立法担当官であるダグラス・ジョンソンは、「彼女は全くプロ・ライフの価値観に共感を示していない人間だ」、ＮＩＨ「所長は、大統領のプロ・ライフ政策を強く支持すべきである」と述べた。また家族問題調査協議会のエリザベス・ケプリーも、当初から彼女の指名に当初から懸念を示した。その背景には、ヒーリーが前述したウィンダムによって開催された諮問委員会で、胎児組織を用いた医学研究への連邦資金助成に賛成する票を投じたという経緯が存在した。[44] こうしたプロ・ライフ派の激しい反発があったものの、最終的にはヒーリーが長官に就任した。[45]

### 3　プロ・ライフ派団体の反対とブッシュ大統領の拒否権発動

プロ・ライフ派団体は、中絶行為を促進しかねないとして、胎児組織を用いた医学研究への公的資金助成に対して、強く反対していた。全米生命権利委員会のダグラス・ジョンソンは、「われわれからみれば、連邦政府が、死んだ胎児の大量供給を前提とするような政策をとることは、正気の沙汰ではない」と述べた。[46] また同団体のジョン・ウィルケも、胎児組織を用いた研究について、「倫理的に嫌悪感を覚える」とし、「殺人を擁護する一部のひとびとに、さらなる正当化を提供するものだ」と批判した。また全米カトリック司教協議会のリチャード・ドーフリンガーも、胎児組織を用いた研究の一部は認めるとしつつも、「たとえ中絶と移植（研究）が分離されているとしても、治療のための臓器提供という点から、女性が中絶をよいこととみなしてしまわないか、憂慮している」と述べた。[47] 実際、これらプロ・ライフ派団体が、共和党の政策に無視し得ない影響を及ぼしたことは、一九八八年の共和党全国大会で胎児組織の科学研究使用を禁止する内容が、党綱領に盛り込まれたことからも伺うことができる。[48]

議会審議過程においても、全米生命権利委員会は、「まだ生まれていない子供を殺し、それを予備となる器官を得るために解体することは、われわれ国家として、有益とはいえない。」と、胎児組織研究を批判した。[49] また最終決戦となった両院協議会での審議中にも、全米生命権利委員会や家族問題調査協議会といった主要な団体を含むプロ・ライフ派の一一の団体は、「われわれは、H.R.2507を支持する全ての投票は、われわれメンバーの税金を含めた連邦政府の資金によって、胎児狩りを行うことを支持するものだと、受け取るだろう」と述べた手紙を議員に送り、法案に強く反発した(50)。

こうした主張に対して、ブッシュ大統領は敏感に反応した。実際、すでに法案審議過程から、大統領側は拒否権発動を明言していた。そして七月二三日、ブッシュ大統領は、予想通り、法案に対して拒否権を発動する。翌日、これに対する下院での投票が行われたが、結果は二七一対一五六であり、拒否権を覆すにはいたらなかった。ブッシュは、その拒否権発動についてのメッセージのなかで、胎児組織を用いた医学研究を認めることはわれわれの国に深く根づいた信条と相容れないものであり、中絶行為を促進しかねないものだ、と述べた。拒否権が維持されるや否や、法案のスポンサーたちは、新たな修正案を模索した。それは、研究者はブッシュが創設するとした人間胎児組織バンクを優先利用する、との内容を、盛り込んだものであった。しかし、大統領や一部共和党議員は反対し、本格的な審議にはいたらなかった(51)。

## 4　クリントン政権の誕生と研究に対する公的資金助成の認可

結局、ブッシュ大統領の拒否権発動により、胎児組織研究に対する公的資金助成は認められず、一九九二年選挙を迎えた。そして大統領選の結果、共和党候補のブッシュは再選を果たすことができず、新たに民主党のクリントンが当選した。クリントンは、プロ・チョイス派の大統領であり、選挙結果は、胎児組織研究問題の帰趨に、大きな影響を及ぼした。

クリントンは、議会側の動きを待つことなく、就任後すぐさま、レーガン・ブッシュ政権下での中絶政策の変更を宣言した。彼は就任わずか二日後の一月二二日、中絶に関する五つの大統領行政命令を発布した。そのなかには、連邦政府から資金助成を受けている医療機関で医療供給者が患者に対して中絶について助言を行うことを禁じた「ギャグ・ルール」の廃止、国連の国際家族計画担当組織への資金助成禁止の撤廃、海外の軍関係病院における患者の自己負担による中絶の容認、避妊薬RU－486輸入禁止の見直しとともに、胎児組織を用いた医学研究への連邦政府による資金助成禁止の撤廃が盛り込まれていた。クリントン大統領は、公的資金助成禁止の撤廃によって、「科学および医療を政治の手から解放し、すべてのアメリカ人に、最新の、そして最善の医学的治療に対するアクセスを提供する」と述べた。(52) ブッシュ大統領の強力な反対という足かせがなくなったこと、そしてクリントン大統領が明確に資金助成禁止の撤廃を打ち出したことによって、その後胎児組織研究に対する公的資金助成は、認可の方向に大きく傾くことになった。

科学者コミュニティは、こうした行政命令を歓迎した。アメリカ臨床研究連盟のアンドリュー・ホフマンは、これまでの公的資金助成の禁止時代は、「アメリカにおける科学の暗黒時代だった」とし、「われわれは、クリントンが（胎児組織問題を）中絶問題から切り離すことを望む。それは科学の問題なのだ」と述べ、胎児組織研究問題をギャグ・ルールなど他の中絶問題とは区別するべきである、と主張した。また同団体のリチャード・フラーは、すでに四つの科学者チームが、NIHに、パーキンソン病治療を目的とした胎児組織を用いた研究プランの提出を検討していると述べた。(53) こうした状況の変化を受けて、上院労働・人的資源委員会議長であるエドワード・ケネディは、一九九三年一月に提出された、NIH再授権法案であるS.1に、胎児組織研究に関する内容を盛り込んだ。そのなかには、胎児組織を用いた研究に対する連邦政府の資金助成禁止の撤廃とともに、その濫用を禁止するための規約が盛り込まれた。同内容の法案は、ヘンリー・ワックスマンらにより、下院でも提出された。このNIH再授権法案の審議は、これまでになくスムーズに進展し、六月には圧倒的多数で可決・成立した。(54)

その後、基本的に胎児組織研究に対する、公的資金助成は認められている。また会計検査院（GAO）は、一九九七年と二〇〇〇年のそれぞれに、その後連邦政府の資金助成のもとに進められている胎児組織研究全ては、定められたインフォームド・コンセントや胎児組織の入手方式のもとに進められているという報告書を提出した。[55]しかし、たとえばプロ・ライフ派団体のライフ・ダイナミクス（Life Dynamics）は、胎児組織の入手方法に不正があるとし、その規制を求めている。[56]また議会でも、共和党のトム・タンクレドやボブ・スミスなどが中心となり、胎児組織の不正入手問題を追及する構えをみせている。[57]さらに二〇〇〇年に入り、ジョージ・W・ブッシュが大統領に当選するにともない、再び変化の兆しが見られる点は、重要である。二〇〇一年の一月二六日、ブッシュ大統領は、中絶胎児組織を用いた医学研究を認めないとの方針を打ち出したのである。実際に研究に対する公的資金助成を禁じるか否かという点については明言を避けたが、彼は「私は、中絶胎児を用いた研究を支持しない」と述べた。[58]現在にいたるまで、こうした大統領の方針は、行政命令など具体的なかたちでは遂行されていない。しかし現在、胎児組織研究は、移植研究だけでなく、幹細胞研究（後述）のフィールドでも、注目されつつある。胎児組織が、ヒト胚と並んで、幹細胞樹立にあたっての重要な源泉のひとつであるためである。こうした点を鑑みれば、胎児組織研究問題は、今後も重要な政治的争点であり続けることが予想される。[59]

## 第二節　ヒト胚・胚性幹細胞研究問題

### (一)　問題の政治的争点化

#### 1　ヒト胚・胚性幹細胞研究とその問題点[60]

胎児組織研究問題をめぐる対立と同様に、一九九〇年代以降の生命倫理的な争点として重要なのは、ヒト胚・

胚性幹細胞研究に対する公的資金助成の是非をめぐる問題である。ヒト（初期）胚とは、精子と卵子が受精した結果誕生した受精卵の初期段階をさしており、まさに受精後五―七日目に位置する段階に達したこのヒト（初期）胚を破壊することによって、胚盤胞の内部細胞塊から採取・培養、そして樹立される細胞が、胚性幹細胞である。胚性幹細胞は、一定の条件下で、自ら増殖し様々な細胞、組織、臓器へと分化する可能性を持つとされ、こうした分化を誘導できれば様々な治療法の開発、とりわけ再生医療に向けて大きな展望が開ける。ここでいう再生医療とは具体的には、こうして得られた細胞、組織、臓器などを、破損・機能不全化した細胞、組織、臓器の治療、具体的にはパーキンソン病や、アルツハイマー病、糖尿病などの治療に用いるものである。このような医学的な可能性を背景に、科学者コミュニティの間では、とりわけ一九九〇年代に入り、ヒト胚・胚性幹細胞研究を進めるべきとの声が高まりを見せたのである。

しかし、研究は、倫理的な問題を孕んでいた。最も重要なのは、胚性幹細胞を樹立するためには、ヒト（初期）胚を破壊しなければならない点である。議論の焦点は、ヒト（初期）胚を「生命（の萌芽）」とみなすか否かという点にあった。ヒト（初期）胚は受精後五―七日しか経っていないため、それは未だ「生命（の萌芽）」ではないとの意見も、一方では存在する。しかし受精時点で既に「生命（の萌芽）」が誕生しているとみなせば、ヒト（初期）胚は「生命（の萌芽）」とみなされることになり、それを破壊し胚性幹細胞を樹立する研究は、倫理的に問題をはらむものとなる。[61] こうした立場から、研究の推進に反発したのが、プロ・ライフ派団体だった。

以上のように、ヒト胚・胚性幹細胞研究をめぐっては、とりわけその再生医療面での可能性を背景に研究を推進しようとする科学者コミュニティと、倫理的あるいは宗教的な立場からそれに反対するプロ・ライフ派団体との間に、激しい対立が生じた。これも胎児組織研究問題のケース同様、一九九〇年代以降の生命倫理的な争点として重要であり、両者の間に激しい応酬が繰り広げられることになった。[62] 問題は、胎児組織研究のケースと同様、ヒト胚・胚性幹細胞研究に対して、連邦政府による公的資金助成を認めるか否か、という点にあった。

## 2　委員会の勧告とディッキー修正条項

では、ヒト胚・胚性幹細胞研究に対する公的資金助成の是非をめぐる問題は、どのようなプロセスのもとに、政治的な争点として浮上してきたのか。

一九八〇年代以降、マウスなど、様々な動物における胚性幹細胞の発見報告が相次ぐようになる。当然のことながら、こうした発見の成功を背景に、人間の胚性幹細胞樹立に対する期待も高まった。その結果、胚性幹細胞樹立などを目的としたヒト胚研究に対して、連邦政府の公的資金助成を求める声も、活発なものとなる。一九八〇年以降、実質上、ヒト胚研究に対する連邦政府の資金助成は禁じられていた。しかし一九九三年に入り、既に述べたＮＩＨ再授権法のもとに、資金助成への道が開かれた。その結果、一九九四年に、ＮＩＨ内部にヒト胚研究委員会（Human Embryo Research Panel）が設置され、ヒト胚研究に対する公的資金助成の是非をめぐり本格的な審議が開始された[63]。委員会は、遺伝子病の解明や不妊治療の改善のためには、ヒト胚研究に対する公的資金助成は認められるべきとの判断を下し、基本的には余剰胚[64]の使用のみに限定されるが、研究目的での新たなヒト胚の作製も一定条件のもとで認めるとした。ただしヒト胚研究の商業化は禁止され、研究に用いる精子や卵子の提供にあたっての金銭授受が禁じられるとともに、全てのドナーに対するインフォームド・コンセントが定められた[65]。この勧告は、科学者コミュニティの間で歓迎を持って受けとめられ、一〇月時点で既に約七〇人の研究者が、ヒト胚研究に対するグラント申請を検討していた。

しかし、委員会の勧告に対して、プロ・ライフ派団体は激しく反発した。アメリカ生命同盟会長ジュディ・ブラウンは、記者会見で「委員会によって推奨された研究は、非道徳的、非倫理的、そして悪である」と述べ、勧告を強く非難した[66]。実際委員会には、五万通もの手紙が殺到したが、その多くは研究に反対する内容だった。クリントン政権は、同年一二月、根強い批判を考慮して、研究のみを目的としたヒト胚の作製に対しては、公的資金助成を認めない（ただし依然として、余剰胚を用いた研究への資金助成は認める）との行政命令を出した[67]。しかし、研究推進に向けた動きに対して危機感を強めていたプロ・ライフ派団体、議会保守派は、余剰胚を用いた研究に公的な資金助成が行われる以前の段階である、一九九六年度予算歳出法のなかに、ヒト胚研究に対する連邦政府の公的資金助成は認めないとする条項を盛り込むことに成功した。この禁止条項は、共和党のジェイ・ディッキーが中心となって提出したものであり（のちに「ディッキー修正条項（Dickey Amendment）」と呼ばれることになる）、ヒト胚の作製は当然のこと、ヒト胚を破壊したり最小限度以上のリスクに曝すような研究全てに適用されるとされ、これにより現実的には全てのヒト胚研究への公的資金助成が禁止される運びとなった。こうした禁止は、プロ・ライフ派団体、議会保守派の強い働きかけもあり、その後も毎年の予算歳出法のなかに盛り込まれ続けた[68]。

### 3　民間セクターにおける胚性幹細胞樹立の成功

しかし、アメリカでは、民間セクターにおいて自前の資金を用いて行う研究には、連邦政府の規制が及ばないケース、あくまで連邦政府の規制は、自らが公的資金を支出する研究に限定されるケースが一般的である。そのため研究に対する公的資金助成が禁止されている間にも、民間セクターにおいて研究は進展していた。そして一九九八年一一月、民間セクターにおける研究のなかで、画期的な発見がなされる。バイオテクノロジー会社であるジェロン社の資金助成のもとに研究を進めていた、ウィスコンシン大学のジェームズ・トムソンとその研究チームが、ヒト胚から胚性幹細胞を樹立することに成功したと発表したのである（また同時に、ジョンズ・ホプキンズ大学のジョン・ギアハートらが、死亡胎児の始原生殖細胞から、胚性幹細胞とほぼ同じ機能を有する胚性生殖細胞（Embryonic Germ Cell）の樹立に成功した、と発表した[69]）。

この成功は当然のことながら、一大センセーションを巻き起こし、ヒト胚・胚性幹細胞研究規制をめぐる問題は、本格的な政治的争点として浮上することとなった。研究の有する医学的可能性が、一気に現実的なものとなったからである。当然研究を促進しようという動きが本格化し、科学者コミュニティの間にも、研究に対する連邦政府の公的資金助成を認めるべきである、との声が高まりを見せた。しかし当然のことながら、プロ・ライフ派団体の研究の進展に対する懸念も高まりを見せ、その反対活動も活発化した。また政治家の間でも、賛成・反対派がそれぞれの立場から、激しい応酬を繰り広げた。その結果、研究に対する公的資金助成の是非をめぐる政治的対立も激しさを増し、大きな論争を巻き起こすことになった。(70)

### (二)　研究規制の緩和と科学者コミュニティの支持

胚性幹細胞樹立の成功という画期的な事件を受けて、クリントン政権は、国立生命倫理諮問委員会（National Bioethics Advisory Committee）に胚性幹細胞研究をめぐる諸問題に関する調査を依頼した。(71) 諮問委員会は、一九九五年にクリントン政権が、生命倫理をめぐる諸問題について調査することを目的に創設したものだった。一九九九年九月、諮問委員会は『ヒト胚性幹細胞研究をめぐる倫理的諸問題（Ethical Issues in Human Stem Cell Research）』と題された報告書を発表し、余剰胚を用いた胚性幹細胞樹立に対する連邦政府の公的資金助成を、認めるべきであるとの判断を下した。また、余剰胚の使用にあたってはドナーのインフォームド・コンセントが必要とされること、ドナーへの金銭の授与は禁じられること、公的資金助成を監督するための委員会を設置すること、研究目的でのヒト胚の作製を禁じることなどが盛り込まれた。(72)

一九九九年一月、保健社会福祉省も、公的資金助成の認可に一歩踏み込んだ。胚性幹細胞はヒト胚と異なり、胎児や人間に成長する可能性を有してはいないため、議会の予算歳出法に盛り込まれたヒト胚研究に対する連邦政府による公的資金助成禁止は、胚性幹細胞研究には適用されない、と主張したのである。[73] 同省のハリエット・ラーブは、ヒト多能性幹細胞は、定義上ヒト胚ではないため、同省に歳出された予算をヒト胚研究に用いることに対する法律上の禁止は、これらの細胞を用いた研究には当てはまらない、と主張した。[74] さらにＮＩＨも、一二月二日、研究に対する連邦政府の公的資金助成に関するガイドラインの草稿を発表し、六〇日の間に広く公衆のコメントを募った。ガイドラインは、「ＮＩＨが資金助成を行う、この領域に関する研究が、倫理的かつ合法的に行われることを保証するのに寄与する」ものとされ、すでにこの草稿段階で、研究目的での胚の作製は禁じるものの、余剰胚から樹立された胚性幹細胞研究に対する連邦政府の公的資金助成は認めるとされていた。[75] こうした動きは、科学者コミュニティの歓迎を受け、アメリカ実験生物学会連盟も支持を表明した。[76]

最終的には約五万通のコメントが、議会、患者団体、そして市民から寄せられた。そして二〇〇〇年の八月二五日、ＮＩＨは、胚性幹細胞研究に対する公的資金助成に関するガイドライン（『ヒト多能性胚性幹細胞の研究利用に関するＮＩＨのガイドライン（National Institutes of Health Guidelines for Research Using Human Pluripotent Stem Cells)』）[77] を発表した。このガイドラインは、胚性幹細胞の樹立には連邦政府の資金助成は認めないが、すでに民間などで（公的な資金助成を用いずに）樹立された胚性幹細胞を用いた研究には、連邦政府の資金助成を認めるとするものだった。[78] また、研究に使用する胚性幹細胞は不妊治療のための余剰胚から樹立されたものであること、ヒト胚の贈与に当たっては金銭的勧誘を禁じること、ヒト胚のドナーにはインフォームド・コンセントが必要とされること、などの点が定められた。クリントンはガイドラインの発表に際して、倫理的な配慮の必要性にふれつつも、胚性幹細胞研究の有する医学的な可能性を強調したが、確かにこれは研究推進に大きな一歩を踏み出すものといえた。なぜなら決定は、その樹立過程には公的資金を用いることはできないが、民間などで樹立された胚性幹細胞研究に対する連邦政府による資金助成は認められるということを意味していたからである。ガイドラインは、多くの科学者から支持を受け[79]、アメリカ実験生物学会連盟会長のメアリー・ヘンドリックスも、「独特な科学的・医療的資源としてのヒト多能性幹細胞の価値は、適正な研究調査を行うことが可能となるまでは、十全に評価することができない。胚性幹細胞の研究使用に対する連邦政府の監督は、連邦政府の資金助成のもとでの研究が、人間ドナーの尊厳を守り、全ての関係者の倫理的な感受性を尊重するとの条件で行われることを保証する上で、最も重要だ」と、ガイドラインを称えた[80]。

このように、研究に対する連邦政府の公的資金助成の認可に向けた動きは、一気に高まりを見せた。その背景には、科学者コミュニティの間での、公的資金助成の認可を求める強い要請が存在したことはいうまでもない。一九九九年一月、胚性幹細胞樹立の成功という事件を受けて、ＮＩＨ所長のヴァーマスは、すぐさまヒト胚研究に対する連邦政府による公的資金助成の開始を提案した[81]。また主要な科学者団体であるアメリカ科学振興協会も、市民社会研究所（Institute for Civil Society）と共同で提出した報告書のなかで、胚性幹細胞研究は倫理的な懸念のために放置しておくにはあまりに重要であるとし、公的資金助成の認可を求めた。報告書は、「幹細胞技術が有する潜在的な医療上の恩恵を理解すれば、研究に対する莫大かつ持続的な投資が必要であることは明らかである。そして連邦政府は、こうした資金拠出の唯一の現実的な源泉なのである」と指摘していた。ＮＩＨのロナルド・マッケイも、研究はまったく新しい医療領域を開拓するものだとし、「人間の研究能力に制約を設けることには、きわめて慎重にならなければならない」と述べた[82]。またＮＩＨの下部研究所の所長たちも、上院の公聴会の席で、それぞれの研究領域の立場から、ヒト胚研究の重要性について証言を行った[83]。こうしたＮＩＨの積極姿勢に対しては、著名な科学雑誌である『サイエンス』紙上で、七三人の科学者が支持を表明した[84]。ただし科学者コミュニティも、研究に対する強い反発の存在には配慮し、研究の促進にあたってはそれなりの倫理的な配慮が必要であるとしていた[85]。

## (三)　プロ・ライフ派団体の反対とブッシュ大統領の決定

### 1　プロ・ライフ派団体の反対とブッシュ政権の誕生

しかし、こうした動きは当然のことながら、プロ・ライフ派団体の激しい反発を招いた。実際、アメリカ生命同盟は、ＮＩＨのガイドラインを、「無垢なる人間存在の殺害を許可する」ものであると痛烈に批判した[86]。反対派にとっては、二〇〇〇年度大統領選挙は、研究への公的資金助成に向けた動きに対して巻き返しを図る上で、重大な意味を持っていた。これまで公的資金助成の認可に向けた動きが前進してきたのは、科学者コミュニティの働きかけに加え、クリントン政権が研究促進に寛容だった状況が存在した。きたる大統領選挙では、クリントン同様民主党候補のゴアも、研究促進に積極的な姿勢をとっていた。

これに対して、共和党候補のジョージ・Ｗ・ブッシュ自身は、この問題についてそれほど明確な姿勢を示してはいなかった。しかし、大統領選挙期間中から、全米カトリック司教協議会に対して、「生きたヒト胚の破壊を含む研究に対して、納税者の資金が使われるべきではない」と述べるなど、ヒト胚・胚性幹細胞研究やクローン研究の推進に対して消極的な姿勢を示してきた[87]。こうした発言を考慮すれば、ブッシュが、クリントン大統領の政策の再検討に積極的である点は明白だった。最終的には二〇〇〇年度大統領選挙は、共和党のブッシュが、民主党のゴアを僅差で破って当選した。ブッシュは、この選挙戦を戦い抜くなかで、プロ・ライフ派団体を含む宗教保守派勢力の強い支持を受けていた[88]。この点からしても、プロ・ライフ派団体がブッシュにかける期待は、膨らんだ。

実際、選挙後ブッシュ政権の報道官に就任したアリ・フライシャーは、二〇〇一年一月の記者会見において、ブッシュは「生きたヒト胚の遺棄や破壊を必要とするような、胚性幹細胞の実験的使用を含む研究に対して、連邦政府が資金助成を行うことには反対するだろう」と述べた。また別のスポークスマンも、ブッシュがヒト胚・胚性幹細胞研究に関して、「クリントン政権によって実施された全てのルールおよび行政命令を、もう一度吟味しなおすこと」を検討している、と述べた。また新しく保健社会福祉省の長官に就任する、ウィスコンシン州知事のトミー・トンプソンも、自らを「プロ・ライフ派知事」と呼んでいた。[89]

## 2　プロ・ライフ派団体の反対運動の活発化

ブッシュの当選を受けて、プロ・ライフ派団体は、活気付いた。全米カトリック司教協議会の副会長リチャード・ドーフリンガーは、ブッシュの研究に対するスタンスについて、「全ての証拠は、彼がこの問題について（われわれと）意見が一致していることを指し示している」、「それゆえわれわれは、こうしたスタンスに基づき、（ブッシュ大統領が）この問題に対して行動を起こすことを切望している」と述べた。またアメリカ生命同盟の会長ジュディ・ブラウンも、「われわれは草の根レベルのひとびとに働きかけて、ホワイトハウスにEメールや手紙を送付し、彼が立ち上がり最も小さな生命である胚を守るよう働きかけている」と述べた。また全米生命権利委員会も、二月の新聞紙上で、胚性幹細胞研究問題は、ブッシュにとって「次なる生命尊重（プロ・ライフ）の試金石」であると指摘し、大統領の決断に大きな関心を寄せている点を強調した。[90]

さらに七月二三日には、ローマ教皇が、ヨーロッパ滞在中のブッシュと会談し、幹細胞研究に対して公的資金助成を行わないよう求めた。教皇は、「アメリカがそうであることを望んでいる、自由かつ美徳ある社会は、受精から自然死にいたるいかなる段階の人間の生命についても、その価値を貶めたり破壊したりすることがあってはならない」と述べ、研究に対する資金助成の認可に反対した。ブッシュ大統領は、自分は、生命は受精時点で始まると信じているとは述べたが、その後あえてこの問題には触れようとはしなかった。教皇の要請は、カトリック層の支持を重視するブッシュ大統領にも、無視しえない影響を与えたといえる。[91]教皇は、すでに二〇〇〇年の八月二九日に、たとえそれが重要な医療的恩恵をもたらすとしても、ヒト胚を殺害したり傷つけたりする全ての研究は、「倫理的に受け入れがたい」とし、ヒト（初期）胚から樹立された幹細胞ではなく、成人から得た幹細胞を用いた研究を推奨していた。[92]

### 3　ブッシュ大統領の決定

しかしブッシュ大統領も、プロ・ライフ派団体の意向だけを、考慮することはできなかった。すでに述べたように、科学者コミュニティは、研究推進を強く求めていた。たとえば、科学者団体、医師団体、患者団体、バイオテクノロジー会社などは、「医学研究振興連合（Coalition for Advancement of Medical Research）」と呼ばれる利益団体連合を形成し、研究の推進を強く働きかけていた。若年性糖尿病研究財団のロビイストであるローレンス・ソレールとアメリカ細胞生物学会のティム・ルシャンが中心となって創設したこの連合には、ほかにアメリカ微生物学会（American Society for Microbiology）、アメリカ生殖医療学会（American Society for Reproductive Medicine）、バイオテクノロジー産業機構（Biotechnology Industry Organization）、アメリカ医師会（ＡＭＡ）などが参加していた。連合は、共和党と関係の深いロビイストを雇うとともに、全国の新聞に、医師、科学者、患者などの署名記事を載せ、ブッシュ政権や態度を決めかねている共和党議員に研究の推進を訴えた。また、議員を頻繁に訪問するとともに、およそ七万通ものファックスを送るなど、活発なロビー活動を展開した。[93]さらに、アメリカ実験生物学会連盟のヘンドリックスは、上院の労働厚生歳出小委員会の場で、胚性幹細胞研究の重要性を強く訴えた。[94]大統領は、こうした推進派側の声にも、配慮する必要があった。また、確かにヒト胚・胚性幹細胞研究は大きな医学的な展望を持っており、「医学研究大国」アメリカとしても、この分野で他国に遅れをとるわけにはいかなかった。実際に民主党は当然のこと、共和党のなかにも研究の促進に積極的な議員が数多く存在しており、[95]そのなかには「中絶とヒト胚・胚性幹細胞研究は別である」との立場から、プロ・ライフ派議員も含まれていた。すなわち、胎児組織研究問題同様、共和党内部にも、無視し得ない亀裂が生じていたのである。こうしたなか、ブッシュは苦渋の選択を迫られた。

大統領に就任するや、ブッシュは、再びＮＩＨに胚性幹細胞研究問題についての調査を依頼した。二〇〇一年の六月に、ＮＩＨは、この問題について、二〇〇頁にわたる報告書を提出した。報告書は、胚性幹細胞研究の重要性を主張するものだったが、政治的な配慮から公的資金助成の是非をめぐる問題にはあえて言及していなかった。[96]またブッシュ大統領は、問題について協議するために、七月から八月にかけて、計六回の公式の会合を開催した。その参加者は、全米生命権利委員会、アメリカカトリック司教協議会、若年性糖尿病研究財団、生命倫理学者のレオン・カスとダニエル・キャラハン、テキサス・アンダーソン癌研究大学学長であり科学者であるリロイ・ウォルターズ、そしてＮＩＨの代表者などだった。[97]そしてこうした議論を受けて、大統領は八月九日に自ら演説を行い、最終的な決定を下した。

その決定は、新たにヒト胚を破壊あるいは作製することにより、胚性幹細胞を樹立する研究には、連邦政府による公的資金助成を行わないが、既に民間の研究所などで樹立された幹細胞株（stem cell lines）については、それらを用いた研究に対する連邦政府の資金助成を認める、とするものだった。こうした幹細胞株は、既に破棄されたヒト胚から樹立され、その生死はすでに決定されているとの理由からである。その他、ＮＩＨはこうした決定に基づき、大統領が提示した基準を満たす幹細胞をリストアップし、登録幹細胞（stem cell registry）として公開すること、さらに胚性幹細胞研究全体を監督し、必要な勧告を行うための、大統領直属の諮問委員会を設置すること、などの内容も盛り込まれた。

この登録幹細胞の具体的な基準は、（一）大統領の声明（二〇〇一年年八月九日午後九時）以前に樹立の過程が既に開始されていること、（二）幹細胞樹立に用いられる胚は、もはや人間として成長する可能性がないこと、

(三) 生殖目的で作製された余剰胚から樹立された胚性幹細胞であること、(四) 胚はもはや生殖目的には必要とされないものであること、(五) ドナー側のインフォームド・コンセントが得られていること、(六) 胚の提供にあたって金銭的な誘導がなかったこと、などであった。[98] こうした大統領の決定を受けて、八月二七日、NIHは大統領が示した基準を満たす幹細胞をリストアップし公開した。それによれば、アメリカ、スウェーデン、インド、オーストラリア、イスラエルなど計五カ国一〇の研究機関に、計六四の幹細胞株が存在するとされた。[99]

## 4　両陣営の不満

こうしたブッシュ大統領による決定は、胚性幹細胞研究に対する連邦政府の公的資金助成を認める反面、クリントン政権下におけるNIHガイドラインと比較して、使用する胚性幹細胞に期限面などでより厳格な制限を加えるという点で(すなわち二〇〇一年八月九日午後九時以前に樹立された胚性幹細胞に限定する点で)、研究推進派、反対(慎重)派の双方に配慮した、苦渋の選択という色合いが濃い。一部の議員や利益団体からは、これを評価する意見をあがり、世論調査でも大半の国民がこれを支持するという結果となった。[100] しかしプロ・ライフ派団体、科学者コミュニティ双方の間には、支持の声とともに不満の声もあがった。

プロ・ライフ派団体のなかで、大統領の決定に批判の声をあげたのが、カトリックだった。アメリカカトリック司教協議会の代表ジョセフ・フィオレンザは、「歴史上初めて、連邦政府は、他者が享受すると予想される利益のために、いくつかの無防備な人間存在の破壊につながる研究を支持することになった」、「確かにこうした決定は、いくつかの条件によって規制されてはいる。しかしそれは、われわれの国の研究活動が、人間の生命に対して不敬を働くことを可能にするものだ」と批判した。同団体のリチャード・ドーフリンガーも、実際の治療目的ともなれば、今後六〇の幹細胞株では足りず、何千もの幹細胞株が必要とされるようになるだろう、との懸念を示した。またアメリカ生命同盟の会長、ジュディ・ブラウンも、「彼(ブッシュ)はもはや自分のことをプロ・

ライフとは呼べないだろう」と、大統領の決定を批判した。しかし他方で、プロ・ライフ派団体である全米生命権利委員会のスポークスマン、ローラ・エチェヴェリアは、「われわれは連邦政府がさらなる実験のためにヒト胚を殺害することを禁止するという、ブッシュ大統領の決定に喜んでいる」と、一定の評価を下した。またフォーカス・オン・ファミリー（Focus on Family）のキャリー・ゴードンも、大統領の決断は、「われわれには嬉しい驚きだ。もちろん、彼に、いかなる資金助成も認めず、またいかなる関与も禁ずると述べてほしかったが、失望はしていない。より悪い状況になる可能性もあったからだ」と述べた。[101]

他方で、科学者コミュニティ内の意見も分かれていた。一方で、一部の科学者は、条件付であれヒト胚・胚性幹細胞研究に公的資金助成が認められたことを、重要な一歩と評価した。造血幹細胞の指導的な研究者である、スタンフォード大学のアーヴィング・ワイズマンは、然るべき決定とはいえないものの、「私は個人的には状況は改善されたと思う」と述べた。また前ＮＩＨ所長のヴァーマスも、ブッシュが胚性幹細胞研究を禁止する可能性もあったことを考慮すれば、われわれはより幸運な状況にあると、大統領の決定に一定の評価を下した。[102]アメリカ実験生物学会連盟会長のロバート・リッチも、「たとえ限定されたやり方であれ、ヒト胚性幹細胞研究を、連邦政府の支持と監督のもとに進めることを認めるとの決定を大統領が下したことに、われわれは喜んでいる」と述べた。[103]しかし、スタンフォード大学の神経幹細胞研究の専門家であるベン・バーンズは、研究を六〇の幹細胞株に限定したことは「恥辱だと思う。これによって、他の国のほうが、われわれよりも有利な状況になるだろう」と述べた。[104]さらに一部の科学者は、ブッシュの決定によって、実際に研究が進展するかは疑問であると主張した。彼らの懸念は、既存の幹細胞株のクオリティへの疑問に加え、譲渡をめぐるパテント問題、契約上の問題などが絡み合って、その入手が容易ではないという点にあった。[105]また、現実的に利用可能な幹細胞株の数は、極めて限定されているのではないか、という懸念も存在した。[106]実際、ハーバード大学の科学者ダグラス・メルトンは、大統領が、幹細胞株が六〇も存在すると発言したことに驚いたとし、自分の見積もりではせいぜい一〇程度であり、そのうち十分に有用性があるのはたったひとつか二つであろう、と述べた。[107]

しかし、大統領の決定により少なくとも、胚性幹細胞研究に資金助成を行う道が開けたことは、明らかであった。そして翌年には、NIHは、ブッシュ大統領の決定以降、初めての資金助成を行う。これは認可された一七の幹細胞株を用いた、四つの研究機関に対して、資金助成を行うものだった。[108] しかしその後も、科学者コミュニティからは、利用可能な胚性幹細胞の数が余りに少ないとして、不満の声があがっている。[109]

## 第三節　クローン研究問題

### (一)　問題の政治的争点化[110]

#### 1　クローン研究とその問題点

胎児組織研究、ヒト胚・胚性幹細胞研究問題と並んで、現代アメリカ医学研究政策における生命倫理的な争点として重要なのが、クローン研究問題である。

クローンとは、遺伝（子）的に同一である固体や細胞（の集合体）をさす。概して、その研究の目的自体は、大きくは二種類に分類される。第一は、「生殖クローニング（reproductive cloning）」を目的とした研究であり、ある特定の人間と同じ遺伝情報を持つ人間の作製を目的とした研究を意味する。具体的には、まずクローンを作製したい人間の体細胞からとり出した核を、核を取り除いた（除核した）未受精卵に移植する（核移植）。そしてそうしてできたヒトクローン胚を、女性（代理母）の子宮に移し妊娠させた結果、子供を誕生させることを目的とするのが、この生殖クローニングを目的とした研究である。こうして作製されたクローンは、体細胞の持ち主と同一の遺伝情報を持つ。

第二は、治療目的のクローン研究、すなわち「治療クローニング（therapeutic cloning）」を目的とした研究である。この場合、患者の体細胞からとり出した核を除核未受精卵に移植して、ヒトクローン胚を作製する。そして次に、このヒトクローン胚から胚性幹細胞を樹立し、分化を促すことによって、様々な細胞、組織、臓器を生み出し、それを患者本人の治療に利用しようとする。既に述べたように、胚性幹細胞は、一定の条件のもとでは、自ら増殖し様々な細胞、組織、臓器に分化するとされ、分化を誘導できれば様々な治療法、特に再生医療に大きな道が開ける。とりわけ、胚性幹細胞のなかでも、患者本人の体細胞核によるヒトクローン胚から樹立された胚性幹細胞は、他者の胚から樹立された胚性幹細胞と比較して、より拒絶反応の少ない再生医療の実現に、大きな可能性を開くとされる。まさにこの点に着目し、患者本人の体細胞の核からヒトクローン胚を人為的に作製し、それを破壊し胚性幹細胞を樹立し、その分化を促すことによってえられた細胞、組織、臓器を、患者本人の損失・機能不全化した細胞、組織、臓器の治療にあてることを目的とするのが、この治療クローニングを目的とした研究といえる。

しかし、クローン研究に対しては、重要な問題点、単なる安全性上の問題点のみならず多くの倫理的問題点が、指摘されてきた。生殖クローニングを目的とした研究についていえば、それは人間の生命の誕生という領域に対する人為的な介入を意味しており、人間の生命の尊厳や「神聖な」価値を侵食する可能性を有している。またそれは、同一の遺伝情報を有するクローン人間の作製を意味するため、人間のアイデンティティや独自性、遺伝的な多様性、血縁的・家族的な絆を侵害し、混乱に導く恐れがある。また、クローン人間が何らかの破壊的な諸目的のために作製され、利用される恐れは否定できない。さらにクローン研究による遺伝子のコントロールは、優生学的な思想につながる恐れがある。しかし同時に、クローン人間の作製を目的としていない治療クローニングを目的とした研究についても、問題点が指摘されてきた。研究によるヒトクローン胚の作製が、クローン人間の誕生につながらない保障はない。また研究は、大量の除核未受精卵の供給を必要とする。さらに重要なのは、それがヒトクローン胚の作製・破壊行為を含む点である。それは、「生命」、あるいは「生命に発展する可能性がある」ヒトクローン胚を人間が人為的に作製し、破壊する行為を意味する。このように治療クローニングを目的とした研究も、ヒトクローン胚の人為的作製と破壊行為を含む限りにおいて、生命の尊厳や価値を侵害する可能性を有しているわけである。

## 2　科学者コミュニティとプロ・ライフ派団体の対立

このように、クローン研究は、重要な倫理的問題を孕むものだった。その結果、その倫理的規制をめぐる問題が、一九九〇年代後半以降新たに重要な政治的争点として浮上する。しかし実際にそれを促したのは、ある画期的な医学的成功だった。すなわち、体細胞クローン羊の誕生である。一九九七年の二月に、イギリス、スコットランドのロスリン研究所が、同一の遺伝情報を持つ体細胞クローン羊であるドリーの誕生に成功した、と発表したのである。さらに同研究所は、一二月には、今度はヒトの遺伝子を組み込んだクローン羊ポリーの誕生に成功した、と発表した。こうしたクローン羊作製の目的は、主に畜産・医療面での利用にあったが、それまでは核移植技術を用いた体細胞クローンの作製は、哺乳動物に代表される高等生物については、困難とみなされていた。それゆえ、クローン羊ドリーとポリーの誕生は、大きな驚きをもって迎えられた。そしてその後、クローンの作製は、牛やマウスなどについても、成功を収める。当然のことながら、こうした成功の結果、人間についてのクローン研究の有する可能性も、より現実性を帯びたものとなった。他方で、クローン研究が抱える問題点から、研究の進展に対して強い懸念が高まったことはいうまでもない。その結果、クローン研究規制の是非をめぐる問題は、とりわけ一九九七年以降、重要な政治的問題として認知されることとなり、アメリカの医学研究政策において、本格的な政治的争点として浮上することとなったのである。そしてこのクローン研究規制問題をめぐっても、プロ・ライフ派団体と科学者コミュニティとの間に、再び激しい対立が繰り広げられることとなる。

既に述べたように、クローン研究は医学的に大きな展望を有する反面、倫理的に重要な問題を孕むものだった。こうした点に反発し、クローン研究に対する倫理的な規制を強く主張したのが、プロ・ライフ派団体だった。これら団体は、クローン人間の人為的作製を意味する生殖クローニングのみならず、治療クローニング研究も、生命の尊厳に反するとし、これに強く反対した。とりわけ、それが「生命（の萌芽）」たるヒト胚の作製・破壊につながるためである。プロ・ライフ派団体は、たとえ医療的に大きな可能性を有するとしても、それが「生命（の萌芽）」たるヒト胚の作製と毀損を含む限り、禁止すべきであると主張したのである。

他方で、その重要性から研究の推進を強く主張したアクターのなかで代表的な位置を占めたのが、科学者コミュニティだった。科学者コミュニティにとっては、倫理的な懸念からその全てを禁止してしまうには、クローン研究は余りに重要な医学的展望を有したものだった。二種類のクローン研究のうち、生殖クローニングを目的とした研究については、倫理的に大きな問題があるため、科学者コミュニティのなかでも禁止すべきとの声が大勢を占めていた。問題は、生殖クローニングを目的とした研究ではなく、治療クローニングを目的とした研究を認めるか否かという点にあった。科学者コミュニティは、治療クローニングを目的とした研究については、再生医療への利用など極めて大きな将来性を有しているため進めるべきである、と主張したのである。しかし既に述べたように、プロ・ライフ派団体は、治療クローニングも含めたクローン研究全体に反対していた。その結果、科学者コミュニティとプロ・ライフ派団体の間に、とりわけ治療クローニングを目的とした研究に対する禁止の是非をめぐり激しい対立が生じたのである。

以下、両者の対立を中心に、クローン研究規制問題をめぐる政策過程を、便宜上以下の二つの時期に分類しつつ、考察することにしたい。第一は、一九九七年から一九九八年までの時期であり、第二は、二〇〇一年から二〇〇二年までの時期である。

## (二)　科学者コミュニティとプロ・ライフ派団体の対立

### 1　クリントン政権の対応

一九九七年二月の、イギリスのロスリン研究所によるクローン羊誕生の成功は、当然アメリカにも大きな衝撃を与えた。その結果、クリントン大統領は、クローン研究問題に対する早急な対応を迫られた。

大統領は、一九九七年の二月二四日、国立生命倫理諮問委員会に対して、九〇日の間にクローン技術の人間に対する適用の是非に関する調査・勧告を行うよう求めた。諮問委員会の議長に対する手紙の中で、クリントン大統領は、クローン研究は動物研究や薬品開発などに潜在的には有用である可能性を持つとしつつも、それがもし人間に用いられたならば、深刻な倫理的問題を引き起こしかねないと述べた[111]。さらに三月四日、クリントン大統領は、クローン研究の一時的なモラトリアムを命じる行政命令を発布した。この行政命令のなかで、大統領は、クローン研究に対する連邦政府の資金助成を禁じるとともに、民間セクターで行われる研究についても、国立生命倫理諮問委員会の調査・結論が出るまでの九〇日の間、研究を自発的に自制するよう、暫定的に求めた[112]。

九〇日後の六月、諮問委員会は、クリントン大統領に対して、クローン研究問題に関する一〇三頁にわたる報告書を提出した。報告書は、生殖クローニングは技術的に問題が多く医療的な危険性が高いだけでなく、倫理的にも問題があり、禁止すべきであるとしていた。この禁止勧告は、公的資金助成のもとでの研究だけでなく、民間セクターにおける研究をも対象としていた。しかし報告書は、治療クローニングについては、特別な禁止措置を講じるものではなかった。[113]この諮問委員会の報告を受けるかたちで、大統領は、「人間存在をクローンする試みは、子供にとって受け入れがたく危険であるのみならず、われわれの社会にとって倫理的に許容できない」とし、今後五年間、クローン人間の作製（生殖クローニング）を禁じることを提案し、議会に法案の作成・審議を呼びかけた。[114]しかし、これは、諮問委員会の報告と同じく、生殖クローニングを目的とした研究に限定され、治療クローニングを目的とした研究については、特別な措置を講じるものではなかった。

## 2　議会での法案提出の動き

議会では、生殖クローニングを目的とした研究を禁じるべきであるという点については、広範なコンセンサスが存在していた。しかし民主党、そして共和党内部においても、治療クローニングを目的とした研究については、それが大きな医学的有用性を有する限り、認めるべきである、という意見も多かった。早急な対応は、多大な可能性を持つ医学研究を、葬り去る可能性があった。反対に、いずれの政党にも、治療クローニングを含めたクローン研究全てを禁止すべきとの、厳しい姿勢をとる議員が存在していた。こうしたなか一九九七年の七月二九日、下院の科学委員会は、ヒトクローン胚の作製をも含む（すなわち治療クローニングを含む）クローン研究全体に対する連邦政府の資金助成を禁じる法案を可決した。法案は共和党のヴァーノン・J・エラーズが提出したものであり、こうした対応の背景には、プロ・ライフ派団体の強いロビー活動の存在があった（民主党のライアン・リバースは、生殖クローニングに対する連邦政府の資金助成のみ禁止するという代案を提出したが、否決された）。しかしその後、法案の審議は進展しなかった。問題があまりに新しく、さらに複雑であることが、早急な法律制定に対して、議会側の躊躇をもたらしていたのである。たとえば共和党のコンスタンス・モアラは、「法案は、実際にきわめて多くの人々の生活の質の改善につながる医学研究を、禁止してしまうものだ」との懸念を示した。[115]

しかし、一九九八年に入り、ついに議会においても、クローン研究規制に関する法案を成立させるべきであるとの動きが本格化した。シカゴの物理学者であるリチャード・シードが、不妊治療のためにクローン・クリニックを創設する、と発表したためである。これは、クローン研究の本格的な開始を意味するものであり、プロ・ライフ派団体、そしてクローン研究慎重派議員の間に、激しい反発と危機感をもたらした。[116] こうした背景のもと、一九九八年の二月、共和党上院議員のクリストファー・ボンド、ビル・フリストらは、生殖、治療クローニング双方を禁止する法案を提出した。これは公的・民間いずれの研究にも適用される包括的なものであり、違反者には一〇年以下の懲役や罰金を課すとする厳しい内容だった。これに対して、民主党の上院議員であるダイアン・ファインスタイン、エドワード・ケネディらは、生殖クローニングだけを禁止し、治療クローニングを目的とした研究についてはこれを認めるとする法案を提出した。彼らの立場は、医学的に大きな将来性を持つ治療クローニングを目的とした研究は禁止すべきではない、というものだった。クリントン政権も、ボンドらの法案は「あまりに極端すぎる。なぜならそれは、深刻かつ生命を脅かす疾病の予防や治療を目的とした重要な生物医学的研究を、禁じようとするものだからだ」と述べ、治療クローニングを目的とした研究は認めるとする、ケネディらと近い立場をとっていた。[117]

## 3　プロ・ライフ派団体の対応

このように議会においては、クローン研究を全面的に禁止するという法案と、治療クローニングを目的とした研究だけは認めるとする法案がそれぞれ提出され、議員の間でも意見が分かれていた。重要なのは、こうした対立が、プロ・ライフ派団体と科学者コミュニティとの対立とパラレルな関係にあった点である。プロ・ライフ派団体は、生殖・治療クローニングを目的とした研究双方を禁止するべきとの立場から、ボンドらの法案を支持していた。これに対して科学者コミュニティは、治療クローニングを目的とした研究は認めるべきとの立場をとり、ケネディらの法案を支持していたのである。

一方のプロ・ライフ派団体は、クローン羊誕生のニュースに敏感に反応し、すぐさま治療クローニングをも含めた、クローン研究を全面的に禁止すべきであると主張した。全米生命権利委員会は、クリントン大統領が、治療クローニングを目的とした研究を禁じなかったことについて、強い懸念を示した。同団体の立法担当者であるダグラス・ジョンソンは、治療クローニングを目的とした研究を認めるとした「大統領の立場を、議会が受け入れることは、個々の胚が人間存在とは異なる存在であることを法律化することになる」と述べた。同様にケネディ法案についても、ヒト胚の作製、それに対する実験、そしてその殺害につながるとして、激しく非難した。[118]またクリスチャン・コアリションも、原則として、「受精から自然死までの人間生命のすべては、神聖性を有する」とし、ケネディ法案に反対した。[119]さらに全米カトリック司教協議会も、議会委員会の公聴会の席で、単に生殖クローニングを目的とした研究を禁止するだけでは不十分である、と主張した。[120]またアメリカ生命同盟のジョン・キャバノー・オキーフも、「いったん子供の生命が始まれば、胚である子供は生存する権利を有する」と述べ、治療クローニングを目的とした研究を禁止するべきであると指摘した。彼は、そうでなければ、法案は単なる「クローンし、殺害するアプローチ（clone-kill-approach）」にすぎない、と批判した。[121]

これら団体は、議会に対して、諮問委員会の勧告を超えて、全てのクローン研究を禁止するよう強く働きかけた。実際ボンドは、こうしたアメリカ生命同盟などのプロ・ライフ派団体と歩調を合わせつつ、クローン研究を全面的に禁止する法案を提出したのであり、ボンド自身、上記のオキーフの見解に対する強いシンパシーを、明言していた。[122]

## 4　科学者コミュニティの対応

これに対して、科学者コミュニティは、生殖クローニングを目的とした研究の禁止の必要性については認めていたが、その医学的可能性から、治療クローニングを目的とした研究は認めるべきであると主張していた。大統領直属の国立生命倫理諮問委員会の調査においても、多くの科学者がそのような立場を表明した。[123] その結果多くの科学者は、クローン研究を全面的に禁止するボンド案に強く反対するとともに、治療クローニングを目的とした研究を認めるケネディらの法案を支持していた。実際に、一二〇以上もの科学者・医療関連団体が、ケネディ法案への支持を表明した。[124] ＮＩＨ所長のヴァーマスは、公聴会の証言の中で、クローン研究者は、「移植や研究用の細胞や皮膚の作製に中心を置いており、人間のクローン作製には中心を置いていない」と述べ、治療クローニングを目的とした研究の重要性を強調した。彼は当初から、「法律と科学とは、うまくは調和しない」、一旦成立してしまえば、「法律は覆すことが難しい」とし、クローン研究の全面的な禁止を目的とした法律の早急な制定に反対し、一時的なモラトリアムを支持していた。[125]

また多くの科学者団体も、議会に対して多大な将来性を有した研究の可能性を摘み取ってしまわないよう、強く求めた。全米生物医学研究協会（National Association of Biomedical Research）は、議会の公聴会の場で、「新たな遺伝子技術を用いた医療およびバイオテクノロジー上の多大な進歩は、人間存在をクローニングする領域に入らずとも可能である」と述べ、治療クローニングを目的とした研究の重要性を強調した。[126] またアメリカ細胞生物学会の促しのもと、アメリカの二七人のノーベル賞受賞者も、「重要な、持続的かつ潜在的に新しい研究を妨げる」法案（すなわちボンド法案）を可決すべきではないとの手紙を議会に送り、治療クローニングを目的とした研究は認めるべきと主張した。[127] さらに、科学者・医師で構成されるアメリカ生殖医療学会も、ボンド法案は「ヒト胚研究の永劫的な禁止につながり」かねないものであり、重要な医学研究を妨げるものだとして、強い懸念を示し、独自の法律案を示すなど、活発なロビー活動を展開した。[128]

## 5　審議の難航

こうした治療クローニングを目的とした研究に対する禁止の是非をめぐる激しい対立が、議会審議を難航させた。まずボンドらの法案が上院で審議されたが、審議の遅延戦略（フィリバスター）などによってなかなか進まなかった。最終的に、上院院内総務のトレント・ロットは、法案の早期可決を計るために、委員会での公聴会審議を省略しようとしたが、彼の提案は、二月一一日に四二対五四で否決された。[129] 法案の否決には、四二名の民主党議員に加えて、一二名の共和党議員が同調しており、そのなかには、コニー・マック、ストロム・サーモンドなど、プロ・ライフ派議員も加わっていた。[130] これにより議会審議が難航するのは、決定的となった。

他方で、下院においても、クローン研究規制に向けた動きは、滞っていた。九八年に入り、下院商業委員会が、議会、宗教界、科学者の指導層を招き、クローン研究規制問題についての公聴会を開催したが、意見の対立は極めて深刻なものだった。[131] 最終的には上下院いずれにおいても審議は膠着し、結局一九九七―一九九八年には、クローン研究規制法案が成立することはなかった。

## (三)　ブッシュ大統領の演説と対立のさらなる激化

### 1　問題の再浮上

このように一九九七年から一九九八年にかけて議会審議が行われたものの、結局法案は不成立に終わり、その後クローン研究規制をめぐる議論はいったん沈静化した。しかし二〇〇一年以降、この問題は再び議論の的となる。一部の民間の研究者が、クローン研究を開始するとの意向を表明したためであった。こうした動きは、再びクローン研究を法的に禁止すべきとの声を高めた。その結果二〇〇一年には、上下院に新たに法案が提出されることになる。対立点はやはり、治療クローニングを目的とした研究に対する禁止の是非にあった。[132]

下院では、二つの法案が提出されていた。ひとつは、共和党のデビッド・ウェルドンによって提出されたものであり、治療クローニングを含めたクローン研究全体を、永久的に禁止しようとするものだった。またその禁止対して後者は、共和党のジェームズ・を破ったものには、一〇年以下の懲役、最低百万ドルの罰金などの罰則が適用されるとされた。法案は、プロ・ライフ派団体、共和党の保守派、ブッシュ政権の支持を得ていた。これにこれに対して後者は、共和党のジェームズ・グリーンウッドによって提出されたものであり、科学者コミュニティに加えて、患者団体や民主党議員の多くがこれを支持していた。[133]これは、生殖クローニングを目的とした研究のみ禁止し、治療クローニングを目的とした研究についてはを認めるものだった。

## 2　下院での法案可決

この時期になると、民間においてクローン研究が進展する動きをみせたこともあり、クローン研究への懸念は、はるかに高まっていた。プロ・ライフ派団体や共和党保守派だけでなく、民主党の一部リベラル派議員、一部リベラル系の利益団体まで、生命操作や優生思想への懸念から、クローン研究の全面的な禁止をもとめ、ウェルドン法案を支持した。[134]その結果七月一九日、下院の司法犯罪小委員会は、ウェルドンの法案を可決し、二四日に司法委員会も、これを一八対一一で可決した。審議では、民主党のジェロルド・ナドラーが、ヒト初期胚は人間と同一とみなすに十分な性質を保有していないと主張したのに対して、共和党のヘンリー・ハイドが、胚は人間の生命を表していると述べるなど、激しい応酬が繰り広げられた。[135]アメリカカトリック司教協議会などのプロ・ライフ派団体は議員に活発に働きかけ、ウェルドン法案の可決を強く促していた。[136]

これに対して科学者コミュニティは、ウェルドン法案に強い危惧を示していた。アメリカ生殖医療学会は、法案は「我々がその潜在的な効用を探求することさえできないうちに」可能性ある科学技術を違法化するものだ、と強い危惧を表明し、委員会の民主党議員に対する手紙などを用いたロビー活動を強化した。[137]アメリカ細胞生物学会も、「わが国の歴史の中で、議会は、科学的な探求、そして技術を禁じたことはない。」、「われわれは、医学史の新たな時代に突入するのかもしれない」と危惧を表明した。[138]アメリカ実験生物学会連盟のヘザー・リーフも、

「ウェルドン法案の規定は、あまりに広範すぎる」と批判した。[139]

しかし七月三一日、ウェルドン法案は、下院本会議を二六五対一六二で通過した。賛成した議員は、下院の二二一名の共和党議員のうち二〇〇人、二一〇名の民主党議員のうち六三人、そしてインデペンデント二名だった。ウェルドンは、「今日下院は、（クローン研究が）道徳的にも倫理的にも不適切であると、極めて高らかに宣言した。」と述べた。またブッシュ政権も、「われわれは科学が有する約束や大義を進めなければならないが、生命を称え尊重するかたちで進める必要がある」とし、法案の可決を賞賛した。[140] 法案に賛成した民主党議員には、南部出身の保守派議員に加え、リベラル派の議員も含まれていた。

プロ・ライフ派団体は、ウェルドン法案の可決を歓迎した。アメリカカトリック司教協議会のウィリアム・キーラーは、投票結果を称え、「これは、人間は技術の産物ではなく、その支配者であるという、人間の真の将来に向けた第一歩だ。」と述べた。[141] 全米生命権利委員会のダグラス・ジョンソンも、「下院は胚農場の出現を阻止するために行動した」と投票結果を評価した。[142] しかし当然、科学者コミュニティは、強く反発した。医学研究振興連合のローレンス・ソレールは、カリフォルニア大学の著名な幹細胞研究者のロジャー・ペダーソンが、治療クローニングを目的とした研究が認可されているイギリスのケンブリッジ大学に移ったことをあげ、もしアメリカで研究が全面的に禁止されれば、こうした海外への頭脳流出はさらに続くであろう、との懸念を示し、グリーンウッドらの法案の支持を訴えた。[143]

### 3　ブッシュ大統領の演説

下院における法案の可決を受けて、審議の場は上院へと移行した。上院において、クローン研究を全面的に禁止するとしたウェルドン法案と同内容の法案を提出したのは、共和党のサム・ブラウンバックだった。ブラウンバックは、プロ・ライフ派団体と密接な関係を有する、保守派議員だった。[144] しかし上院での審議が開始されるなか、重要な事件が生じた。バイオテクノロジー会社であるアドバンスド・セル・テクノロジー社が、クローン胚の作製に成功したと発表したのである。ブッシュ大統領は、プロ・ライフ派団体とともに、「クローン目的に胚を使用することは、間違っている」、「社会として、それを破壊するために生命を育むべきではない」と述べ、これを強く批判した。ブラウンバックは、クローン研究の全面的な禁止法の早急な成立、あるいは研究に対する一時的なモラトリアムの実現を強く求めた。[145]しかし、上院の審議は、なかなか進展しなかった。下院と比較して民主党が優勢であるというだけでなく、治療クローニングを目的とした研究は認めるべきであるとの声が強く、また上院の審議スケジュール自体が多忙をきわめていたためである。

二〇〇一年に、クリントンに代わり大統領に就任した共和党のジョージ・W・ブッシュは、既に述べたように、大統領選挙期間中からヒト胚・胚性幹細胞研究、クローン研究に対して消極的な姿勢を示していた。しかしヒト胚・胚性幹細胞研究については、二〇〇一年八月に、既に民間などで樹立された胚性幹細胞を用いた研究には公的資金助成を認めるとする、研究推進派にも一定程度配慮した決断を下し、一部のプロ・ライフ派団体の反発を買っていた（前節参照）。こうしたプロ・ライフ派団体との関係もあり、上院での審議が難航する中、ブッシュ政権は、クローン研究規制問題に対して、より厳しい対応を行うことを迫られた。まず二〇〇二年の一月、ブッシュは、クローン研究などの問題について議論するための生命倫理委員会を結成した。一八名からなる委員会には、クローン研究の推進に消極的なメンバーが複数選出され、座長には、クローン研究の全面的な禁止を主張する、生命倫理学者のレオン・カスが任命された。こうした任命からも、ブッシュがクローン研究規制問題について、よりプロ・ライフ派団体寄りの姿勢をとろうとしていることは明白だった。実際に家族問題調査協議会は、ブッシュ政権による委員会メンバーの選出を、高く評価した。[146]

そしてついに二〇〇二年の四月一〇日に、ブッシュ大統領は、クローン研究問題に関して本格的な介入を行った。クローン研究を全面的に禁止するブラウンバック法案の、上院での可決を求める演説を行ったのである。ブッシュは「私は全てのクローニングは間違っており、両方（生殖・治療）の形式のクローニングを禁止するべきだと考えている」、「生命は創造物であり、商品ではない」と述べ、クローン研究の全面禁止を打ち出した。そしてその理由を、以下の三点にまとめた。

第一に、生殖クローニングのみならず、治療クローニングを目的とした研究も、倫理的ではないという点である。治療クローニングも、人間の生命を他人の利益のために利用したり犠牲にしたりすべきでないという原則に反する。第二は、クローン研究の全面的な禁止以外の措置は、実施することが困難な点である。治療クローニングを認めると、様々な抜け穴が生じてしまう。すなわち、ヒトクローン胚の作製を認めてしまうと、結局それを実験室などで利用すること、子宮へと着床させることを妨げることが難しくなる。第三は、治療クローニングを目的とした研究が、実際にどの程度の医学的有用性を有するか、現時点では未知数である点である。研究推進派は、それにより拒絶反応が少ない再生医療が可能となると主張するが、実際の効果は明確ではない[147]。

## 4　プロ・ライフ派団体の活動活発化

プロ・ライフ派団体は、クローン研究の全面的な禁止を強く求め、ウェルドン、ブラウンバック法案の可決に向けて活発なロビー活動を展開していた。ブッシュ大統領の決断に対して、こうした強力な支持団体の働きかけが、影響を及ぼしたことは、明らかだった。これら団体は、ブッシュ大統領の演説を受けて、さらにその活動を活発化させた。

家族問題調査協議会は、議会にクローン研究を全面的に禁止するよう強く働きかけた。議会へ向けた発言のなかで、団体の指導部の一人は、生殖クローニングと治療クローニングを目的とした研究を区別するのは無意味である、生命の人為的作製を含む限り全てのクローニングは生殖クローニングだからだ、と主張した[148]。また全米生命権利委員会も、ブラウンバックの法案を支持した。同団体とその州支部は、八つの州でブラウンバックの法案を支持するラジオ広告を流した。それは、男女がクローン研究問題について会話し、そのなかで女性が「ヒト胚を作製しそれを穀物と同様に刈り取るのは、決して正しくはないということを、何故理解できないのでしょうか？」と叫ぶ内容だった。(149) 同団体は、もし上院が全面的な禁止法案を可決できなければ、「無数のヒトクローン胚」の作製が可能となるだろう、「もし上院がブラウンバック法案を葬ったならば、それは彼らの頭にのしかかることになるだろう」と述べ、上院での法案可決に全力を注ぐ姿勢を示した。(150)

その他、アメリカカトリック司教協議会、フォーカス・オン・ファミリーなどの団体も、ブラウンバック法案を支持していた。(151) また、著名な保守系知識人であるウィリアム・クリストル率いる団体「ストップ！人間クローニング（Stop! Human Cloning）」も、ブラウンバック法案を支持するラジオ・テレビ広告を開始した。(152)

## 5　科学者コミュニティの反発

他方で科学者コミュニティは、こうしたプロ・ライフ派団体の攻勢とブッシュ大統領の演説にみられる、クローン研究全面禁止の動きに対して、強い懸念を示した。「科学者コミュニティは、上院に対して、人間生殖クローニングの禁止を促すが、研究を犯罪とみなすことは近視眼的と考える」、「われわれの国の最良の精神は、幹細胞研究の有する科学的・医学的な約束の探求を認めるものでなければならない」、アメリカ実験生物学会連盟会長のリッチはこう主張し、ブラウンバック法案を批判した。(153) 危機感をつのらせた科学者コミュニティと研究推進派議員は、治療クローニングを目的とした研究を認める法案を、再度上院に提出した。これは、共和党のアーレン・スペクター、民主党のダイアン・ファインスタイン、そしてケネディらによって提出された。法案は、生殖クローニングを目的とした研究は禁止するものの、治療クローニングを目的とした研究については認めるものだった。アメリカ実験生物学会連盟など二〇以上の科学者団体や医学研究振興連合などが、こうした動きを支持していた。[154]

科学者コミュニティ側のロビー活動も、活発化していた。前ＮＩＨ所長のヴァーマスは、治療クローニングを目的とした研究は大きな医学的可能性を有するとして、ブッシュ政権・議会の動きをけん制した。[155]また、多くの科学者団体が参加した医学研究振興連合も、治療クローニングを目的とした研究の認可を強く求め、上院の三〇人以上の議員およびそのスタッフと個人的に会うなど、上院でのブラウンバック法案可決阻止に向けた活動を活発化した。同連合は、アリゾナ、デラウェア、インディアナ、ミズーリなど、態度を決めかねている上院議員の出身州で新聞やラジオ広告を強化するとともに、[156]オーリン・ハッチなど上院の有力議員に強く働きかけ、彼の出身地であるユタ州でのロビー活動を強化した。[157]また同連合は、二〇〇二年の五月に、国民の六八％が連邦政府による治療クローニングを目的とした研究の認可を支持しているとする、独自の世論調査結果を発表した。[158]

さらに全米科学アカデミーによる諮問委員会は、治療クローニングを目的とした研究は認められるべきである、と主張する報告書を発表した。これは、ファインスタインらによる法案内容にも影響を及ぼした。[159]またアメリカ細胞生物学会も、医学研究振興連合同様、アリゾナやデラウェアに加えて、コロラド、コネチカット、ジョージアなどの州で、個別に広告キャンペーンを展開した。[160]さらに四〇人のノーベル賞受賞科学者が、議会に手紙を送り、「上院議員ブラウンバックの法案は、科学的に価値のある生物医学研究を、違法とみなすものだ。もしこれが法律化すれば、アメリカにおける科学研究の全てに、深刻な影響を与えるだろう」と述べ、クローン研究の全面禁止の動きに、強い警戒感を表明した。[161]高齢者などからなる団体、高齢者研究連合によれば、二〇名以上の上院議員が未だ治療クローニングを目的とした研究への姿勢を明確にしていない、とされていた。[162]

## 6　審議の難航

こうした科学者コミュニティの働きかけもあり、治療クローニングを目的とした研究を認めるとしたスペクターらの法案の共同提出者には、プロ・ライフ派で名高い共和党議員のオーリン・ハッチも、名を連ねた。アメリカ実験生物学会連盟のパット・ホワイトは、「私は、ハッチが（スペクターの）法案への支持を決定したことが、議論を研究コミュニティの意向に沿ったものに決定的に転換させると思う」と述べ、ハッチの姿勢を歓迎した。同じくプロ・ライフ派のストロム・サーモンドも、法案への支持を表明した。ハッチは、「プロ・ライフ派の本質は、生命を救済する法案を支持する点にある」と述べ、サーモンドも、「再生医療に対する支持は、プロ・ライフの立場の本質である」と主張した。(163) 実際、根強い推進派の反発もあり、上院での審議は膠着した。共和党のプロ・ライフ派議員のハッチやサーモンドが研究推進派に回った点に象徴的なように、いずれの陣営も審議の遅延戦略（フィリバスター）を回避しうるに必要な数の議員の支持を得ることができるか、極めて微妙な事態だったためである。こうしたなか、ブッシュは自らの生命倫理委員会に、もう一度調査を依頼した。しかし、委員会から提出された二つの報告書のいずれもが、クローン研究の永劫的な禁止を支持するものではなかった。ホワイトハウスは、この報告書によってブッシュ大統領の立場は変化することはないと述べたが、足並みの乱れは隠せなかった。(164) そして、最終的に法案の審議は、上院において、滞ってしまった。(165)

その後二〇〇三年に入ると、再び議会でクローン研究規制法案の審議が開始された。下院では、共和党のウェルドンが再びクローン研究の全面禁止を求める法案を提出し、これに対してグリーンウッドが治療クローニングを目的とした研究を認める法案を提出した。しかし、審議過程は、二〇〇一―二〇〇二年と同様のパターンを歩んだ。ウェルドン法案が、二月二七日に、再び下院を二四一―一五五で可決したが、(166) ブラウンバックが提出した上院での同内容の法案の審議は滞り、成立にはいたらなかったのである。

(1) *Congressional Quarterly Almanac*, 1992, p. 413; Thomas John Babbo, "Begging the Question: Fetal Tissue Research, The Protection of Human Subjects, and the Banality of Evil," ***Depaul Journal of Health Care Law***, Spring/Summer, 2000, p. 392; Chrysso Barbara Sarkos, "The Fetal Tissue Transplant Debate in the United States: Where is King Solomon When You Need Him?" *Journal of Law and Politics*, 379, 1991, pp. 397–398.

(2) Steven Maynard-Moody, ***The Dilemma of the Fetus: Fetal Research, Medical Progress, and Moral Politics*** (New York: St. Martin Press, 1995), pp. 113–116.

(3) *Congressional Quarterly Almanac, 1992*, p. 413; Babbo, *op. cit.*

(4) *Congressional Quarterly Almanac, 1990*, p. 600.

(5) Sarkos, *op. cit.*, pp. 382–387.

(6) Steven Maynard-Moody, *op.cit.*, pp. 22–25.

(7) *Ibid.*, p. 19; George J. Annas and Sherman Elias, "The Politics of Transplantation of Human Fetal Tissue," *New England Journal of Medicine*, 320(16), p. 1079.

(8) Steven Maynard-Moody, *op.cit.*, p. 113.

(9) 胎児組織研究には、胎児組織の移植のみならず、様々な目的が存在する。たとえば、Institute of Medicine, *Fetal Research and Applications: A Conference Summary* (Washington D. C.: National Academy Press, 1994).

(10) IN Madrazo, V Leon, C Torres, et al, "Transplantation of Fetal Substania Nigra and Adrenal Medulla to the Caudate Nucleus in Two Patients with Parkinson's Disease," *New England Journal of Medicine*, 318, 1988, p. 51; Dorothy E. Vawter and Arthur Caplan, "Strange Brew: The Politics and Ethics of Fetal Tissue Transplant Research in the United States," *Journal of Laboratory Clinical Medicine*, July 1992, p. 30.

(11) Mary Carrington Coutts, "Fetal Tissue Research," *Kennedy Institute of Ethics Journal*, 3(1), 1993, p. 82; *Congressional Quarterly Almanac*, 1990, p. 600.

(12) Coutts, *op. cit.*, p. 84.

(13) Jerome P. Kassirer and Marcia Angell, "The Use of Fetal Tissue in Research on Parkinson's Disease," *New Eng-*

*land Journal of Medicine*, 327(22), 1992, p. 1591.

(14) Steven Maynard-Moody, *op. cit.*, p. 142

(15) Warren E. Leary, "Panel Supports Research Uses of Fetal Tissue.", ***New York Times***, September. 16; James F. Childress, "Deliberation of the Human Fetal Tissue Transplantation Research Panel," Kathi E. Hanna ed., ***Biomedical Politics*** (Washington D. C.: Institute of Medicine, 1991), pp. 215–248.

(16) ***Congressional Quarterly Almanac***, 1990, p. 601; Coutts, *op. cit.*, p. 85.

(17) *Ibid.*, p. 600.

(18) Kenneth H. Bacon, "Anti-Abortionists' Other Wins Include Blocking Research on Infertility and Cures for Diseases," ***Wall Street Journal***, July 31, 1989.

(19) T. M. Powledge, "Springtime for Fetal Tissue Research?" ***Hastings Center Report***, March/April, 1991.

(20) NARAL Pro-Choice America, ***Fetal Tissue Research: Moving Beyond Anti-Choice Politics***

(21) Coutts. *op. cit.*, p. 85–86.

(22) Julie Rovner, "Fetal Research Splits Abortion Foes, May Mean First Bush Veto Override," ***Congressional Quarterly Weekly Report***, May 23, 1992; Vawter and Caplan, *op. cit.*, p. 33.

(23) ***Congressional Quarterly Almanac, 1990***, pp. 600–604.

(24) ***Congressional Quarterly Almanac, 1991***, pp. 346–347.

(25) Philip J. Hilts, "Fetal Tissue Used: Anguish behind a Medical Fist," ***New York Times***, April, 16, 1991.

(26) Julie Rovner, "Vote to End Fetal Tissue Ban Hinged on Personal Stakes," ***Congressional Quarterly Weekly Report***, April 4, 1992.

(27) ***Congressional Quarterly Almanac***, 1992, p. 415.

(28) *Ibid.*, p. 416.; Warren E. Leary, "Bush to Set up Fetal Tissue Bank with Restrictions over Abortion," ***New York Times***, May. 20, 1992; Philip Hilts, "Fetal Tissue Bank Cannot Meet Goal, Agency Says," ***New York Times***, July 27, 1992.

(29) Julie Rovner, “Backers of Fetal Research Bill Fall Short of Their Goal,” *Congressional Quarterly Weekly Report*, May 30, 1992, pp. 1534–35.

(30) *Ibid.*

(31) Julie Rovner, “Though Hill Favors Easing Rules, Override Votes aren’t There,” *Congressional Quarterly Weekly Report*, June 6, 1992, pp. 1607.

(32) http://www.nrlc.org/Missionstatement.htm.

(33) Craig Ramsay ed. *U. S. Health Policy Groups: Institutional Profiles* (Westport, Connecticut: Greenwood Press, 1995), p. 356.

(34) Blanchard, *op. cit.*, p. 63.; http://www.pfaw.org/pfaw/general/default.aspx?oid=3792

(35) http://www.pfaw.org/pfaw/general/default.aspx?oid=4211

(36) Foundation of Public Affairs, *Public Interest Profiles, 2001–2002* (Washington D. C.: Congressional Quarterly Inc., 2001), p. 750.

(37) http://www.usccb.org/whoweare.shtml.

(38) Foundation of Public Affairs, *op. cit.*, p. 750.

(39) http://www.usccb.org/whoweare.shtml.

(40) Dallas A. Blanchard, *The Anti-Abortion Movement and the Rise of the Religious Right: From Polite to Fiery Protest* (New York: Twayne Publishers, 1994), p. 61.

(41) Michele McKeegan, *Abortion Politics: Mutiny in the Ranks of the Right* (New York: the Free Press, 1992), p. 150; Karen O’Conner, *No Neutral Ground?: Abortion Politics in an Age of Absolutes*, (Colorado: Westview Press, 1996), p. 116.

(42) Spencer Rich, “Senate Panel Recommends Sullivan for HHS,” *Washington Post*, February 24, 1989; Martin Tolchin, “Bush Choice Backed for Health Chief after an Apology,” *New York Times*, Feburary 24, 1989.

(43) *Congressional Quarterly Almanac, 1989*, p. 305.

(44) Philip J. Hilts, "Cleveland Cadiologist Selected for a Top Federal Research Post", *New York Times*, September 9, 1989; "NIH Nominee Averts Battle over Fetal Research Ban," *Congressional Quarterly Weekly Report*, March 16, 1991.

(45) Cori Vanchieri and Dorothy A. Tisevich, "Reauthorization Hearing Hits Major Biomedical Research Issue," *Journal of the National Cancer Institute*, May 1, 1991.

(46) Bacon, *op. cit.*

(47) Tamar Lewin, "Medical Use of Fetal Tissues Spurs New Abortion Debate," *New York Times*, August 16, 1987.

(48) O'Conner, *op. cit.*, p. 116.

(49) Julie Rovner, "House NIH Vote Overturns Ban on Fetal Tissue Research," *Congressional Quarterly Weekly Report*, July 27, 1991.

(50) Julie Rovner, "Fetal Research Splits Abortion Foes, May Mean First Bush Veto," *Congressional Quarterly Weekly Report*, May 23, 1992.

(51) Julie Rover, "As Bush Rejects NIH Renewal, Backers Ready New Plan," *Congressional Quarterly Weekly Report*, July 27, 1992.

(52) Nikki Melina Constantine Bell, "Regulating Transfer and Use of Fetal Tissue in Transplantation Procedures: The Ethical Dimensions," *American Journal of Law and Medicine*, 1994.

(53) Christopher Anderson, "Healy Stays, Fetal Tissue Ban Goes," *Science* 259, 1993, p. 591.

(54) 政策過程の詳細については、拙稿「現代アメリカにおける医学研究政策—新たな争点の出現と政策過程の変容—」『法学政治学論究』第五八号、二〇〇三年。

(55) General Accounting Office, *NIH-Funded Research: Therapeutic Human Fetal Tissue Transplantation Projects Meet Federal Requirements*, March 10, 1997; General Accounting Office, *Human Fetal Tissue: Acquision for Federal Funded Biomedical Research*, October, 4, 2000.

(56) NARAL Pro-Choice America, *op. cit.* pp. 4–5.

(57) American Society for Cell Biology, "Talking Points: Fetal Tissue Research," www.ascb.org.

（58） Allisa J. Rubin and Aaron Zitner, "Bush Opposes Use of Aborted Tissue," *Los Angeles Times*, January 27, 2001.

（59） John A. Robertson, "Ethics and Policy in Embryonic Stem Cell Research," ***Kennedy Institute of Ethics Journal***, 9 (2), 1999. pp. 109–136. 胎児組織を用いた研究における、その後の問題点については、Neil Munro, "The Fetal Tissue Frontier," ***National Journal***, February 26, 2000.

（60） たとえば、Michael Ruse and Christopher A. Pynes, ***The Stem Cell Controversy: Debating the Issues*** (Amherst, New York: Prometheus Books, 2003); "Stem Cell Research: Confronting Scientific and Moral Issues," ***Congressional Digest***, 80(10), October, 2001.

（61） "Stem Cell Controversy," ***Congressional Digest***, 80(10), October, 2001, p. 256.; John A. Robertson, "Human Embryonic Stem Cell Research: Ethical and Legal Issue," ***Nature Review***, 2. 2001, pp. 74–78.

（62） ヒト胚・胚性幹細胞研究問題の性格と、問題に対する代表的な見解については、"Stem Cell Research: Confronting Scientific and Moral Issues," を参照。

（63） John Schwartz and Ann Devroy, "Clinton to Ban v.s. Funds for Some Embryo Studies," ***Washington Post***, December 3. 1994.

（64） 「余剰胚」とは、不妊治療などを目的に、余分に作製された胚のなかで、結局使用されなかった胚をさす。

（65） NIH, Human Embryo Research Panel, ***Report of the Human Embryo Research Panel***, Bethesdam MD, NIH, 27 September, 1994.

（66） Marjorie Shaffer, "NIH Panel Recommends Research on Human Embryos," ***Biotechnology Newswatch***, October 3, 1994.

（67） Schwartz and Devroy, ***op cit.***

（68） Herbert Gottweis, "Stem Cell Policies in the United States and in Germany: Between Bioethics and Regulation," ***Policy Studies Journal***, 30(4), 2002, p. 450.

（69） James A. Thomson et al, "Embryonic Stem Cell Lines Derived from Human Blastocysts," ***Science***, vol. 282, 1998, pp. 1145–1147; John Gearhart, "New Potential for Human Embryonic Stem Cells," ***Science*** 282, 1998, p. 1061.

(70) Sharon Begley, "Cellular Divide," *Newsweek*138(2), July 9, 2001, pp. 22–27.

(71) Erik Parents, "Why Has President Asked of NBAC on the Ethics and Politics of Embryonic Stem Cell Research," National Bioethics Advisory Commission, ***Ethical Issues In Human Stem Cell Research*** vol.2 (Rockville MD, National Bioethics Advisory Commission, 2000).

(72) National Bioethics Advisory Commission, ***Ethical Issues in Human Stem Cell Research*** vol.1, (Rockville MD, National Bioethics Advisory Commission, 1999).

(73) Rochelle Sharpe, "Government to Fund Work on Stem Cells," ***Wall Street Journal***, January 20, 1999; Robertson, "Ethics and Policy …," pp. 111–112.

(74) Robertson, ***ibid.***, p. 112.

(75) "NIH Proposes Guidelines to Allow Stem Cell Research to Progress," ***Biotechnology Newswatch***, December 20, 1999.

(76) "Proposed Stem Cell Rules Gain Support: One Group Sets Up Distribution," ***Medical Industry Today***, February 7, 2000.

(77) NIH, ***National Institutes of Health Guidelines for Research Using Human Pluripotent Stem Cells***, 23 August, 2000.

(78) "Stem Cell Research: Experts Say Studies Could Benefit Millions, Pope Disapproved," ***Blood Weekly***, September 14, 2000.

(79) Staff Reports, "New Rules Allow Federally Funded Research on Stem Cells," ***Medical Industry Today***, August 24, 2000; "Stem Cell Research: Experts Say Studies ……".

(80) "FASEB Endorses NIH Guidelines for Research Using Human Pluripotent Stem Cells," ***FASEB News***, August 23, 2000.

(81) "Scientists Lend Support to NIH's Stem Cell Plan," ***Medical Industry Today***, March 22, 1999.

(82) "Ethics (Stem Cell Research): Stem Cell Research Too Important to Delay," ***Gene Therapy Weekly***, September 6, 1999.

(83)　Howard Fields, "Scientists Plan to Move ahead with Human Stem Cell Work," ***Biotechnology Newswatch***, March 15, 1999.

(84)　"Scientists Lend Support to …… ,"

(85)　Staff Reports, "Report Draws Boundary on Funding for Stem Cell Research," ***Medical Industry Today***, August 25, 1999.

(86)　Staff Reports, ***op. cit.***

(87)　Bryan Hilliard et al eds., ***George Bush: Evaluating the President at Midterm***（Albany: State University of New York, 2004）, p. 44.

(88)　たとえば、蓮見博昭「宗教的保守勢力とブッシュ政権」久保文明編『G・W・ブッシュ政権とアメリカの保守勢力―共和党の分析―』（日本国際問題研究所、二〇〇三年）。

(89)　"Bush Mum on Embryo Research Status for Stem Cells," ***Biotechnology Newswatch***, January 15, 2001.

(90)　Robin Toner, "Bush Caught in the Middle on Research on Stem Cell," ***New York Times***, February 18, 2001.

(91)　Jim VandeHei, "Pope Urges Bush to Bar Experiments on Embryos," ***Wall Street Journal***, July 24, 2001.

(92)　"Stem Cell Research: Experts Say Studies ……"

(93)　Laurie McGinley, "Stem-Cell Research Stirs Passionate Debate and Changing Politics," ***Wall Street Journal***, July 9, 2001.

(94)　Testimony of Mary J. C. Hendric, Ph. D. Past-President Federation of American Societies for Experimental Biology（FASEB） before the Senate Labor/HHS Appropriations Subcommittee July 18, 2001.

(95)　Lizette Alvarez, "61 Senators Call for Stem Cell Research," ***New York Times***, July 21, 2001.

(96)　National Institute of Health, ***Stem Cells: Scientific Progress and Future Research Directions***（Bethesda, Maryland: National Institutes of Health, 2001）.

(97)　Katherine Q. Steelye and Bruni Frank, "A Long Process that Led Bush to His Decision, "***New York Times***, August 11, 2001.

（98）　President George W. Bush, ***Remarks on Stem Cell Research***, August 9, 2001.　http://www.whitehouse.gov/news/releases/2001/08/20020809-s.html)

（99）　http://www.nih.gov/news/stemcell/082701/list.html.

（100）　Judy Keen, "Poll: Most Americans Back Bush on Stem-Cell Call," ***USA Today***, August 14, 2001.

（101）　Robin Toner, "The President's Decision: The Reaction; Each Side Finds Something to Like, and Not," ***New York Times***, August 10, 2001.

（102）　Nicholas Wade, "Scientists Divided on Limit of Federal Stem Cell Money," ***New York Times***, August 16, 2001.

（103）　"FASEB Commends President's Decision to Allow Federal Funds to be Used for Research on Existing Stem Cell Lines," ***FASEB News***, August 10, 2001..

（104）　Wade, ***op. cit.***

（105）　Sheryl Gay Stollberg, "Patent on Human Stem Cell Puts U. S. Officials in Bind," ***New York Times***, August 17, 2001.

（106）　Ceci Connolly, Justin Gillis, and Rick Weiss, "Viability of Stem Cell Plan Doubted," ***Washington Post***, August 20, 2001.

（107）　Robin Toner, ***op. cit.***

（108）　Vickei Brower, "U.S. Awards Embryo Stem Cell Grant to Four Groups Holding 78 Lines," ***Biotechmology Newswatch***, May 20, 2002.

（109）　Jeffrey Brainard, "Researchers Say Few Stem Cells are Available for Study," ***Chronicle of Higher Education***, August 16, 2002.

（110）　以下の記述については、Barbara Mackinnon ed., ***Human Cloning***（Urbana and Chicago: University of Illinois Press, 2000）; Paul Lauritzen ed., ***Cloning and the Future of Human Embryo Research***（New York: Oxford University Press, 2001）; Glenn McGee and Arther Caplan eds., ***The Human Cloning Debate***（Berkeley and California: Berkeley Hills Books, 2004）；粥川準二『クローン人間』（光文社、二〇〇三年）、などの文献を参照した。

(111) Margaret A. Jacobs, "Cloning Faces Few Legal Barriers, But Ethical and Patent Questions," *Wall Street Journal*, February 25, 1997.

(112) *Congressional Digest*, 77(2), February, 1998, p. 45.

(113) Mike Pezzella, "Panel Says It's OK to Make Clones, But Not to Grow Them," *Biotechnology Newswatch*, June 16, 1997.

(114) "President Proposes 5-year Ban on Human Cloning," *Medical Industry Today*, June 10, 1997.

(115) Dan Carney, "House Science Panel Approves Anti-Cloning Measure," *Congressional Quarterly Weekly Report*, August 2, 1997, p. 1875; *CQ Almanac*, 1997, chapter 5, p. 13.

(116) Staff Reports, "Seed's Human Cloning Bid Draws Edgy World Reactions," *Medical Industry Today*, January 8, 1998.

(117) "Cloning Legislation Feared to Curtail Vital Medical Research," *Medical Industry Today*, February 10, 1998.

(118) Dan Carnery, "Groups Fear Cloning Legislation Could Ban Significant Research," *CQ Weekly*, January 24, 1998, p. 190; Julie Rovner, "U. S. Congressional Battles Threaten Clear Legal Position On Cloning," *Lancet*, February 14, 1998.

(119) William Saletan, "In the Debate over Cloning, It's Still Pro-Choice vs. Pro-Life. It Shouldn't Be," http://www.motherjones.com/

(120) Sandra W. Key and Michell Marble, "U. S. House Committee Hears View on Human Cloning Ban," *Gene Therapy Weekly*, March 2, 1998.

(121) "Rules to Ban Cloning Criticized by Anti-Abortion Groups," *Medical Industry Today*, June 6, 1997; Laurie McGinley, "Panel Recommends Human Cloning Ban to Clinton," *Medical Industry Today*, July 18, 1997.

(122) Laurie McGinley, "U. S. Panel May Urge Legislative Ban on the Creation of Humans by Cloning," *Wall Street Journal*, June 5, 1997.

(123) Meredith Wadman, "Cloning without Human Clones," *Wall Street Journal*, January 20, 1998.

(124) Lawrence J. Goodrich, "No Ban on Cloning of Human, for Now," *Christian Science Monitor*, February 14, 1998.

(125) Sandra W. Key and Michwll Marble, "U. S. House Committee Hears Views on Human Cloning Ban," *Gene Therapy Weekly*, March 2, 1998 ; Beth Baker, "To Clone or not to Clone: Congress Poses the Question," *Bioscience*, June 1997.

(126) *Congressional Digest*, *op. cit.*, pp. 49–53.

(127) Julie Rovner, "USA to Think Again about Ban on Human Cloning," *Lancet*, February 21, 1998.

(128) Wadman, *op. cit*; "Genetics; U. S. Doctors Urge Don't Pass Bad Cloning Law," *Gene Therapy Weekly*, February 2, 1998.

(129) Mara Bovsun, "GOP Human Cloning Bill Bumped off Fast Track by Senate Vite," *Biotechnology Newswatch*, February 16, 1998.

(130) Dan Carney, "Senate Vote Blocks Debate on Bill to Ban Cloning," *CQ Weekly*, February 14, 1998, p. 395.

(131) Key and Marble, *op. cit*.

(132) Gretchen Vogel, "Cloning Bills Proliferate in U. S. Congress," *Science*, 292 (5519), 2001.

(133) Adriel Bettelheim, "Administration Backs Cloning Ban," *CQ Weekly*, June 23, 2001.

(134) さらに二〇〇一年の四月には、カリフォルニアに拠点をもつ「遺伝子と社会センター（Center for Genetics and Society)」が中心となり、議会およびブッシュ大統領に対して、クローン研究の全面的な禁止を求める手紙が提出されたが、その中には、アメリカ障害者協会（American Association of People with Disabilities)、一部のプロ・チョイス団体、そして民主党のトム・ヘイデンなどのリベラル派が名を連ねていた。"Policy : Liberal Groups Call for Temporary Half to Therapeutic Cloning," *Stem Cell Week*, April 22. 2002.

(135) Adriel Bettelheim, "House Bill to Ban Cloning Moved by Judiciary Panel, Awaits Spirited Floor Fight," *CQ Weekly*, July 28, 2001, p. 1857.

(136) Sheryl Gay Stolberg, "Tangled Issues in Congress," *New York Times*, July 31, 2001.

(137) Army Fagan, "Panel Votes to Ban Cloning of Humans," *CQ Weekly*, July 21, 2001.

(138) Adriel Bettelheim, "Senate Panel Considers a Bill to Prevent Human Cloning by Banning a Lab Technique," ***CQ Weekly***, May 5, 2001, p. 1019.

(139) Dan Cury, "House Panel Approves Anti-Cloning Bill Opposed by Many Research Groups," ***Chronicle of Higher Education***, August 3, 2001.

(140) Sheryl Gay Stolberg, "House Backs Ban on Human Cloning For Any Objective," ***New York Times***, August 1, 2001.

(141) "Cardinal Hails House Vote to Ban Cloning," ***National Catholic Reporter***, August, 10, 2001.

(142) Sheryl Gay Stoleberg, ***op. cit.***

(143) Mike Pezzella, "House Votes 'No' on Human Cloning for Any Purposes," ***Biotechnology Newswatch***, August 6, 2001; "Bush Restates Ban on Human Cloning," ***Wall Street Journal***, April 11, 2002; Sheryl Gay Stolberg. "Bush Restates Ban on Human Cloning," ***New York Times***, November 27, 2001.

(144) Michael Barone and Richard E. Cohen eds., ***The Almanac of American Politics: 2004***（Washington D. C.: National Journal Group）, 2004, p. 650.

(145) Sheryl Gay Stolberg, "Bush Denounces Cloning and Calls for Ban," ***New York Times***, November 27, 2001.

(146) Laurie McGinley, "Bioethics Panel Advising Bush Fills Its Roster," ***Wall Street Journal***, January 17, 2002.

(147) http://www.whitehouse.gov/news/releases/2002/04/2002410-4.html

(148) "Ethics: Groups Supports Bill to Ban Human Cloning," ***Health & Medicine Week***, September 3, 2001.

(149) Laurie McGinley, "Harry and Louise Return, Opposing the Ban on Cloning," ***Wall Street Journal***, April 24, 2002.

(150) Faith McLellan, "Sponser of U.S. Cloning Bill Signals Shift in Tactics," ***Lancet***, June 15, 2002; Adrial Bettelheim, "Divided Senate Examining Research Value, Moral Issues as It Ponders Vote on Cloning," ***CQ Weekly***, May 4, 2002.

(151) Faith McLellan, ***op. cit.***

(152) McGinley, ***op. cit.***.

(153) "FASEB Opposes Reproductive Human Cloning But Urges Senate Not to Criminalize Biomedical Research,"

*FASEB News*, April 10, 2002; "Cloning: FASEB Urges Senate Not to Criminalize Biomedical Research," ***Stem Cell Week***, May 6, 2002.

(154) "Letter to Senator Dianne Feinstein," January 24, 2002, http://www.faseb.org/; "Company Applaud Bill that Bans Human Reproductive Cloning but Allows Critical Research," ***Health & Medicine Week***, June 3, 2002.

(155) Harold Varmus, "The Weakness of Science for Profit," ***New York Times***, December 4, 2001.

(156) Jeffrey Brainard, "Celebrities, Scientists, and Politicians Try to Shape the Debate over Cloning," ***Chronicle of Higher Education***, May 17, 2002.

(157) Jackie Calmes, "A Special Weekly Report from Wall Street Journal's Capital Bureau," ***Wall Street Journal***, March 22, 2002.

(158) "Policy: Poll: More than Two-Thirds of Americans Support Therapeutic Cloning Research to Produce Stem Cells," ***Stem Cell Week***, May 27, 202.

(159) Mike Pezzella, "There oughta be a Law against Human Cloning, Says NAS Panel," ***Biotechnology Newswatch***, February 4, 2002.

(160) Brainard, ***op. cit.***

(161) Daniel Henninger, "Wonder Land: the Cloning Issue Deserves Better than 'Why Not?'," ***Wall Street Journal***, April 19, 2002.

(162) Mary Leonard, "Coalition Urges a Ban on Human Cloning," ***The Boston Globe***, March 22, 2002.

(163) C. Holden, "Hatch Signs on to Pro-Research Bill," ***Science***, May 10, 2002; ***CQ Almanac***, 2002. chapter 17, p. 5.

(164) "Cloning: Bioethics Panel Rejects Permanent Cloning Ban," ***Stem Cell Week***, August 5, 2002.

(165) Joseph A. D'Agostino, "House Cloning Ban Marks Anniversary without Senate Vote," ***Human Events***, August 5, 2002.

(166) Mary Agnes Carey, "Cloning Debate Undiminished Despite House-Passed Ban," ***CQ Weekly***, March 1, 2003.

# 第三部　医療保険政策

# 第六章　供給者運営組織問題をめぐる対立

第二部では、一九九〇年代以降の医学研究政策過程の変容について、考察を行ってきた。現代社会において医学研究はますます重要性を増し、これまでのように専門家――科学者――のみでなく、患者や市民などより広範な参加者の関心を集めるものへと変化している。その結果、患者や市民の側から、科学者の自律性を見直す動き（「民主化」を求める動き）が生じるとともに、それが政策過程において新たに激しい対立をもたらしている。しかし、専門家の自律性に対する問い直しの動きは、医学研究政策（科学者）だけに限定されない。医療保険政策においても、医師の診療活動上の自律性を見直す動きが高まるとともに、それが新たなアクター間対立を激化させているのである。すなわち、資金支出・管理者である民間医療保険や企業による、医師の診療活動の「合理化」によって医療費の抑制を図ろうとする動き（「合理化」を求める動き）である。

アメリカの医療保険政策においては、長い間、公的・民間医療保険を問わず、医師の自律性を尊重する政策がとられてきた。アメリカ医師会（ＡＭＡ）は、医師―患者関係に対する不当な介入につながるとの懸念から、政府・行政機関や保険者などの第三者の介入に強く反対してきた。また、長い間政策過程のなかで優勢な位置を占めてきた、このＡＭＡ、そして企業団体、民間医療保険団体といった有力団体、さらには共和党や一部民主党の間には、医師の自律性を尊重するという点についてのコンセンサスが存在してきた。こうした政治的コンセンサスのもとに、医師の自律性を尊重する政策がとられてきたのである。しかし、一九九〇年代以降、診療活動の「合理化」を求める動きが強まったことから、コンセンサスは崩壊し、新たに医師の自律性を尊重すべきか否かをめぐり、激しい対立が生じた。その中心をなすのが、自律性を主張するＡＭＡと、その見直しを求める民間医療保険団体、企業団体の間の対立である。こうしたコンセンサスの崩壊と対立の激化について、まず供給者運営（あるいは出資）組織（Provider Sponsored Organization）[1]問題という事例から、考察したい。

## 第一節　メディケア・マネジドケアと新たな対立の激化

一九九五年以降、高齢者向けの公的医療保険制度である、メディケアの抜本的な改革が行われる。改革は多岐にわたるが、重要なのは、メディケア受給者の、民間医療保険であるマネジドケアへの加入が、本格的なかたちで促進された点であろう。すなわち、公的医療保険制度であるメディケアの、プライヴァタイゼーション（privatization）が図られるようになったのである。そして、こうした「メディケア・マネジドケア」――メディケア受給者が、メディケアと契約を結んだ民間医療保険である、マネジドケアへの加入を選択できる制度――の促進に対して懸念を示したＡＭＡが、供給者運営組織の促進によって診療活動上の自律性を防衛しようとしたことから、ＡＭＡと民間医療保険団体の対立が激化する。では、対立は、どのような背景要因のもと、またどのようなかたちで、生じてきたのか。まず、メディケアにおける、受給者のマネジドケア加入促進政策、すなわちメディケア・マネジドケア促進政策の展開とその背景要因について、明らかにしたい。

## (一)　メディケア・マネジドケアの促進

### 1　メディケア・マネジドケア促進の背景要因

メディケアは、一九六五年、リンドン・ジョンソン政権のもとで誕生した、主に六五歳以上の高齢者（そして障害者）を受給対象とする、公的医療保険制度である。制度は、主に病院（入院）医療を対象とした保険（パートA）と、主に医師サービスを対象とした任意保険（パートB）の二つから構成されている。前者は社会保障税を財源とし、後者は加入者の保険料と連邦政府による拠出を財源とする。

すでに述べたように、共和党、南部民主党、そして医師―患者関係に対する不当な介入につながるとの懸念を持ったAMAの反対もあり、メディケアの導入は難航を極めた。しかし、いざ成立すると、「アメリカ人の政治的な生活のなかで愛すべき制度となり、アメリカの福祉国家の成功として認められる数少ない例のひとつとして、公衆の間で広範な人気を得てきた[2]」。しかし、メディケアに問題がなかったわけでは、決してない。成立以降その医療費はまさに鰻登りに上昇し、一九九五年には連邦政府予算の一〇％以上を占めるまでになったのである[3]。その背景要因は、高齢化の進展に伴う受給者数自体の増加[4]、医療技術の発達、医師や病院の診療報酬額の高騰など、多岐にわたる。メディケア改革において、受給者のマネジドケア加入の促進がクローズアップされた第一の要因は、民間医療保険制度の場合同様、こうしたメディケア医療費の急騰にあった。

医療費の急騰が、メディケアの抜本的改革の必要性を高めたことは、言うまでもない。一九七〇―八〇年代以降まずとられたのは、連邦政府の規制強化に基づく医療費抑制政策、すなわち医師や病院の診療活動や診療報酬に対する公的規制の本格的な強化だった。連邦政府は、まず一九七二年には「専門基準審査組織（Professional Standard Review Organization）」を設置、医療供給者の診療活動に対する規制を強化するとともに、一九七四年には「全国医療計画資源開発法（National Health Planning and Resources Development Act）」を制定、医療施設の計画的な配置を行った。さらに、一九八三年には「疾病診断群（Diagnosis Related Group）」を制定、メディケアのもとでの病院の診療報酬への規制を強化するとともに、一九八九年には、「資源準拠相対評価指数（Resource-Based Relative Value Scale）」制度を導入し、同じくメディケアのもとでの医師の診療報酬への規制を強化した。[5] しかし、こうした連邦政府の政策も、疾病診断群など一部を除けば、関連諸団体などの反発もあり、十分な効果をあげたとはいえなかった。[6] メディケア改革において、メディケア・マネジドケアの促進による医療費抑制がクローズアップされた背景要因として第二に重要なのは、これまでの連邦政府の規制強化政策の不成功である。これにより、連邦政府の規制強化から市場原理の導入へと、医療費抑制政策の方向性がシフトしたのである。そしてこうしたなかで、新たに注目を集めたのがマネジドケアだった。[7] それは第三に、マネジドケアが民間医療保険市場において急速な発展を遂げたこと、また、マネジドケアの普及によって、一九九〇年代に入り、民間医療保険の医療費高騰が、一定程度改善の方向へと向かいはじめたためだった。その結果、公的医療保険制度であるメディケア医療費の抑制にも、マネジドケアを活用しようという声が高まったのである。[8]

さらにこの傾向に拍車をかけたのが、第四の背景要因である、一九九四年選挙における共和党の歴史的勝利だった。クリントン政権が最重要課題として位置づけていた国民皆医療保険改革の失敗もあり、一九九四年の中間選挙において、共和党は四〇年ぶりに上下院で多数を獲得した。共和党は、選挙以前から『アメリカとの契約（Contract With America）』と称される政策公約を前面に出して闘っていたが、それは連邦予算の大幅な削減や規制緩和など、極めて保守的な性格の強いものだった。[9] 一九九五年以降のメディケア改革は、多数派となった共和党主導のもとで展開されることになるが、そのなかでメディケア・マネジドケアの促進が重要な位置を占めたのは、当然のことだった。なぜならそれは、公的医療保険制度のプライヴァタイゼーション、民間医療保険間の市場競争の促進により、医療費を抑制しようとするものであり、共和党のイデオロギーと合致する政策的選択肢だったからである。[10] ただし、たとえばクリントン政権側が提出していたメディケア改革案のなかにも、メディケア・マネジドケアの促進が盛り込まれていた点からも明らかなように、民主党のなかにも、医療費抑制を重視する立場から、同様の考えを持つ議員が数多く存在していた点は、指摘しておかなければならない。[11]

## 2　メディケア・マネジドケアの歴史

実は、メディケア・マネジドケア促進の歴史は、短いものではない。既に一九七二年の社会保障法（Social Security Act）改正により、メディケア・マネジドケアの存在は認められていた。しかし、その契約要件が厳しいこともあり、メディケアと契約するマネジドケアは、極めて少なかった。その後、一九八二年の課税平等財政責任法（Tax Equity and Financial Responsibility Act）では、受給者がメディケア加入を選択すれば、メディケアからＡＡＰＣＣ（Adjusted Average Per Capital Cost）の九五％が支払われると定められた。このＡＡＰＣＣとは、性、年齢、地域などの条件を加味してカウンティ別に算出された、従来までの出来高払い制度の下での、メディケア受給者一人当たりの平均月額医療費をさす。法律は一九八五年から完全施行され、その後徐々にではあるが、メディケア受給者の間でのマネジドケア加入者数は増加し始めた。[12]

しかし、メディケア受給者の間でのマネジドケア加入者は、一九九五年時点で未だ全受給者の一〇％程度だった。[13] 一九九五年以降のメディケア改革は、このメディケア・マネジドケアを、より本格的に促進することを目的としていた。最も重要なのは、メディケアと契約可能なマネジドケアの種類の、拡大が盛り込まれていた点である。マネジドケアといっても、すでに述べたとおり、健康維持組織（ＨＭＯ）に加え、選別供給者組織（Preferred Provider Organization）、ポイント・オブ・サービス・プラン（Point-of-Service Plan）など、多くのタイプが存在する。一九九五年以降の改革は、これまでＨＭＯだけに認められていたメディケアとの契約を、他のタイプのマネジドケアに認めようというものだった。メディケア・マネジドケア促進の基本的な目的は、当然医療費の抑制にあった。すなわち、メディケア受給者を、医療費のより安価なマネジドケアに多く加入させることにより、医療費抑制を図ろうとするものだった。たとえば既に述べたように、一九八二年の法律の下では、メディケア・マネジドケアに対して、従来までの出来高払いプランのもとでの平均的医療費（ＡＡＰＣＣ）の九五％を支払うとされたが、そうすれば連邦政府は五％分の医療費を節約できる。しかしマネジドケア加入の促進は、連邦政府だけでなく、加入者側にもメリットがあるとされた。マネジドケア加入を選択した受給者は、一方では医師や医療機関の選択肢を限定され、給付内容の必要性について厳しいチェックを受ける。しかし他方で、その分保険料の自己負担額が少なくて済み、また処方薬や予防医療などの点で、旧来までのメディケア受給者よりも充実した給付内容が保障されるなどのメリットがあるとされたのである。

### 3　支払額制度をめぐる問題

しかし、メディケア・マネジドケアの促進には、解決しなければならない問題点が、いくつか存在した(14)。その結果、それらに対処しつつ、いかにマネジドケアを活用し医療費抑制を図るかが、一九九五年以降の改革の中で重要な問題となった。とりわけ重要なのは、相対的に健康な人間の選別・優先加入をめぐる問題である(15)。マネジドケアについては、利益の追求のために、疾病にかかる可能性の高い人間の加入は敬遠し、相対的に健康な人間を優先的に加入させる傾向が、しばしば指摘されてきた。こうした選別は、しばしば「チェリー・ピッキング」、「クリーム・スキミング」と呼ばれる。メディケア・マネジドケアの促進にあたり、この問題が重要な意味を持っていたのは、それが連邦政府からメディケアと契約したマネジドケアへの支払額をどのように設定するか、具体的には、いかに支払額を加入者の健康状態と対応させるか、という問題と密接に関係していたためである。一九八二年の法規定では、ＡＡＰＣＣの九五％がマネジドケアに支払われることになっていた。しかしマネジドケアによる健康者の優先加入傾向を考慮すると、相対的に健康でない受給者が残る従来型プランをもとに換算されたAAPCCは高騰し、他方健康な受給者が集中するメディケア・マネジドケアのコストは低下するため、九五%という支払額でも過剰支払いに陥る可能性が高い。こうした問題を回避するために、マネジドケアへの支払額を、現実の加入者の健康状態と対応させる必要性が高まったのである。また、とりわけこうした過剰支払いの傾向は、医療サービスの価格や受給者のサービス利用の頻度における差異を背景に、地方部よりも支払額が高い都市部で顕著であるとみなされていた。その結果、この適正な支払額の設定問題は、支払額の地域間格差の是正問題とも、密接に関係していた。

## (二) アメリカ医師会の懸念と供給者運営組織の促進

すでに民間医療保険市場では、一九八〇年代後半以降マネジドケアが急速な発展を遂げ、AMAの懸念や不満は高まっていた。そして今度は一九九五年以降、マネジドケアを、公的医療保険制度にまで本格的に導入しようという動きが、本格化した。その結果、AMAの懸念や不満がさらにつのったことは、いうまでもない。メディケア受給者のマネジドケア加入が促進されれば、民間医療保険のもとだけでなく公的医療保険制度のもとでも、医師は保険者の厳しい監視のもとで、患者に対する診療活動を行わなければならなくなることが予想された。こうした、メディケア・マネジドケアによる医師—患者関係に対する介入強化への懸念から、AMAが打ち出した対応策が、医師自らが創設・運営する供給者運営組織の、メディケアとの契約促進だった。

この供給者運営（あるいは出資）組織とは、医療供給者（たとえば医師や病院）自らが創設し、財政的なリスクを負担するかたちで、メディケアと直接契約を結び、様々な医療サービスを提供する医療保険をさす。すなわち、医師、病院、そして他の医療供給者が互いに連携し、メディケアにおける医療サービスを供給する組織ということができる。[16] 医師や病院は、従来までのように、マネジドケアから自らが供給するサービスの報酬を受け取るかわりに、自ら保険を運営する立場に立つ。[17] 換言すれば、この供給者運営組織の下では、医師や病院は一定程度保険者として振る舞うことが可能になり、[18] マネジドケアの下での保険者による医師―患者関係に対する介入を緩和できる。ＡＭＡは、こうした供給者運営組織のメディケアとの契約を推進することによって、医師―患者関係への不当な介入を阻止し、メディケアのもとでの自らの診療活動上の自律性を防衛しようとしたのである。[19] ＡＭＡ指導部のカーク・ジョンソンは、「メディケアが外部に開かれることとは、次のような問題を提起する。多額の医療費が単純に大規模な保険会社に流れるか、それとも医師が主導する新たなタイプのプランのもとで、医師と患者が伝統的な関係を維持できるか、という問題である。」、「大半のひとびとは、今日ますます寡占化しつつある営利保険会社よりもむしろ、医師が組織化したプランや代替的組織という、大きな選択肢に向かうことになろう。」と述べ、供給者運営組織の重要性を強調した。[20] まさに「一部の医師や病院は、良質の医療を実践することや、貧困層や医療のいきわたらない地域で、医療を提供することを欲していた。ＨＭＯへの対抗力として、それをとらえるものもいた。保険会社との関係を断ち切り、マネジドケアへの移行が予想されるメディケア受給者にアクセスすることを求める者もいた。広範な視点からみれば、（中略）多くの医療専門職が、供給者運営組織を、保険会社、ＨＭＯ、計理士、ＭＢＡから医療を取り戻す機会として、とらえていたのだった[21]」。

ＡＭＡは、メディケア・マネジドケアに対する懸念から、供給者運営組織とメディケアとの契約を、可能な限り促進しようとした。そのためにＡＭＡは、供給者運営組織は、他の民間医療保険プランと同様の認可・規制を受ける必要はなく、反トラスト法による規制や、マネジドケアに要求されている支払能力基準（solvency standard）（州政府が要求する資産の総量）規定から免除されるべきである、と主張した。[22] 供給者運営組織は、通常の民間医療保険プランとは異なり単に医療サービスを供給する組織であり、受給者からの請求額を支払うのに必要な資金量を保有する必要はない、という理由からだった。ＡＭＡはとりわけ、供給者運営組織は、州政府による認可・規制を受ける必要はない、連邦政府による認可・規制のみでよい、と主張していた。

## (三)　民間医療保険団体の反対と対立の激化

### 1　民間医療保険団体の反対

しかし、こうしたＡＭＡの主張は、民間医療保険団体の激しい反発を招いた。民間医療保険団体は、供給者運営組織は、現実的には他の民間医療保険プランと大差なく、それ故同一の認可・規制を受けるべきであると主張したのである。[23] 団体は、供給者運営組織の認可・規制をめぐる条件の緩和は、単に医師がメディケア保険市場においてマネジドケアよりも有利な立場を獲得しようとするためのものにすぎない、医師に対する特別な配慮は必要ない、と強く批判した。[24] メディケアと供給者運営組織との契約自体は認めるが、公平な市場競争のためには、他の民間医療保険と認可・規制条件を平等とすべきだというのが、団体の主張だった。とりわけ民間医療保険団体は、供給者運営組織が州政府による認可・規制を免除されるという点に、激しく反発していた。[25]

このように一九九五年以降、メディケア・マネジドケアを促進しようという動きが本格化し、さらにそのなかで供給者運営組織の認可・規制問題が重要な政治的争点になるにつれて、新たにＡＭＡと民間医療保険団体の間の対立が激化した。重要なのは、こうした二大有力団体の間の対立が激化する中で、共和党の内部も対立していた点である。ＡＭＡ、民間医療保険団体のいずれもが、重要な支持団体であることから、供給者運営組織認可・規制問題について、共和党は対応に苦慮したのである。一九九四年以降、共和党が議会選挙で勝利し、保守的な政策の実現を図ったことにより、利益団体間の党派的対立が新たに激化した。しかし、一九九五年以降のメディケア改革については、共和党の巧みな戦略もあり、利益団体間の党派的対立は、予期されたほど表面化しなかった。これに対して、党派的対立とは性格を異にした、供給者運営組織認可・規制問題をめぐる、ＡＭＡと民間医療保険団体との対立が激化したのである。

## 2　民間医療保険団体の概要

ここで、これら民間医療保険団体の実態について、少し詳しく概観してみたい。既に述べたように、一九八〇年代後半以降のマネジドケアの急速な発展とともに、従来型の民間医療保険プランを中心に提供してきた保険会社も、マネジドケア・プランに切り替える、あるいは従来型民間医療保険プランと同時に、マネジドケア・プランを同時に提供せざるをえなくなったことから、民間医療保険団体自体がマネジドケアを中心に再編されている。もともとマネジドケアによる団体として出発した、アメリカグループ医療協会（Group Health Association of America）（一九五九年創設）、アメリカマネジドケア審査協会（American Managed Care and Review Association）（一九七一年創設）は、後述するが一九九五年に合併し、新たにアメリカ医療保険プラン協会（American Association of Health Plans：以下ＡＡＨＰと略記する）となった。このＡＡＨＰは、一九九七年時点で、一〇〇人以上のスタッフと毎年約二〇〇〇万ドルの予算を保有するまでに成長した[26]。これに対して、かつては従来型民間医療保険を主要なメンバーとする団体であった、ブルークロス・ブルーシールド協会は、現時点で、五〇の州に四〇のプランを有し、およそ九二〇〇万人以上に対して、保険給付を行っている。そのメンバーにおけるマネジドケアの割合は、一九八〇年代後半以降急速に増大し、一九九六年時点で、ブルークロス・ブルーシールド全加入者のなかで、マネジドケア加入者が三四六〇万人、従来型民間保険加入者が三一七〇万人と、初めてその比率は逆転した[27]。同じく従来型民間医療保険を主要なメンバーとする団体として出発した、アメリカ医療保険協会（Health Insurance Association of America：ＨＩＡＡと略記する）においても、一九九〇年代以降、従来型民間医療保険にマネジドケアの重要性が増している。その結果、ＨＩＡＡは、もともとマネジドケア中心の団体である

ＡＡＨＰと、二〇〇〇年以降合併に向けた協議に入る。一時は暗礁に乗り上げるなど紆余曲折を経たが、二〇〇三年の一〇月に、両団体はとうとう合併に成功、[28] 新たにアメリカ医療保険プラン（America's Health Insurance Plans）としてスタートした。合併の結果、団体は、ＡＡＨＰの約一〇〇〇、ＨＩＡＡの約二六九のメンバーが参加することとなり、[29] 現時点でおよそ一三〇〇以上の民間医療保険（そのほとんどはマネジドケアである）を組織化し、二〇億人もの加入者を擁する、アメリカ最大の民間医療保険団体となっている。[30]

## 第二節　両団体間対立の激化と法案の不成立

### (一)　共和党によるメディケア改革と民間医療保険団体

#### 1　共和党の改革案とマネジドケア

既に述べたように、共和党は一九九四年の中間選挙で大勝し、上下院で多数を獲得するという歴史的勝利を収めた。共和党は、中間選挙を前に政策公約である『アメリカとの契約』を発表していたが、そのなかには連邦財政赤字を削減し、二〇〇二年までに財政均衡を達成するとの内容が盛り込まれていた。[31] こうした財政均衡実現のためには、肥大化したメディケア財政の改革に着手しなければならないことは明白だった。しかし、メディケアは人気の高いプログラムであり、共和党は改革に向けて慎重な準備作業を行う必要があった。共和党指導部は、メディケア信託基金は二〇〇二年までに破産するというメディケア信託会議の報告書に依拠するかたちで、自らの改革を、メディケアを破産から救済（save）するためのもの、メディケアを「維持、強化、そして保護するために必要不可欠なもの」として位置づけるとともに、反対の声を封じ込めるため、秘密裏に改革案作成を進める戦略に出た。共和党指導部は、既に数カ月前から改革案の作成に着手していたが、その内容をなかなか明かそうとはせず、改革案の全容が示されたのは、九月に入ってからだった[32]。

この改革案は、二〇〇二年までにメディケア予算を二七〇〇億ドル削減するという大胆なものであり、受給者負担の引き上げや医師・病院の診療報酬の抑制とともに、メディケア・マネジドケアの促進が盛り込まれていた。共和党議員であり、下院歳出小委員会議長ビル・トーマス、あるいはジョン・カシッチは、メディケアはもはや「恐竜（dinosaur）」のような存在であり、新たにメディケア・マネジドケアを促進することによって、抜本的な改革を行う必要があると主張した[33]。改革案では第一に、HMOだけでなく、他のタイプのマネジドケアが、メディケアと契約可能となり、規模や加入者構成面でも、マネジドケアのメディケア契約可能条件が緩和された。さらに、マネジドケアへの支払額制度の変更が盛り込まれた。超過支払いを抑制するために、従来までのAAPCに代えて、年齢、性別、地理的配置、制度的な地位などを吟味して、支払額を調整するシステムが導入されることになったのである[34]。

## 2　民間医療保険団体の対応

このように共和党の改革案において、メディケア受給者のマネジドケア加入促進は、極めて重要な位置を占めていた。それゆえ共和党は、民間医療保険団体と緊密な接触を重ね、友好関係の構築につとめた[35]。こうした姿勢は、共和党指導部が、民間医療保険団体、とりわけマネジドケアを主なメンバーとする団体に対して、自らの要望を提示するよう促した点にも、示されていた。実際共和党側の要請もあり、六月末から七月に入り、マネジドケアが主な構成メンバーであるGHAAは、独自の改革案を提示し、メディケア受給者のマネジドケア加入選択肢の拡大を強く求めるとともに、従来までの支払額制度を基本的に維持することを主張した[36]。さらにGHAAは、七月二六日に自らの作成した報告書『メディケア三〇周年：機会を全てのアメリカ人に』を携えて、上院財政委員会の公聴会で証言を行った。団体の会長であるカレン・イグナーニは、「高齢者にも、他のアメリカ人と同様の選択肢を享受する権利がある。議会はメディケア・プランにおける選択肢を拡張すべきだ」とし、改革を強く求めた。(37)

ＧＨＡＡは、一月に入ると、きたる改革に備えてグラスルーツ・ロビーイングを大幅に強化するとともに、(38)政治献金戦略を大きく変更した。ある市民団体が調査した報告書によれば、メディケア改革を背景に、一九九五年前半期に、ＧＨＡＡおよび個々のマネジドケア企業の政治献金額は増加し、中でも共和党への献金の占める割合が大きく上昇した。(39)また同じく市民団体が行った調査によれば、八つの指導的な保険会社は、一九九五年に約三七万五千ドルを議員に献金したとされ、そのうちの八〇％がニュート・ギングリッチや他の委員会幹部を含む共和党議員に対してであった。(40)さらに九五年に入り、ＧＨＡＡとアメリカマネジドケア審査協会は、その影響力増大を目的に合併作業に入った。合併の話は既に一〇年前から浮上していたが、「患者の権利」保障問題（後述）やメディケア改革など重要な政策課題の浮上を背景に、こうした動きは本格化した。(41)両団体が正式に合併を決定した一〇月二三日、団体関係者は、「我々団体メンバー、またこの国全体に影響を与える可能性のある重要法案が作成されつつあるなかで」、この合併により我々のワシントンでの発言力は強まるだろう、と述べた。(42)こうして、新たに一大利益団体であるアメリカ医療保険プラン協会（ＡＡＨＰ）が誕生した。(43)

以上のような共和党側のメディケア・マネジドケア促進への積極姿勢と、団体側の強い働きかけの結果、団体の要望、とりわけマネジドケア選択肢の拡大と受給者の選択の自由は、共和党の改革案に明確に反映された。ＧＨＡＡ会長イグナーニは、改革案は、「保険プランの選択肢拡大によって、民間セクターが提供すべき最高の医療を受給者にもたらす」ものであり、「有意義な改革案」だと評価した。(44)これに対して、民主党のエドワード・ケネディは、共和党のメディケア改革案は、民間医療保険団体との「神聖ならざる連合（unholy alliance）」の産物であると非難した。[45] 支払額制度についていえば、当初の法案内容は、民間医療保険団体にとって有利なものとはいえないものだった。しかし審議が一段落した一二月に入り、団体は共和党から大きな妥協を引き出すことに成功した。すなわち、現行の支払額制度（出来高払い制度の九五％）が維持された他、翌年のマネジドケアへの支払額の増加率が当初の五・三％から八％に大きく引き上げられた。ＧＨＡＡのスポークスマンであるドナルド・ホワイトは、こうした変更は、「人々をＨＭＯおよびマネジドケアに加入させるためには、支払額が十分なものである必要があることを、そしてそれによって、マネジドケア・プランは、受給者が現在魅力を感じているタイプの包括的な給付を提供し続けることが可能であるということを、議会が明確に理解してくれた」結果であると、高く評価した。[46]

## (二)　供給者運営組織問題をめぐる両団体の主張と共和党

このように共和党は、民間医療保険団体との連携関係のもと、改革を進めようとした。しかし、共和党の改革は、決して円滑に進んだ訳ではなかった。後述する民主党やクリントン政権の激しい反発に加え、その足下でも支持団体の間で、激しい対立が生じていた。意外なことに、改革案が大胆な内容だったにもかかわらず、利益団体間の反応は比較的穏やかだった。その背景要因には、共和党の硬軟を使い分けた、巧みな利益団体戦略が存在した。共和党指導部は、様々な利益団体とねばり強い交渉を重ね、その要望を改革案にある程度盛り込むことを約束するとともに、高齢者団体など激しい反発が予想される団体には、大きな圧力をかけた。[47] その結果、一部の団体は不利益を被るにもかかわらず共和党の改革案を支持し、高齢者団体も当初は表立った反対を控えざるをえなかった。[48] しかし他方で、新たに供給者運営組織問題をめぐり、民間医療保険団体とＡＭＡとの間に、激しい対立が繰り広げられたのである。

ギングリッチら共和党指導部にとっては、AMAの支持をとりつけることは、改革の円滑な進行のためには必要不可欠だった。しかし、メディケア・マネジドケアの促進は、AMAにとって望ましいものではなかった。また、共和党の改革案には、医療費抑制を目的とした、医師の診療報酬の大幅削減も盛り込まれていた。その結果、改革を支持するどころか、AMAは、共和党案が明らかになると、それは「伝統的な出来高払い制度に基づいたメディケアに大きな打撃を与えるであろう」と、批判した。[49] こうしたなか、ギングリッチなどの共和党指導部にとって、民間医療保険団体、AMA、いずれの団体を重視するかは極めて困難な問題だった。民間医療保険団体が求めるように、メディケア・マネジドケアの促進を図りたい一方で、それに対するAMA側の懸念・不満にも配慮しなければならなかったのである。いずれの団体も、共和党にとって、極めて重要な支持団体だったためである。それゆえ共和党指導部は、医療における「二つの主要なプレイヤーの間の細い道を歩かねばならず、問題を曖昧なものとし、いずれの側も喜ばせるよう努めなければならなかった」[50]。こうしたなか、共和党指導部は、AMAとの間で交渉を重ね、その要求を幾つか受け入れることにより、支持をとりつけることに成功した。それが診療報酬削減額の緩和、医療過誤訴訟改革、そして供給者運営組織のメディケアとの契約条件の緩和だった。AMAの支持を得たことは、共和党にとって大きな前進だった。[51] しかし、こうしたAMAとの交渉のもとに法案に含められた、供給者運営組織のメディケアとの契約条件の緩和は、民間医療保険団体の激しい反発を招き、共和党にとって新たな悩みの種をもたらすことになる。

九月に提出された共和党の改革案には、上下院の間に重要な差異が存在した。下院法案では、医師（病院）は州政府の（たとえば支払能力基準をめぐる）認可・規制とともに、反トラスト法の規制を緩和されるかたちで、供給者運営組織を創設することができるとされていた。[52] AMAは下院の共和党指導部と交渉し、州政府に認可・規制の権限を認めることは供給者運営組織の市場参入に不必要な障壁を設けることになる、州の保険委員会は伝統的な保険会社と供給者運営組織の間の差異を理解していない、との自らの主張を認めさせることに成功したのである。その結果、下院法案は、連邦政府、すなわち保健社会福祉省に供給者運営組織の認可・規制権限を認めるとしていた[53]。これに対して、上院法案は、より民間医療保険団体に譲歩した内容であり、供給者運営組織の認可・規制主体は基本的には州政府にあるとしていた。すなわち、州の保険委員会が九〇日の間に認可しない場合、あるいは委員会が不適切な行動を行っていると証明することができた場合にのみ、連邦政府の認可を得ることができるとされた[54]。民間医療保険団体は、下院法案に強く反発する一方、この上院法案を強く支持していた[55]。このように両者の対立点は、民間医療保険団体が、すでに大半の州でマネジドケアや民間保険の認可・規制を行っている州の保険委員会が、供給者運営組織の認可・規制も行うべきであると主張したのに対して、AMAは、供給者運営組織は他の民間医療保険とは根本的に異なるものであり、それゆえ同様の認可・規制を受ける必要はない、連邦政府による認可・規制でよい、また反トラスト法による規制も緩和すべきである、と主張していた点にあった[56]。

### (三)　両団体間対立の激化と法案の不成立

九月に共和党案が提示された後、議会審議は本格化した。メディケア予算の削減や、受給者のマネジドケア加入促進といった点では、両党の立場は基本的に一致していた。しかし民主党は、共和党案の予算削減額の大きさや、高齢者の負担増を強く批判し、共和党は富裕層に対する大幅な減税や他の優先事項のために、高齢者に大きな犠牲を負わせようとしている、と主張した。共和党案に対して、最終的にクリントン大統領側が提出した改革案は、今後一〇年間に一二四〇億円を削減するというより穏やかな内容のものであり、その多くを高齢者負担の増加でなく、医師・病院などの診療報酬の削減から捻出するというものだった。実際には多くの点で一致をみていたものの、削減額や削減の性格をめぐる面での大きな開きが、両党間の対立を激化させた。一〇月一九日、下院は二三一対二〇一で、さらに一〇月二八日には上院は五二対四七で、それぞれ共和党案を可決した。党派的な対立の構図に沿った投票であり、民主党は強く反発した[57]。

しかし、こうした党派的対立とは別に、供給者運営組織認可・規制問題をめぐり、AMAと民間医療保険団体の間に、激しい対立が繰り広げられていた。AMAは下院法案を、民間医療保険団体は上院法案をそれぞれ支持し、激しいロビー活動を繰り広げたのである。AMAのスポークスマンであるジム・ステイシーが、「上院法案は、下院法案のように、（医師に認可・規制条件の）緩和を与えてはくれない」「われわれは下院法案が勝利することに期待し続ける」と述べたのに対し、HIAAは、われわれは「上院の規定が両院協議会の合意に取り入れられるよう、尽力し続けている」「下院の規定は、反自由市場的、反競争的であると信じる」と述べた[58]。ギングリッチは、なんとか上下院法案の間の調整をつけ、民間医療保険団体とAMAの間の対立を緩和せんとしたが、難航を極めた。いずれの団体のロビー活動も激しさを極め、ある共和党のスタッフが、供給者運営組織認可・規制問題は、「この長い期間みてきたなかで、最も激しいロビー活動を受けた問題である」と述べたほどだった[59]。こうした活発なロビー活動の結果、最終的な両院協議会の報告書は、いずれの団体の主張にも一定程度譲歩した内容となった。一方で、供給者運営組織にも州の認可・規制が必要とされることになった他、民間医療保険団体は、審議の土壇場で反トラスト法の緩和規定の削除に成功した。しかし他方で、州の認可・規制が十分迅速ではない場合、医師・病院にはそれを回避することが認められ、また供給者運営組織は、他のマネジドケアとは異なる支払能力基準の適用を受けるとされた[60]。

こうして、民間医療保険団体とAMAとの対立は、一応の決着をみた。しかしながら、この両院協議会における報告書は、再び民主党、そしてクリントン政権の激しい反発に直面した。報告書は、一一月一七日に下院において二三七対一八九、上院において五二対四七で可決されたものの、クリントン大統領は、十二月六日、約束通り拒否権を発動するとともに、その後十二月九日に自らの対案を発表した。クリントンは自らの拒否権発動に関して、共和党が主張するような医療費の削減は受け入れることができない、と述べた(61)。大統領の拒否権発動により、党派的対立はさらに強まり、九五年が終わりに近づくにもかかわらず、暫定予算すら成立せずに連邦政府が閉鎖状態になるという、異常事態となった(62)。こうした激しい党派的対立のもと、九五年度中はおろか、九六年にも、メディケア改革は進展しなかったのである。当然、供給者運営組織認可・規制問題をめぐる審議も、宙吊り状態となってしまった。

## 第三節　財政均衡法の成立とその後

### (一)　メディケア改革の本格化

しかし、メディケア改革が難航する一方、その必要性自体は、ますます高まりつつあった。メディケア医療費は、改革が滞る間も高騰を続けるとともに、連邦財政の再建はますます逼迫したものとなっていた。その結果、一九九七年に入り、再び改革への動きが本格化する。しかし、一九九七年の改革の際には、一九九五年のような激しい党派的対立はみられなかった。その背景要因としては、民主党が特に強く反対していた予算削減額などの点で、法案内容がより穏健なものとなった点を指摘できる（五年間で一一五〇億ドル）。またこの時期になると、連邦予算削減の必要性がよりさし迫ったものになり、党派を超えてメディケア改革を進める必要性が高まった点も大きい。その結果、議論は相対的によりスムーズなかたちで進行した(63)。しかしこうした党派的対立とは別に、再び供給者運営組織認可・規制問題をめぐり、ＡＭＡと民間医療保険団体との対立が激化した。

六月に入り、共和党は上下院に法案を提出した。その中には、一九九五年の改革案同様、メディケア・マネジドケア選択肢の拡大が盛り込まれた他、マネジドケアへの支払額制度の変更、供給者運営組織のメディケアとの契約の認可、そして新たにメディケア・マネジドケア加入者の権利（次章で述べる「患者の権利」）保障に関する規定が盛り込まれた。[64]メディケア受給者のマネジドケア加入の促進と、供給者運営組織とメディケアとの契約については、新たに「メディケア・プラス・チョイス（Medicare + Choice）」と呼ばれる制度が導入され、従来までの出来高払いプランに加えて、様々なタイプのマネジドケア、「医療貯蓄口座（Medical Saving Account）」[65]、そして供給者運営組織などの選択肢のなかから、受給者が加入するプランを選択できることとされた。また支払額制度の変更により、マネジドケアに対する超過支払いの抑制と、地域間支払額の格差是正が盛り込まれた。さらにこの時期になると、マネジドケアの下での医療サービスの質の低下に対する批判が高まり、マネジドケア加入を選択したメディケア受給者（患者）が、マネジドケアから十全なサービスを受ける権利（また、受けることができないと判断した場合、異議申し立てや訴訟といった手段に訴える権利）（「患者の権利」）を保障しようという動きが、超党派的に広がった。

しかし、これらの点については、上下院の法案の間に、無視し得ない差異が存在した。議会の主要な共和党議員は、当初一九九五年に最終的に作成されたが拒否権を発動された、両院協議会の報告書をもとに、法案の作成を進めることにしていたが、[66]必ずしもその内容について、意見が一致していたわけではなかった。こうした共和党内部の意見の相違と、利益団体の激しいロビー活動の結果、上下院の法案の内容は、再び重要な点で異なることになったのである。今回は、供給者運営組織については、上院法案の方がより緩やかな認可・規制内容だった。下院法案は、供給者運営組織は、基本的に他のマネジドケアと同じ定義がなされ、同一の認可・規制を受けるものとみなされていた。すなわち、供給者運営組織は、まず州に認可を申請し、州の認可が九〇日間を超えた場合のみ、連邦政府の認可を求めることが可能になるとされた[67]。しかし、上院法案では、供給者運営組織は他のマネジドケアとは異なるものとされ、州による認可・規制条件が緩和されるなど、異なる契約条件が施される、とされていたのである[68]。

## (二)　両団体間対立の激化と財政均衡法の成立

### 1　対立の激化

六月に入り、法案に関する本格的な審議が始まった。メディケア・マネジドケアに対する支払額制度の変更も、民間医療保険団体にとって、無視し得ない問題だった。しかし、民間医療保険団体がそれ以上に重視したのは、供給者運営組織認可・規制問題だった。AMAは、すでに二月から三月にかけて、アメリカ病院協会やカトリック医療協会（Cathoric Health Association）、アメリカ医療システム連盟（Federation of American Health Systems）など他の九つの病院団体とともに、供給者運営組織の認可・規制主体を、基本的に連邦政府に置くとする法案を提出し、議会に働きかけていた[69]。ただし、AMAとアメリカ病院協会の間には、無視し得ない亀裂も存在した。アメリカ病院協会が、供給者運営組織はほぼ全てのメディケア・サービスを提供すべきであるとしていたのに対し、AMAは、医師が運営する供給者運営組織では入院患者に対するサービスなどを提供できないため、それに慎重な姿勢をとっていた[70]。また、医師のみによる供給者運営組織を認めるべきか否かという点についても、意見が分かれていた[71]。しかし、上下院に提出された法案は、いずれも供給者運営組織は現行の州の認可・規制を免除され、四年間は連邦政府の規制のもとに置かれ、その後連邦政府の規制に合わせるかたちで、再び州の規制へと移行していく、という内容だった[72]。

こうした法案に対して、民間医療保険団体のなかで、最も迅速に対応したのが、ブルークロス・ブルーシールド協会だった。一月の末には、団体は供給者運営組織認可・規制条件の緩和に対する反対運動を開始し、既に一〇〇〇以上の州法のもとに、メディケアと契約を結んでいるＨＭＯの認可・規制が行われている、連邦政府による重複的な規制はいまさら不必要であると主張した。協会の幹部であるメアリー・ネル・ラーンハードは、「メディケアは、経験のない医療保険プランの路上運転試験（road test）のための場ではない」と述べた。[73] また三月には、他の民間医療保険（マネジドケア）と供給者運営組織は実質上同質の存在である、とする二つの報告書を提出した。[74] さらに五月にも、消費者は二つを同一のものとして認識しており、「両者を異なるかたちで規制する理由は存在しない」と主張した。[75] さらに同団体は、供給者運営組織の促進が、地方のマネジドケア不足問題を解消するとの主張に対して、実際にはそれらは供給者不足、逆選択、受給者のネットワーク外のサービス利用、資本へのアクセスの限定などのために財政的な危機に陥り、機能しないであろうと主張した。[76] ちなみに、クリントン政権側は、供給者運営組織問題について、州政府にも認可・規制権限を一定程度認めるべきである、という方針を打ち出していた。[77]

メディケア改革案の議会審議が開始されると、ＡＭＡは、認可・規制条件の弱い上院法案を強く支持した。連邦政府による供給者運営組織の認可・規制を強く主張し、州政府による認可・規制に強く反発していたのである。[78] 他方民間医療保険団体は、供給者運営組織の認可・規制条件を、他のマネジドケアと比較してより緩やかなものにするという、上院法案に対して強く反発した。たとえばＡＡＨＰは、ＡＭＡが後押ししている上院法案に強く反発し、より厳しい認可・規制が盛り込まれた下院法案を支持した。団体は上院の審議過程のなかで、医師や病院はすでに四一の州で州政府の認可・規制を受けた供給者運営組織を運営しているとし、いまさら連邦政府による認可・規制は不必要であると証言した。[79] 団体が四一の州保険庁を調査したところ、過去二年間に認可を受けた民間医療保険のうち三八％が供給者によって運営されたものであり、それゆえ州の認可を免除するような特別な条件はもはや必要ない、と主張したのである。[80] またAAHPのジュリー・グーンは、「供給者運営組織の定義がルーズであればあるほど、（供給者は）それが統合されたネットワークである、と主張することが困難になる」と述べ、上院法案における供給者運営組織の定義が緩やかな点を批判した。[81]

## 2　財政均衡法の成立

AMA・民間医療保険団体双方が、この問題を最重要争点のひとつとして位置づけていたことから、両者の間には激しいロビー活動の応酬が繰り広げられた。両者はともに、それぞれ自分たちの立場から、他のマネジドケアと供給者運営組織の関係を「対等」にすべきだと主張し、譲らなかった。[82] 最終的に六月二五日に、下院法案が二七〇対一六二で、上院法案が七三対二七でそれぞれ可決された。しかし最後まで、供給者運営組織をめぐる問題についての議論は難航し、両院協議会での審議の場にまで持ち越された。[83] そして、両団体が活発なロビー活動を展開した結果、[84] 最終的には両団体それぞれの主張が、法案に部分的に取り入れられることになった。すなわち、供給者運営組織は一九九九年からメディケアとの契約が可能とされ、その認可は基本的に州政府が担うものとされた。組織は、連邦政府に認可申請を行うこともできるが、それは、組織が州の支払能力基準に関する規定が連邦政府の基準よりも厳しいと証明できる場合か、州が九〇日間に認可を行うことができない場合に限定された。[85]

他方、その支払能力基準などに関する条件については、まず保健社会福祉省の医療保険財政管理局（Health Care Financing Administration）のもとに関連諸団体の代表が議論し合意に達した場合、それを採用することになった。期限は一九九八年の四月一日までとされ、代表を派遣できる関連団体としては、AMA、AAHP、高齢者団体、病院団体などが選出された。[86] こうして「一九九五年から一九九七年にいたる財政均衡法をめぐる議論のなかで、最も激しい争点のひとつである供給者運営組織をめぐる戦い」[87] は、玉虫色の決着をみた。三年間にわたる、この問題をめぐる、民間医療保険団体とＡＭＡとの激しい対立は、両者の主張を共に一定程度取り入れるかたちで決着した。

両院協議会での審議を経て、八月五日に大統領の署名により、法律は成立した（財政均衡法）。ＡＡＨＰの会長イグナーニは、「全体的にみて、合意は公正かつバランスのとれたものだ。」「われわれはとりわけ、この歴史的な予算合意が受給者の選択肢を拡張し、メディケア・システム内の競争を促進させることを喜んでいる。」と、財政均衡法を評価した。(88) 確かに民間医療保険団体は、供給者運営組織認可・規制問題では、一定の有利な条件を獲得した。しかし、特にメディケアからマネジドケアに対する支払額の設定については、民間医療保険団体には不満の残る結果となった。その背景には、団体が、供給者運営組織認可・規制問題をめぐるＡＭＡとの戦いに大きなエネルギーを注ぎ、支払額制度をめぐる闘争に十分対応できなかった、という要因も存在した。(89) 最終的な法案には、超過支払いの抑制を目的とした、従来までの支払額制度の大きな見直しが盛り込まれた。新たな制度では、㈠地域レベルでの支払額と国全体の支払額とを混合（blend）した額、㈡最低限度の支払額（一九九八年時点で月三六七ドル）、㈢前年度の支払額から最低増加率である二％を増加させた額、という三つのなかで最も高額なものが、マネジドケアへの支払額に設定されることになった。また二〇〇〇年以降、新たにリスク調整法の段階的な導入が決定した。(90) これによって、少なくとも都市部のマネジドケアへの支払額が、大幅に減少することは確実だった。

### ㈢　その後の展開

#### 1　医療保険財政管理局のもとでの諸団体の協議

その後、一九九七年末に入り、財政均衡法で定められたとおり、供給者運営組織をめぐる問題を協議するための会合が開かれた。医療保険財政管理局のもとに、開催された会合には、医師、病院、民間保険などから選出された一四名のメンバーが参加した。会合は、供給者運営組織がメディケアと直接リスク契約を結ぶために、どの程度財政的に強力であるべきか、たとえば、組織の資産額はどの程度であるべきか、を決定することを目的としていた。[91]法律では一九九八年の四月一日までに決着をつけることになっていたが、当初から会合は二つの陣営、すなわち医師（ＡＭＡ）、病院側と民間医療保険（団体）側に分かれ、激しく対立した。[92]民間医療保険側は、供給者運営組織が財政的に安定するためには、また組織とマネジドケアとの関係を平等なものにするためには、供給者運営組織は最初の運営以前に一五〇万ドル、そしてそれに加えて五年間に目減りするであろう額の資産を保有すべきである、と主張した。これに対して、医師や病院側は、一五〇万ドルの資産額には同意したものの、その後の目減り分まであらかじめ保有しなければならないというのは、メディケア市場への参入に障壁を設けることになる、と反論した。他の点では合意に達する部分も多かったが、この支払能力基準をめぐる問題が、議論を難航させた。[93]また、こうした資産額のなかで、現金（cash）がどの程度の額を占めるべきか、また無形資産（intangible asset）をどの程度認めるべきか、という問題をめぐっても、両者は対立した。[94]

調停役の医療保険財政管理局は、二月に入り、独自の調停案を提示した。それは、供給者運営組織は、最初から一五〇万ドルの資産を保有する必要があるとし、そのうちの最低七五万ドルが現金でなければならない、と定めていた。また、運営開始後最初の六カ月分の損失を補填するための十分な金額と、それに加えて、管理保証金として一万ドルから三万ドルを保有しなければならないとされた。そして資産のなかで、病院や機械などの固形資産は半分まで認めるとしたが、無形資産の占める割合は限定されていた。これは、（特に大規模な）病院には有利であり、アメリカ病院協会やアメリカ医療システム連盟などの病院団体は賛同したが、ＡＭＡは、あまりに無形資産の占める割合が小さすぎるとし、反発した。[95]しかし最終的には、医療保険財政管理局代表であるキャシー・バトーやモーリーン・ミラーの調停により、三月の初めに、会合は合意に達した。合意は主に医療保険財政管理局の提案に沿ったものとなり、供給者運営組織には一五〇万ドルの資産が要求され、そのうちの七五万ドル、そして運営後は一〇〇万ドルが現金でなければならない、とされた。また、それに加えて一〇万ドルの管理保証金が要求され、最初の六カ月間における損失を補填するための資金も、保有しなければならないとされた。さらに無形資産としては、百万ドルの現金を保有している場合は二〇%、それ以下の場合は一〇%が認められることになった(96)。

## 2　マネジドケアのメディケア離脱問題

こうして、供給者運営組織をめぐる問題は、一段落ついた。しかし、メディケア・マネジドケアをめぐっては、その後深刻な問題が発生する。財政均衡法のもと、メディケア・マネジドケアに対する新たな支払額制度が導入されたが、いざ法律が施行されてみると、多くのマネジドケアが新たな制度の下での支払額に不満を持ち、メディケアから離脱しはじめたのである。こうした離脱の動きは一九九八年に入ると表面化しはじめ、一九九九年の一月までには、約四〇万人のメディケア・マネジドケア加入者が、保険プランの変更を余儀なくされた。一九九九年には、こうした傾向はさらに進むことが予想された。たとえば、大手マネジドケア企業のシグナは、すでにカンサス、クリーヴランドなどの地域からの撤退を決定しており、約一万人のメディケア・マネジドケア加入者が他の保険プランへの移転を余儀なくされるであろう、とコメントした。その結果、一九九九年以降財政均衡法を見直し、マネジドケアに対する支払額をいかに「払い戻し（giveback）＝増額する」かが重要な問題となった。そして一九九九年には財政均衡改善法（Balanced Budget Refinement Act）が、二〇〇〇年には給付改善保護法（Benefits Improvement and Protection Act）が成立し、実際に支払額の見直しが実現する。

このように迅速な見直しが実現した第一の背景要因としては、財政均衡法の実施以降、当初予想していた以上にメディケア予算の削減が進んだ点が重要である。当初は五年間で一一五〇億ドルを削減する予定だったが、実際には削減は予定を大きく上回るペースで進んでいた。その結果、議会・政権側は、団体側の要望に比較的寛容に対応することが可能だったのである。第二に、民間医療保険団体が、支払額の見直しを求めて活発なロビー活動を展開した点を指摘できる。特にＡＡＨＰは激しいロビー活動を展開し、有利な条件の獲得に成功した。議会が支払額の変更に着手しない限り、さらに多くのマネジドケアがメディケアから離脱し、制度自体が大きな混乱に陥るだろうと警告し、議会に強く働きかけたのである。その結果、民間医療保険団体は、一九九九年には約四八億ドル、二〇〇〇年には約一一〇億ドルという、多額の支払額の増額に成功した。[97]ＡＡＨＰの会長カレン・イグナーニは、特に二〇〇〇年に成立した給付改善保護法に関して、「これは、メディケア・プラス・チョイスの全体的な救済という使命に向けた重要な一歩であり、メディケア救済にあたっての礎を提供するものだ」と、高く評価した。[98]

しかし、マネジドケアのメディケアからの離脱が、本当に支払額制度の不備を要因とするものなのか否かという点については、異論も存在した。たとえば、一九九九年の四月に、会計検査院（ＧＡＯ）は、マネジドケアの離脱は、支払額の不足というよりも、加入率の低さや競争の激化など、複合的な要因によるものだ、とする報告書を提出した[99]（これに対して、ＨＩＡＡやＡＡＨＰは、支払額制度をめぐる問題を過小評価している、と主張した）。また、クリントン政権やＡＭＡも、メディケア・マネジドケアに対する支払額の増額に批判的だった。同時期、次章で述べる、マネジドケア規制を目的とした「患者の権利」保障法案の審議は、民間医療保険団体の激しい反対もあり、難航していた。クリントン政権は、このようにマネジドケア側が医療サービスの質を改善する姿勢をみせない限り、メディケア・マネジドケアへの支払額の大幅な増額はできない、と主張したのである。[100]また同様に「患者の権利」保障法案を支持していたＡＭＡも、新聞広告を発表し、議会は「患者の権利」保障法案を可決しないまま、メディケア・マネジドケアに有利な法案を可決しようとしている、と批判した[101]。クリントン政権は、支払額を増額するのであれば、マネジドケアはメディケアに一年以上とどまることを約束すべきである、と主張したが、AAHPなどの反対もあり、最終的にはその旨は法案には盛り込まれずに終わった[102]。

しかし、このように支払額の増額が実現したにもかかわらず、メディケア・マネジドケアの加入者数は、その後も依然として伸び悩んでいる。このことは、公的医療保険制度のプライヴァタイゼーション――民間・市場原理の導入――がいかに困難をはらんでいるか、を如実に示しているといえよう。

（1）Provider-Sponsored Organization を文字通り訳せば、「供給者出資組織」、「供給者後援組織」であるが、本書では、資金の出資・運用も含めて、供給者自身が保険組織の運営においてイニチアチヴを有しているという点を強調し、あえて「供給者運営組織」と訳すことにする。なお、同様のプランは「供給者運営ネットワーク（Provider Sponsored Network）」と呼ばれることもあるが、本書では供給者運営組織で統一する。

（2）Jonathan Oberlander, *The Political Life of Medicare*（Chicago and London: the University of Chicago Press, 2003）, p. 5.

（3）Health Care Financing Administration, *Medicare and Medicaid Statistical Supplement 2001, Health Care Financing Review, Statistical Supplement*, 2003, p. 29.

（4）障害者加入者も含めた、全体的なメディケア受給者数は、一九七〇年の約二〇五〇万人から、一九九五年の約三七五〇万人へと増加している。*Ibid.*, p. 103.

（5）「専門基準審査組織」は、医療供給者によって提供された医療サービスの適切性を審査するために設置されたものである。その後同組織は、一九八二年には、「同僚評価組織（peer review organization）」に改組される。他方、「全国医療計画資源開発法」は、国レベルで保健教育福祉省長官がガイドラインを作成し、各地域には医療システム庁を設置し、医療施設の不必要な重複を回避するためのプログラムを実施しようというものだった。これに対して、疾病診断群は疾病を四七〇のカテゴリーに分類し、それぞれに定額の病院診療報酬を設置するものであり、資源準拠相対評価指数は、医師の医療サービスに投入された資源量に基づいて設定された相対指数に準拠する料金表を、医師報酬の基礎とするものだった。広井、前掲書、五七―七七頁。

(6) 医療費抑制政策の展開については、Kant Patel and Mark Rushefsky, ***Health Care Politics and Policy in America 2 ed.*** (Armonk, New York: M.E. Sharpe, 1999), pp. 162–195; David G. Smith, ***Paying for Medicare: The Politics of Reform*** (New York: Aldine de Grutyer, 1992).

(7) ただし、一九七〇―八〇年代における、政府の規制政策の評価については、議論の余地がある。Oberlander, ***op. cit.***, pp. 107–135, 174.

(8) ***Ibid.***, pp. 170–171.

(9) Newt Gingrich, Dick Army, and the House Republicans, ***Contract with America*** (New York: Times Books, 1994).

(10) John D Wilkerson et al eds, ***Competitive Managed Care: The Emerging Health Care System*** (San Francisco: Jossey-Bass Publishers, 1995), pp. 300–303.

(11) また一九九三年に作成された、クリントン政権の国民皆医療保険改革案においても、マネジドケアを含む様々な保険プランの間の市場競争促進が盛り込まれていた。拙稿「クリントン政権の国民医療保険改革をめぐる政治過程―共和党および利益団体の反対を中心に」『法学政治学論究』第六七号、二〇〇五年。

(12) Louis F. Rossiter, ***Understanding Medicare Managed Care*** (Chicago: Health Administration Press, 1995), Chap. 3.

(13) Jonathan Oberlander, "Managed Care and Medicare Reform," ***Journal of Health Politics, Policy and Law***, 22 (2), 1997, pp. 598.

(14) この点については、田村誠「米国の公的医療保障に導入されるマネージドケア――仕組み、課題、わが国への示唆」『医療と社会』第八巻、四号、一九九九年、七三―八五頁。

(15) もちろん、マネジドケアにおける医療サービスの質の低下も、重要な問題である。注(64)を参照。この点については、第七章で詳しく述べたい。

(16) Peter R. Kongstvedt, ***The Managed Health Care Handbook, Fourth Edition*** (Gaitheburg, Maryland: An Aspen Publication, 2001), p. 1372; Eric Weissenstein, "What is a Provider Sponsored Organization?" ***Modern Healthcare,***

July 14, 1997; Edward B. Hirshfeld, Katherine Nino, and Helen Jameson, "Structuring Provider-Sponsored Organizations: The Legal and Regulator Hurdles," ***The Journal of Legal Medicine*** 20, 1999.

（17） Steve Langdon, "It's a Concept, Not a Category," ***Congressional Quarterly Weekly Report***, March 15, 1997.

（18） Smith, ***op. cit.***, p. 402.

（19） Daniel K. Settelmayer and Bruce John Shih, "Riding the Waiver," ***Health System Review***, 30(5), 1997.

（20） Marilyn Werber Serafini, "Prescription for Relief Stirs Debate," ***National Journal***, September 9, 1995, p. 2220.

（21） David G. Smith, ***Entitlement Politics: Medicare and Medicaid 1995–2001*** (New York: Aldine de Grutyer, 2002), p. 99.

（22） Eric Weissenstein and Jonathan Gartner, "Foiled on PSNS, Hospitals Oppose Budget," ***Modern Healthcare***, November 20, 1995.

（23） Mary Jane Fisher, "Industry Groups Mobilize against Medicare PSNs," ***National Underwriter***, vol. 99(40), 1995, p. 46.

（24） Serafini, ***op. cit.***, p. 2221.

（25） Mary Jane Fisher, "Industry Edgy as Conferees Debate PSNs," ***National Underwriter***, vol.99(46), 1995, pp. 1, 70.

（26） David Woods, "Meet Ms. Managed Care," ***British Medical Journal***, 315, 1997.

（27） http://www.bcbs.com/anniversary/index.html; http://www.bcbs.com/anniversary/timeline90.html.

（28） Laura B. Benko, "Army of One: Most Prominent Insurance Trade Groups to Merge," ***Modern Healthcare***, September 29, 2003; "Trade Groups: HIAA and AAHP Boards Vote to Merge," ***Managed Care Weekly Digest***, October 20, 2003. ＡＡＨＰのウィリアム・マッカラムは、両団体の間に「これまで存在してきたいかなる差異も、かなりの程度消滅した」と述べた。Michael S. Gerber, "Insurance Trade Groups OK Merger: AAHP and HIAA Consolidates Hill Lobbying Efforts," ***The Hill***, September 23, 2003.

（29） Edward Zuckerman, ed., ***the Almanac of Federal PACs, 2004–2005***. (Arlington, VA: Anward, 2004), p. 363.

（30） http://www.ahip.org/content.

(31) Gingrich and Army, and the House Republicans, *op. cit.*

(32) David Maraniss and Michael Weisskopf, "*Tell Newt to Shut Up!*" (New York: A Touchstone Book, 1995), pp. 132–133; *Congressional Quarterly Almanac*, 1995, chapter 7, pp. 3–5.

(33) Robin Toner, "G.O.P. Shifts Health Debate to Medicare," *New York Times*, February 12, 1995.

(34) *Congressional Quarterly Almanac*, 1995, chapter 7, p. 5.

(35) Smith, *op. cit.*, pp. 80, 139; *American Health Line*, February 28. http://nationaljournal.Com/ (以下省略)

(36) Eric Weissenstein, "GHAA Wants More Choice for Medicare," *Modern Healthcare*, July 3, 1995.

(37) "Another Blueprint for Medicare Overhaul Submitted," *Medical Industry Today*, July 28, 1995.

(38) *American Health Line*, January 20, 1995.

(39) *American Health Line*, October 4, 1995.

(40) Martin Gottlieb, "Health Lobbyists Win Adjustments to Medicare Plan," *New York Times*, December 10, 1995.

(41) Louise Kertesz, "Managed-Care Groups May Merge to Create Unified Industry Voice," *Modern Healthcare*, July 19, 1995.

(42) "HMO Trade Association Merge," *Medical Industry Today*, October 25, 1995.

(43) Marlyn Werber Serafini, "Managed Care Groups Expand Missions," *National Journal*, March, 2, 1996, p. 488.

(44) *American Health Line*, September 25, 1995.

(45) "Insurance Companies Preying on Medicare Ills, Kennedy Says," *Medical Industry Today*, August 11, 1995.

(46) Gottlieb, *op. cit.*

(47) Marilyn Werber Serafini, "Senior Schism," *National Journal*, May, 6, 1995, pp. 1089–1093; Marilyn Werber Serafini, "Newtral Actions," *National Journal*, Nobember 25, 1995, pp. 2918–2922.

(48) *Congressional Quarterly Almanac 1995*, chapter 7, p. 4.

(49) Robert Pear, "AMA Says Plan Would Drive Many Doctors out of Medicare," *New York Times*, October 4, 1995.

(50) Marilyn Werber Serafini, "Friendship Matters," *National Journal*, January 20, 1996, p. 144.

(51) Robert Pear, "Doctors' Group Backs Plan of Republicans on Medicare," *New York Times*, October 11, 1995; Colette Fraley and Andrew Taylor, "House Republicans Poised for Medicare Showdown," *Congressional Quarterly Weekly Report*, October 14, 1995, p. 3144; Charles N. Kahn Ⅲ and Anns Kuttner, "Budget Bills and Medicare Policy: The Politics of the BBA," *Health Affairs*, January/February, 1999, p. 41; Serafini, *op. cit.*

(52) Mary Jane Fisher, "Industry Groups Mobilize …," p.46.

(53) Eric Weissenstein, "Wary GOP Legislators Ready Deal on Provider-Sponsored Networks," *Modern Healthcare*, November 13, 1995.

(54) Weissenstein, *op. cit.*; Steven Brostoff, "Medicare Bill in Senate Now Allows PSNs," *National Underwriter*, 99(40), p.1.

(55) Brosfoff, *op. cit.*; Colette Fraley, "Conferees Work Furiously to Overhaul Medicare," *Congressional Quarterly Weekly Report*, November 11, 1995, p. 3458.

(56) Eric Weissenstein and Jonathan Gardner, "Foiled on PSNs, Hospitals Oppose Budget," *Modern Healthcare*, November 20, 1995.

(57) *Congressional Quarterly Almanac, 1995*, chapter 7, pp. 8, 11.

(58) Mary Jane Fisher, "Industry Edgy as …," p. 1.

(59) "Gingrich to Try to Bridge Huge Gap on Provider-Sponsored Networks," *Modern Healthcare*, October 30, 1995.

(60) Colette Fraley, "GOP Scores on Medicare, But Foes Aren't Done," *Congressional Quarterly Weekly Report*, November 18, 1995, p. 3538; *Congress Quarterly Almanac 1995*, chapter 7, p. 13.

(61) William J. Clinton, "Remarks on Vetoing Budget Reconciliation Legislation and an Exchange with Reporters," *Weekly Compilation of Presidential Documents*, December 11, 1995.

(62) *Congressional Quarterly Almanac 1995*, chapter 7, p. 15.

(63) Oberlander, *The Political Life of Medicare*, pp. 178–183.

(64) この「患者の権利」の保障規定については、ギャグ条項の禁止、専門医や救急医療へのアクセスの保障、入院期間についての決定を（保険者でなく）医師・患者に委託すること、十分な医療サービスを受けることができない場合に患者に訴訟提起権を保障することなど、下院法案の方により包括的な内容が盛り込まれていた。民間医療保険団体は、この新たに政治的争点となった「患者の権利」保障をめぐる内容の削除を求めて、議会に対して強く働きかけた。多くのマネジドケアは既に自発的な改善努力を行っていること、医療費の高騰につながりかねないことなどから、これに反対したのである。他方、ＡＭＡや消費者団体、高齢者団体などは、これに賛成していた。結局この「患者の権利」保障問題については、最終的にギャグ条項と救急医療についての規定が、法案に盛り込まれることとなった。拙稿「現代アメリカにおける高齢者医療保険改革―メディケア・マネジドケアの促進と利益団体政治の変容―」『法学政治学論究』六一号、二〇〇三年、を参照。

(65)「医療貯蓄口座」とは、個々人による医療費支払いのための口座創設制度であり、個人にコスト意識をもたせ、自ら医療費を管理させることを目的としたものである。

(66) Eric Weissenstein, "Budget Deal Holding So Far," *Modern Healthcare*, May 19, 1997.

(67) "PSO Bills Still at Odds Over Licensure," *Hospitals & Health Networks*, August 5, 1997.

(68) Eric Weissenstein, "Providers, Insurers Fight over PSO Definition," *Modern Healthcare*, 27(28), 1997.

(69) "Asides and Insides: Man Who Cleaned up the S&LS Says the Next Acronym to Watch is PSOs," *Modern Healthcare*, May 26, 1997.

(70) Joathan Gardner and Eric Weissenstein, "PSO Tug of War: Capitol Hill Debate Focuses on Oversight Issues," *Modern Healthcare*, March 24, 1997.

(71) "Hospitals Chilly to Doctors-Only PSOs," *Hospitals & Health Networks*, March 5, 1997.

(72) Weissenstein, *op. cit.*

(73) *Ibid.*

(74) "Do Provider-Sponsored Health Plans Deserve More Flexible Regulation," *Health Alliance Alert*, March 14, 1997.

(75) Eric Weissenstein, "Study: HMOs, PSOs Seen as Alike," *Modern Healthcare*, May 26, 1997.

(76) Joathan Gardner and Eric Weissenstein, "PSO Tug of War: Capitol Hill Debate Focuses on Oversight Issues,"

*Modern Healthcare*, March 24, 1997,"

(77) John Morrissey, "Week in Healthcare: States' (PSO) Rights: HCFA's Backpedaling Draws Provider Groups' Ire," *Modern Healthcare*, April 21, 1997.

(78) Geri Aston, "Panel Backs Review of Federal Certification for Medicare PSOs," *American Medical News*, March 10, 1997.

(79) *American Health Line*, June 16, 1997.

(80) Chris Serb, "Unwelcome Relief?" *Hospitals & Health Networks*, July 20, 1997.

(81) Eric Weissenstein, "Providers, Insurers Fight over PSO Definition," *Modern Healthcare*, 27(28), 1997.

(82) Eric Weissenstein, "Budget Musk is in the Air," *Modern Healthcare*, May 19, 1997.

(83) "PSO Bills Still At Odds Over Licensure," *Hospitals & Health Networks*, August 5, 1997.

(84) "News Summaries," *American Medical News*, August 4, 1997.

(85) Eric Weissenstein, "PSO Accord Reached: Rules Seek Exclusion of Weaker Organizations," *Modern Healthcare*, March 9, 1998.

(86) Eric Weissenstein, "HCFA Readies for PSO Solvency Debate," *Modern Healthcare*, September 1, 1997.

(87) Eric Weissenstein, "PSO Progress?" *Modern Healthcare*, October 20, 1997.

(88) Mary Jane Fisher, "Insurers Win on Health Issues," *National Underwriter*, August 4, 1997, pp. 3, 50.

(89) Oberlander, *op. cit*, p. 243.

(90) Peter R. Kongstvedt, *The Managed Health Care Handbook, fourth edition* (Maryland: An Aspen Publication, 2001), p. 1090.

(91) Jonathan Gardner, "Solvency Debate Gets Technical," *Modern Healthcare*, December 8, 1997.

(92) Eric Weissenstein, "Doomed to Failure: Presidential Commissions Are Getting to be Policy Wnks' Worst Night-mare," *Modern Healthcare*, February 16, 1998.

(93) Eric Weissenstein and Jonathan Gardner, "PSO Solvency Panel at Impasse," *Modern Healthcare*, February 2,

1998.

(94) Eric Weissenstein, "HCFA Floats PSO Proposal," *Modern Healthcare*, February 16, 1998; Eric Weissenstein, "Panel Looks at PSO Assets," *Modern Healthcare*, February 23, 1998.

(95) Eric Weissenstein, "PSO Proposal Exposes Rift," *Modern Healthcare*, March 2, 1998.

(96) Eric Weissenstein, "PSO Accord Reached," *Modern Healthcare*, March 9, 1998; Eric Weissenstein, "Wonder Never Cease," *Modern Healthcare*, March 16, 1998.

(97) 政策過程と民間医療保険団体のロビー活動については、注(64)における拙稿を参照。

(98) *Congress Quarterly Almanac, 2000*, chapter 12, pp. 32–33.

(99) Chris Rauber, "Laying Blame," *Modern Healthcare*, May 3, 1999.

(100) *CQ Weekly*, October 14, 2000, p. 2414.

(101) *American Health Line*, October 17, 2000.

(102) 前掲拙稿を参照。

# 第七章　「患者の権利」の保障問題をめぐる対立

## 第一節　問題の政治的争点化

### (一)　マネジドケアの問題点

供給者運営組織問題とならんで、AMAと民間医療保険団体、そして企業団体の間の対立を激化させたのが、「患者の権利」の保障問題である。AMAが「患者の権利」保障法案を支持し、マネジドケアによる医師―患者関係に対する不当な介入を阻止（そして自律性を保持・回復）しようとしたのに対し、民間医療保険団体や企業団体は、医療費の高騰につながるとして、激しく反発したのである。この問題も、医師の自律性を尊重するという点についての政治的コンセンサスの崩壊、そしてこれまでのように自律性を尊重すべきか否かをめぐる対立の激化を、象徴的に示す事例といえる。では、「患者の権利」とは何か。またそれは、どのような背景から政治的争点化したのか。この点を明らかにするためには、まずマネジドケアの問題点について、考察しなければならない。

一九八〇年代後半以降急成長を遂げたマネジドケアは、確かに医療費抑制には一定程度効果的だった。しかし他方で、多くの問題点を抱えていた。[1] 互いに重複するが、主な問題点は、以下の二点にあった。

第一は、患者の医師（病院）へのアクセスが制限されている点に由来する問題点である。マネジドケアでは、患者は保険者が契約を結んでいる医師・病院しか受診できない、あるいは他の医師・病院を受診することが認められている場合も、その分多くの自己負担額を支払わねばならない。また専門医や病院を利用する際には、主治医の許可が必要となる（ゲートキーパー制度）。こうしたメカニズムは、あらかじめ費用対効果の点で優れている医師・病院を選別でき、高額な専門医や病院へのアクセスを制限できる点で医療費抑制には効果的である。しかし他方で、その必要性が存在するにもかかわらず、患者の専門医や救急医療の受診、さらには入院機会が制約されたり、遅延されたりする側面を有していた。

第二は、保険者の審査に由来する、医療サービスや保険給付の制限をめぐる問題点である。マネジドケアのもとでは、保険者が医師（病院）の患者への診療活動や給付内容をチェックし、そのなかで不必要と判断したものを制限しようとする。確かにこうした審査は、医療費抑制という点では効果的であるが、同時に高額な治療や高度医療に対する保険給付の拒否、あるいは入院患者の強制的な早期退院などにつながるケースもみられた。またこの点と関連して、一部のマネジドケアでは、医師（病院）は、保険者が定める以外の診療選択肢について、患者に教示してはならないとする「ギャグ条項（gag clause）」を定めるケースも存在した。これは医師と患者の間の開かれた、また真摯なコミュニケーションを阻害するものであり、こうした措置も大きな問題となった。

## (二)「患者の権利」保障問題の政治的争点化

こうした問題点は、マネジドケア加入者の急増やメディアでの報道を背景に、一九九〇年代以降広く認知されるようになった。実際、マネジドケアのもとで、患者がいかに不当な待遇を受けているかに関する「ホラー・ストーリー」は、メディアを通じて繰り返し報道されるようになった。そして、しばしば「マネジドケアに対するバックラッシュ＝急激な反発（managed care backlash）」と称されるほど、マネジドケアに対する社会や一般市民の批判は、急速に広まっていく。その結果、マネジドケアを規制し、民間医療保険加入者の「患者の権利」をいかに保障するか、という問題が、新たに重要な政治的争点として浮上してきた。ここでいう「患者の権利」とは、第一に、マネジドケアを中心とする民間医療保険加入者が（医療サービスに対するアクセスや保険給付などの点で）必要最低限の医療サービスを受ける権利、第二に、そうしたサービスを受けることができないと判断した場合に、異議申し立て（appeal）や訴訟（lawsuit）といった手段に訴える権利である。

第一の点については、具体的には、患者（保険加入者）の専門医や救急医療へのアクセスの保障、乳癌患者などの入院治療への十全な保険給付の保障、ギャグ条項の緩和などが、重要な政治的争点となった。たとえば、事前の承認がなくとも、産婦人科医や救急医療へアクセスすることが可能であること、乳房切除手術の際に最低限の入院給付を保障すること、医療供給者は、コストが安価なものだけでなく、全ての医療選択肢を患者に提示すること、などの点が、問題となった。

第二の点については、患者（保険加入者）が必要最低限の医療サービスを受けることができないと判断した場合には、内外の審査組織に異議申し立てを行う権利、さらには裁判所において訴訟を提起する権利の保障が、重要な争点となった。とりわけ重要なのは、後者である。一九七四年に制定された従業員退職所得保障法（Employee Retirement Income Security Act：以下ＥＲＩＳＡと略記する）においては、民間医療保険加入者が、保険者の医療サービス給付の拒絶や遅延などによって、様々な損害を被ったとしても、それを理由に州裁判所に訴訟を提起することができないなど、患者の損害賠償責任請求権利は極めて限定されていた(2)。したがって、民間医療保険加入者が法的措置に訴える権利を、新たに拡張すべきであるとの声が高まってきたのである。

## (三) アメリカ医師会と民間医療保険団体・企業団体の対立

### 1 アメリカ医師会による「患者の権利」の保障に対する強い支持

重要なのは、新たに出現してきたこの「患者の権利」保障問題をめぐり、これまで同一の政治的立場をとる傾向にあった有力団体である、AMAと民間医療保険団体・企業団体の対立が激化した点である。従来までこれらの団体は、連邦政府の介入に慎重な姿勢をとるとともに、医師の自律性を尊重する民間医療保険中心の医療保険制度を支持してきた。しかし、マネジドケアの発展とともに出現してきたこの「患者の権利」保障問題については、両団体の政治的立場には大きな相違が存在し、それが激しい対立をもたらしたのである。

これまでも述べてきたが、マネジドケアの発展は、医師がこれまで享受してきた診療活動上の自律性を、大きく揺るがすものだった。マネジドケアのもとでの医師の診療活動は、従来型民間医療保険のもとでのそれとは、大きく異なるものだったためである。従来型民間医療保険のもとでは、医師は保険者の審査を受けることなく、また出来高払い制度のもとで、患者に対して自由な、そして自ら十全と考える診療活動を行うことができた。しかしマネジドケアのもとでは、保険者による厳しい審査の下で、またあらかじめ定められた診療報酬の枠内で、患者に対する診療活動を行わなければならず、医師の診療活動上の自律性は極めて限定されたものとなる。医師―患者関係は、マネジドケア（保険者）の介入を受ける。その結果、患者のみならず、医師のマネジドケアに対する懸念・不満は、急速につのった。マネジドケアの発展は、患者側だけでなく医師側にも、大きな懸念・不満をもたらしたのである。その結果、AMAなど医師団体は、「患者の権利」の保障を、積極的に支持する立場をとった。それは、連邦政府によるマネジドケアへの規制強化を通じて、医師―患者関係に対する保険者の不当な介入を抑制し、診療活動上の自律性を保持・回復することを可能にするものだったからである。とりわけAMA

が、これまでは政治的立場を異にすることが多かった、民主党や労働組合などとともに、連邦政府の規制の大幅な強化を含んだ「患者の権利」保障法案を積極的に支持したことは、重要な変化といえる。

## 2　民間医療保険団体・企業団体の反対

ＡＭＡが、マネジドケアへの懸念・不満を背景にその規制強化を支持する一方で、これに強い抵抗を示したのが、民間医療保険団体・企業団体である。これら団体がマネジドケア規制による「患者の権利」の保障に強く反対した背景に、これまで同様、連邦政府の規制強化（ひいては「大きな政府」）への反発が存在することは、言うまでもない。しかし、より重要なのは、医療費高騰への懸念だった。「患者の権利」の保障は、マネジドケアの医療費抑制メカニズムに重要な変更を迫るものであり、医療費を高騰させるおそれがあった。とりわけ患者への訴訟提起権利の保障は、医療訴訟を頻発させ、損害賠償費用の高騰をもたらす可能性があった。すなわちそれは、マネジドケアを中心とする民間医療保険の経営や運営に大きな影響を及ぼすとともに、従業員に保険給付を行っている企業の保険料負担の増大につながりかねないものだったのである。マネジドケア規制によって医療費が高騰すれば、民間医療保険は保険料を値上げせざるをえなくなり、企業はその負担増に耐え切れず、従業員への保険給付を削減あるいは停止せざるを得なくなる、というのが、これら団体の主張だった。こうした医療費高騰への強い懸念から、民間医療保険団体・企業団体は、マネジドケア規制による「患者の権利」の保障に強く反発したのである。

## 3　企業団体の概要

すなわち、ＡＭＡは、マネジドケアによる医師―患者関係への不当な介入への懸念・不満から、「患者の権利」の保障を強く支持し、民間医療保険団体・企業団体は、医療費高騰への強い懸念から、これに激しく反対したのである。以下、「患者の権利」保障法案をめぐる政策過程における、こうした両団体間の対立について具体的な考察を行うが、その前に企業団体の実態について、少し詳しく概観してみたい。

既に述べたように、企業団体としては、具体的には、ビジネス・ラウンドテーブル、アメリカ商工会議所、全米製造業者協会などの大企業団体に加えて、全米自営業者連盟（以下ＮＦＩＢと略記する）、全米小売業者連盟など多くの中小企業団体が存在する。なお、一九七四年には、大企業団体を中心に、ワシントン・ビジネス・グループ・オン・ヘルスが創設された（その後、全米ビジネス・グループ・オン・ヘルスに改名する）。ビジネス・ラウンドテーブルは、総数一千万人以上の労働者を雇用する、毎年の歳入が四・五兆ドル以上にのぼる指導的な諸企業の統合体であり、一九七二年に、マーチ・グループ（March Group）、コンストラクション・ユーザーズ・アンチインフレーション・ラウンドテーブル（Construction Users Anti-Inflation Roundtable）、労働法研究委員会（Labor Law Study Committee）という三つの団体が、ビジネス・セクターが公共政策形成に積極的かつ効果的な役割を果たすべきとの信念から、連合して創設された団体である[3]。これに対して、アメリカ商工会議所は、一九一二年にウィリアム・ハワード・タフトを中心に創設された団体であり、現在三〇〇万の企業と、二八〇〇の州・地域レベルの商工会議所、八三〇のビジネス協会、そして一〇二の海外における商工会議所を組織している。三〇〇人以上の政策専門家、ロビーイスト、弁護士、コミュニケーターを擁し、ビジネスや自由企業の利益のために、議会やホワイトハウスに対してロビー活動を行っている[4]。全米製造業者協会は、一八九五年に創設され、一四〇〇〇の製造業産業を代表している。その目的は、アメリカ経済の成長につながるような立法・規制上の環境を整備することによって、製造業者の競争力を高めること、経済等について製造業者が果たしている重要な役割について政策決定者、メディア、一般市民などの理解を深めていくことなどにある[5]。

またＮＦＩＢは、一九四三年にウィルソン・ハーダーによって創設された中小企業団体であり、ワシントンD.C.および五〇の全ての州に、六〇万以上のメンバーおよびオフィスを有している。メンバー企業の七二％が、労働者一〇人以下の中小企業である。これら企業は、総計約七〇〇万人の労働者を雇用しており、その売上額は、七五〇〇億ドルを超える。(6) このＮＦＩＢは、とりわけ九〇年代以降、飛躍的にその政治活動の規模および範囲を拡張している団体といえよう。(7) 最後に、全米小売業者連盟は、総数二三〇〇万人以上の労働者を雇用している、一四〇万以上の小売業者を組織する（その二〇〇四年度売り上げは四・一％にのぼる）中小企業団体である。(8) 一九九〇年に、アメリカ小売業者連盟（American Retail Federation）と全米小売業商業協会（National Retail Merchants Association）の合併によって、誕生した。最後に、全米ビジネス・グループ・オン・ヘルスは、二〇〇以上の企業雇用者あるいは医療関連会社をそのメンバーとしており、そのメンバー企業は、総計四五〇〇万人の従業員や退職者、そしてその家族に対して、医療保険給付を行っているとされる。(9)

## 第二節　審議の開始と各団体の対応

### ㈠　諮問委員会の設置と各団体の活動開始

「患者の権利」の保障問題が、政治的争点として本格的に浮上するのは、一九九七年以降である。既にこの時期に入ると、マネジドケアに対する加入者の不満の高まりと、そのメディアでの報道を背景に、マネジドケア規制に向けた法案が、幾つか提出され始めていた。(10) こうしたなか、「患者の権利」の保障に積極的なクリントン政権は、同年三月、「医療産業における消費者保護と質に関する諮問委員会（Advisory Commission on Consumer Protection and Quality in the Health Care Industry）」を設置した。その目的は、大統領に対して、医療システムにおいて生じている変化について助言するとともに、医療の質や価値を促進・保障し、医療システムにおける消費者や労働者を保護するために必要となる方策を、大統領に勧告する点にあった。諮問委員会は、民間セクターから選出された三二名のメンバーからなり、保健社会福祉省長官ドナ・シャララと労働省長官アレクシス・ハーマンが議長をつとめた。[11] 委員会は、翌年の三月一二日に、最終的な報告書を提出し、自らが勧告する「患者の権利」法案の全体像を提示した。それは、（一）情報の公開、（二）供給者・保険プランの選択、（三）救急医療サービスへのアクセス、（四）治療に関する決定への参加、（五）（患者の）尊重と差別撤廃、（六）医療情報の信頼性、（七）（患者の）不平と異議申し立て、（八）消費者の責任性、という八つのテーマに関して、「患者の権利」の保障を求めるものであった。[12] こうした委員会の勧告を受け、法案成立に向けた動きは、一気に本格化することとなった。

ＡＭＡは当初から、「患者の権利」保障法の制定に積極的な姿勢をとり、それを重要な政治課題として位置づけていた。[13] 医師のマネジドケアに対する懸念・不満は、すでに急速に高まっていた。ＡＭＡの倫理・司法問題協議会（Council on Ethical and Judicial Affairs）は、九五年に『マネジドケアをめぐる倫理的諸問題（Ethical Issues in Managed Care）』と題された報告書を発表し、マネジドケアが医師および患者にもたらす様々な倫理的問題点を指摘した。そして、マネジドケアによる監視や制約と対立する場合でも、医師は患者の利益を最優先し患者のためになる治療を行うべきであることを主張し、そのためのガイドラインを提示した。[14] ＡＭＡは、クリントン大統領のもとでの上記の諮問委員会にも参加し、その勧告を基本的に支持する姿勢を表明した。委員の一人として参加したＡＭＡのトマス・リアドンは、諮問委員会の「権利法案は、患者を、われわれの医療システムの最も重要な焦点に位置づけるものだ」と述べ、「ここでいう権利とは、患者と医師の間の聖なる絆を保持するための基礎をなすものであり、医療システム全体に対する公衆の信頼回復を助けるであろうものだ」と指摘した。また精神分析医の団体であるアメリカ精神分析医協会（American Psychological Association）のルース・ニューマンも、法案は「消費者保護の出発点」であると評価した[15]。

これに対して、民間医療保険団体・企業団体の対応も、迅速であった。法案制定への動きが強まるなか、一九九六年に民間医療保険団体であるアメリカ医療保険プラン協会（ＡＡＨＰ）は、『患者の最優先（Putting Patients First）』と呼ばれる議案を採択し、連邦政府によるマネジドケア規制の動きを牽制しようとした。これは患者の入院機会、情報開示、異議申し立て、救急医療へのアクセス、患者と医師とのコミュニケーション、クオリティの改善などの点に関して、マネジドケア側が自主的な改善努力を行う姿勢をアピールしようとするものだった[16]。さらに一九九七年の初めから、民間医療保険団体・企業団体は毎週定期的な会合を開き[17]、「患者の権利」保障法案に反対することを目的とした、医療給付連合（Health Benefits Coalition）と呼ばれる利益団体連合を、結成した。その主要メンバーとしては、アメリカ医療保険協会（ＨＩＡＡ）、アメリカ医療保険プラン協会（ＡＡＨＰ）、ブルークロス・ブルーシールド協会などの民間医療保険団体と、ビジネス・ラウンドテーブル、アメリカ商工会議所、全米製造業者協会などの大企業団体、そしてＮＦＩＢ、全米小売業者連盟、全米レストラン協会（National Restaurant Association）などの中小企業団体を指摘できる[18]。連合形成の先頭に立ち、その助言役を務めたのは、かつてＮＦＩＢの主要ロビーイストであり、現在はワシントンのロビー会社フィアース＆イサコヴィッツに属するマーク・イサコヴィッツだった[19]。

## (二) 民主党の法案提出とアメリカ医師会の支持

諮問委員会の決定もあり、一九九八年に入ると、議会で「患者の権利」保障法案についての本格的な審議が始まる。民主党およびクリントン政権は、「患者の権利」保障法の成立に積極的であり、それを最優先の政策課題として位置づけていた。こうしたなか、三月三一日、民主党は、トム・ダシュル、ジョン・ディンゲルらが中心となって、上下院に「患者の権利」保障法案を提出した（S. 1890/H.R.3605）。法案は、マネジドケアを中心とする民間医療保険の全加入者を適用対象とするものであり、救急医療へのアクセスの改善、乳房切除手術の際の最低限の入院給付の保障、ギャグ条項の廃止、専門医への照会の保障、患者の内外の審査組織への異議申し立て権利の保障、さらに州裁判所での訴訟提起権利の保障、などをその内容とするものだった。とりわけ重要なのは、ERISAを改正し、保険者の医療サービス給付の拒絶・遅延等により損害を被った場合には、患者の州裁判所への訴訟提起権利を認めるとしていた点である。[20]

AMAは、三月に民主党法案が提出されると、それを強く支持した。法案の支持にあたってAMAは、代表者会議を構成する、五〇の州医師会と一〇〇の専門医団体の支持をとりつけていた。[21] 他に同法案に対しては、労働組合、高齢者団体、消費者団体、訴訟弁護士団体など、民主党と関係の深い団体も支持を表明していた。AMAは、これまで医師—患者関係に対する不当な介入につながるとの懸念から、連邦政府の医療介入に慎重な姿勢をとっており、共和党の主要な支持団体のひとつであった。そのAMAが、民主党やその支持団体とともに、連邦政府の規制の大幅な強化を含む法案を強く支持したことは、共和党から反発を浴びた。実際に、上院の医療関係タスクフォースの議長であり、AMAから政治献金を受け取っているドン・ニッケルズは、AMAは「とても愚かだと思う」と非難し、[22] 共和党指導部のニュート・ギングリッチも、AMAの代表者の一人に宛てた手紙のなかで、「AMAが、何故訴訟弁護士や、医療システムを国有化しようとしている議会メンバーと、同盟を組もうとするのか、理解に苦しむ」と不満を述べた。[23] しかしAMAは、マネジドケアに対する強い懸念・不満から、民主党法案への支持を崩さなかった。審議中にAMAのエドワード・ヒルは、「どのようなリソースを用いても」民主党法案の成立に尽力する、「この問題については、我々は喜んで争う用意がある」と述べた。[24] 法案の審議が本格化すると、AMAは、労働組合、訴訟弁護士団体、そして消費者団体などと連携し活発なロビー活動を展開し、七月二一日には、一五〇人の州職員を議会でのロビー活動に送り込んだ。[25]

またＡＭＡ以外に、他の多くの医師団体・医療補助職団体なども、「患者の権利」保障法案を支持していた。これら団体は、患者団体とともに、「責任あるケアへの患者のアクセス連合（Patient Access to Responsible Care Alliance）」などの、法案推進のための利益団体連合を形成した。[26]ただしこれら団体が支持していたのは、ＡＭＡが支持していた民主党法案ではなく、下院共和党議員チャールズ・ノーウッドらが提出した法案（後述）であった。同法案が、マネジドケアによる医療供給者の差別禁止を、盛り込んでいたためである。[27]

### (三) 民間医療保険団体・企業団体の反対と審議の難航

#### 1　共和党指導部の対案提出

民主党の法案提出を受けて、共和党指導部も、対案の作成を急いだ。共和党は、基本的に連邦政府の規制強化に慎重な姿勢をとる傾向にあるが、社会一般の関心の高まりから秋の中間選挙で「患者の権利」保障問題が重要な争点となるのは必至であり、一部の議員は、何らかの法案の成立はやむをえないとしていた。またその背景要因については後述するが、とりわけチャールズ・ノーウッドなど一部の下院共和党議員は、法案成立に積極的な姿勢をとっており、患者の州裁判所での訴訟提起権利の保障など、多くの点で民主党法案と類似した独自の「患者の権利」保障法案を提出していた（H.R.1415）。[28]また上院でも、アルフォンス・M・ダマトが、同内容の法案（S. 644）を提出していた。こうした党内の動きやＡＭＡの法案に対する強い支持も、共和党指導部に対案作成を急がせる、ひとつの要因となった。その結果七月に入り、共和党指導部のニッケルズとギングリッチは、独自の対案を上下院に提出した（S. 2330/H.R.4250）。

この共和党指導部によって提出された法案は、救急医療へのアクセスの保障、産婦人科医へのアクセスの保障、ギャグ条項の廃止、患者の内外の審査組織における異議申し立て権利の保障などの規定を盛り込んでいたが、幾つかの点で、民主党法案（そしてノーウッド法案）と大きく異なるものだった。最も重要な相違は、患者の訴訟提起権利の保障に関してであった。民主党法案は、患者の州裁判所での訴訟提起権利を認めるとしていたが、共和党指導部は、医療訴訟の増加につながり、医療費の高騰を招きかねないとして、これに慎重な姿勢をとっていた。下院の法案は、限定的ではあるがＥＲＩＳＡの改正を含んでいたが、上院の法案には、その点についての規定は含まれていなかった。また、法案の適用範囲についても、大きな隔たりが存在した。民主党法案は、約一億六千万人存在する民間医療保険加入者全てを、適用対象としていた。しかし、上院共和党法案の多くの規定は、州の規制から除外されている自家保険（self-insurance）加入者である約四千八百万人のみを、適用対象とするものだった。その他、共和党法案には医療貯蓄口座の拡張など市場原理の強化が盛り込まれていたが、民主党法案にはこうした規定は含まれていなかった。[29]

## 2　民間医療保険団体・企業団体の反対活動

共和党指導部は、こうした対案の提出によって、ＡＭＡからの支持を取り付けようとしていた。実際にギングリッチは、ＡＭＡに対して、共和党も法案成立に積極的である点をアピールしようと躍起になっていた。[30] しかしＡＭＡは、共和党法案の規定は十分ではないと批判し、あくまで民主党法案を支持する姿勢を崩さなかった。[31] 共和党指導部の対案が限定された内容だった背景には、党内保守派に加え、ＡＭＡ同様共和党と関係の深い民間医療保険団体・企業団体の、「患者の権利」の保障に対する強い反対があった。これら団体は、既に述べたように、とりわけ医療費高騰への懸念から、患者の訴訟提起権利の保障に強く反発していた。ＡＡＨＰは、患者の訴訟提起権利を盛り込んだ民主党法案、ノーウッド法案両案は、多大な訴訟を引き起こすと警告し、医療給付連合の会長ダン・ダナーも、「損害賠償責任を拡張することは、患者の『保護』というよりも、訴訟弁護士の利益につながるものだ」と述べた。[32] また、アメリカ商工会議所の副会長のブルース・ジョステンも、「もし雇用者を訴訟に晒すような法案が成立すれば、商工会議所は、従業員への給付を停止するよう、メンバーに助言せざるをえなくなる。訴訟のリスクはあまりに大きい」と指摘した。[33] こうした反対は、共和党保守派議員の間にも、共有されていた。[34]

これら団体は、「患者の権利」保障法案に対して、強力な反対運動を展開した。九七年の秋から、医療給付連合は、法案反対を目的とするグラスルーツ・ロビーイングを開始し、九八年に入るとPR会社を雇い、大規模なラジオ・活字広告を展開した。[35] 特にジョージア、ルイジアナ、ミズーリ、その他七つの州に重点を置いたロビー活動を展開し、ノーウッド法案を支持する一部共和党保守派議員の支持を撤回させせようとした。[36] その後連合の反対活動はさらに活発化し、電話や手紙を用いて、「患者の権利」保障法案を支持している約二〇人の上院議員、たとえばコネチカット、ルイジアナ、ミズーリ、ペンシルヴェニアその他の州の穏健派共和党議員に圧力をかけるとともに、民主党法案を支持する九人の下院共和党議員を批判する広告活動を展開した。[37] 七月に入ると、連合はロビー専門会社を雇い、手紙を用いた大規模な反対キャンペーンを開始し、さらに全国のオピニオン・リーダーから、法案に反対する手紙の収集を行った。また民主党法案を支持している穏健派民主党・共和党議員の支持撤回を求めて、当該地域の選挙民を介した電話攻勢を仕掛けた。さらに、労働組合の法案支持キャンペーンに対抗するために、下院の一五の選挙区で、法案反対を訴えるラジオ広告を展開した。[38]

支持団体、反対団体双方の激しいロビー活動と、両党法案間の大きな相違から、審議は難航した。民主・共和両党とも、自らの法案成立を強く主張しており、妥協は困難な状況にあった。結局九八年の七月二四日、共和党が多数を握るなか、下院は民主党法案 H.R. 3605を二一二対二一七で否決し、代わりに共和党指導部が提出した共和党法案 H.R.4205を二一六対二一〇で可決した。法案提出から八日目の可決であり、こうした共和党側の迅速な対応の背景には、「患者の権利」保障法制定に消極的であるという、民主党側の批判をかわそうという意図が存在した。しかし、離反者も多く、前者の採決では一〇人の共和党議員が民主党法案の賛成に回り、後者の採決では一二人の共和党議員が共和党法案の反対に回った。民主党側は、内容が不十分であるとして法案を強く批判し、クリントン大統領による拒否権発動の可能性を示唆した。[39] 上院の共和党法案は、下院のものよりもさらに内容が限定されていたため審議は膠着し、[40] 最終的に採決までいたることはなかった。

## 第三節　両団体間対立の激化と法案の不成立

### (一)　上下院での法案可決

結局一九九八年中に法案は成立せず、秋の中間選挙を経て、審議は一九九九年に突入した。中間選挙で民主党が善戦したこともあり、「患者の権利」保障法の制定自体に異議を唱える議員は少数となり、問題はどのような法案を成立させるかという点に移行していた。しかし、両党のスタンスには、法律の適用範囲や患者の訴訟提起権利などの点で、やはり大きな隔たりがあった。上院では、共和党側が独自の法案を提出していたが（S. 326）、その多くの規定は適用範囲を自家保険加入者に限定するものであり、また患者の訴訟提起権利について何ら規定を含んでいないものであった。[41] こうした両党間の対立は、上院の委員会審議から表面化した。委員会の採決で共和党法案 S. 326 は、全ての共和党議員が賛成し、全ての民主党議員が反対するかたちで、一〇対八で可決された。民主党議員は、多くの修正案を提出し抵抗したが、その全てが共和党議員の反対のもとに否決された。法案は、最終的には S. 1344 として七月に上院本会議での審議にかけられ、四日間の激しい論争の末、七月一五日に五三対四七で可決された。既にクリントン大統領は、法案に拒否権を発動する姿勢を示していた[42]。

これに対して、前年度の採決でもかなりの離反者が出たことに示されているように、下院においては、共和党内部でもより強い規制を支持する勢力が存在し、共和党の足並みは乱れていた。その中核を担ったのが、下院共和党のノーウッド、グレッグ・ガンスクなど、一〇人を超える医師・歯科医師出身議員だった。これら議員の多くは、マネジドケアに対して医師が抱いている懸念や不満への強いシンパシーから、共和党指導部が提出している規制の弱い「患者の権利」保障法案に反発していたのである。既に述べたように、ノーウッドらは一九九七—九八年にも民主党法案と類似した法案を提出していたが、何とか共和党指導部との協調関係を維持しようとしていた。しかし、ギングリッチやデニス・ハスタートら党指導部が、あくまでも限定された内容の法案を推し進めようとしたことから、彼らの不満は高まった。ハスタートのスポークスマンであるジョン・フィーヘリーは、「医師たちが重要な役割を果たしていることは明白だ。そして彼らは、この問題に対して明白に強硬な意見を持っている。」「これは容易ではない状況だ。」と述べた。実際、上院で共和党法案が可決された日、ノーウッド、ガンスク、そして眼科医のジョン・クックシーらはＡＭＡの記者会見に出席し、法案は「患者の権利」ではなく、「ＨＭＯの権利のための法案（HMO Bill of Rights）だ」と批判した。ＡＭＡのトマス・リアドンは、「医師たちは、下院に現状（reality）を伝えている」「彼らはこの問題を理解している。マネジドケアの下で患者に何が生じているのか、理解しているのだ」と述べた[43]。

こうしたなか、とうとうノーウッドらは指導部に反旗を翻し、民主党のジョン・ディンゲルらと共同で法案の作成にあたり、患者の州裁判所における訴訟提起権利を含む、より規制の強い「患者の権利」保障法案を提出した（H.R. 2723）。法案には、医師出身議員からの働きかけやきたる選挙に対する懸念を背景に、民主党議員だけでなく共和党からも多くの議員が支持を表明した。ハスタートら指導部は、ノーウッド法案よりも広範な支持を集めることが可能な代案を模索したが、党内保守派や民間医療保険団体・企業団体の強い反発もあり、難航した。最終的に指導部は、共和党議員トム・コバーンらによる、連邦裁判所でのみ患者の訴訟提起権利を認める法案の支持を決めたが、一〇月四日に一九三対二三八で否決された。結局共和党は、党内をまとめることができないまま、一〇月七日、ノーウッド法案が、二人を除く民主党議員と、なんと六八人の共和党議員の支持を得て、二七五対一五一で可決された。(44)

## (二)　両団体の活動活発化と法案の不成立

### 1　アメリカ医師会の活動活発化

ＡＭＡは、民主党や共和党内部の法案積極派と連携し、患者の訴訟提起権利の保障を含む、より規制の強い法案の成立を目指した。一九九九年に入ると、ＡＭＡは、鍵を握る上下院議員の選挙区へのグラスルーツ・ロビーイングを強化するとともに、政治献金を盾にした共和党への圧力も強化した。既にＡＭＡは、一九九八年選挙に際して、法案成立に消極的な候補者には支援を控える戦略をとっており、実際に一九九六年選挙ではその八五％が共和党にわたっていたＡＭＡの政治献金は、一九九八年には七〇％にまで落ち込んでいた。ＡＭＡは、共和党がより規制の強い法案を支持しないのであれば、献金額はさらに低下するであろうと述べた。実際に州医師会は、主要な共和党議員からの献金要請に対して、冷たい態度をとり始めていた。(45)さらに広告活動も強化し、約三〇万ドルをかけて、七月八日には一一の州で活字広告を、七月一二日にはラジオ広告を、それぞれ開始し、上院議員に民主党法案への支持を呼びかけた。(46)

上院で規制の弱い共和党法案が可決されると、ＡＭＡは反発し、規制の強い下院ノーウッド法案の成立を推進した。会長のトマス・リアドンは、ノーウッド「法案は、患者および投票者が必要としている本質的な保護を提供するものだ」、「それによって、医師は医療に関する決定を行うことが可能となり、医療保険プランは自らの行動に責任をとることになろう。また、患者は、もし自らの治療が遅れたり否定されたりした場合には、異議申し立てを行うことができる。そして法案の保護規定は、民間医療保険に加入する全ての人間に適用される」と述べた。[47] ＡＭＡは、ノーウッドら下院共和党の医師出身議員の動きを評価し、それを強く後押ししていた。[48] 他にアメリカ歯科医師会（American Dental Association）、アメリカ産婦人科学会（American College of Obstetricians and Gynecologists）、アメリカ眼科学会（American Academy of Ophthalmology）など多くの医師団体も、同法案を支持していた。[49] ＡＭＡは、八月に入り、これら他の医師団体と共同で下院二八の選挙区で新聞広告を開始し、[50] その後もラジオ・テレビ・活字媒体を用いた広告活動を活発に行い、さらに全国のタウンホール・ミーティングに医師の参加を呼びかけ、ノーウッド法案への支持を呼びかけた。[51] ＡＭＡは、我々が医師として自らの医療をめぐる決定に対して責任を有しているように、「医療保険プランは、自らの下した治療に関する決定が患者に損害を与えた場合は、それに責任をとるべきだ」と、患者の訴訟提起権利を受け入れがたいものとする民間医療保険団体を強く批判し、[52] 九月には、約三〇〇人の医師メンバーをワシントンに集結させ、議会へのロビー活動を強化した。[53] 共和党側は、様々な対案を提出しＡＭＡに揺さぶりをかけたが、[54] ＡＭＡはノーウッド法案支持の姿勢を崩さなかった。

## 2　民間医療保険団体・企業団体の活動活発化

しかし、民間医療保険団体・企業団体の反対活動も、激化していた。医療給付連合の会長ダン・ダナーは、「もし医療給付連合とその個々のメンバーの努力が存在しなかったら、前年確実に法案は通過していただろう」「前年には、連合は議会メンバーを説得するにあたって、大きな役割を果たした。それは今年も効果をあげるであろう」と述べ、改めて対決姿勢を鮮明にした。[55] 連合は、七月の最初の二週間だけで一〇〇万ドルを用いた広告活動を展開し、[56]各団体も活発なロビー活動を展開した。アメリカ商工会議所は、「グラストップス（grass tops）」計画を実施し、議員の出身地域でのグラスルーツ・レベルからの支持動員を図り、[57]全国のビジネス指導者に約三〇〇〇通のEメールを送付、議員への圧力を強めるよう働きかけるとともに、電話攻勢を行った。会議所は、特に民主党の約三〇人からなる中道・穏健派議員集団であるブルードッグス（Blue Dogs）への働きかけを重視していた。[58]ビジネス・ラウンドテーブルは、およそ下院一五〇、上院七〇の選挙区において、地域のビジネス・オーナーと議員との会合を開催した。七月一二日のオハイオ州コロンブスで開催された記者会見では、女性ビジネス・オーナーが民主党案を激しく攻撃した。[59]またAAHPは、ニュー・ハンプシャー、アイオワなどで、きたる大統領選挙に備え、共和党の予備選挙候補者に圧力をかけた。[60]また、テレビコマーシャルを作製し、ノーウッドらの法案は、患者の権利保護ではなく、むしろ訴訟弁護士を利するものであると訴え、患者の訴訟提起権利の拡大を批判した。[61]

ＡＭＡへの批判も、高まりを見せた。ＡＡＨＰは、ＡＭＡが医師への医療過誤訴訟問題については、その頻発を阻止しようとしているのに対して、今回はそうした患者の訴訟提起権利を民間医療保険にまで拡大しようとしている点を批判し、「医師は出来高払い制度の支持者であり」、法案は、医師たちにとって「旧態依然たるシステムに戻る機会なのだ」と主張した。[62]共和党指導部は、ＡＭＡや党内のノーウッド法案支持議員を懐柔しようと躍起になる一方、法案の成立自体に慎重な民間医療保険団体・企業団体の激しい反対にも、頭を痛めていた。そして、一定地域で雇用者、保険者、医療供給者、従業員が共同し労働者に対する保険パッケージを創設することを認め、医療選択肢を拡張しようとする「ヘルスマート（Health Mart）」プランや、教会、職業組合、企業などが共同し、個人で購買するよりもより安価に医療保険を購買できる「組合保険プラン（Association Health Plan）」を自らの法案に盛り込むことにより、これら団体の反対を和らげようとした。しかし、ＮＦＩＢなど中小企業団体は提案を歓迎したが、民間医療保険団体は反発し、事態の大きな改善にはつながらなかった。[63]

さらにＡＭＡと民間医療保険団体との対立を深めたのが、医療過誤（medical errors）問題だった。この問題は、一九九九年の一一月二七日に、医学研究所が発表した報告書に端を発するものであった。報告書は、一年間に四万四千人から九万八千人が医療過誤によって死亡しているとする、ショッキングなものだった。[64] ＡＡＨＰは、三月二八日から、二〇万ドルをかけた広告キャンペーンを展開し、真の患者の保護のためには、医療過誤問題にもっと目を向けるべきであると主張した。[65] しかし、こうした広告は、「患者の権利」保障問題を医療過誤問題へすりかえようとするものであると、ＡＭＡ、アメリカ看護師協会、アメリカ病院協会などから、激しい反発を受けた。[66] これら団体は、三月三一日に、直ちに広告を取りやめるようＡＡＨＰに要求し、両院協議会の民主党議員ジョン・ディンゲルも、「マネジドケア改革は、医療過誤に関するものではない」と不快感を示した。これに対して、ＡＡＨＰのイグナーニは、広告は、患者の保護を実現するための真の手段について、広く認知してもらうためのものだ、と反論した。[67]

## ３　両院協議会における審議と法案の不成立

こうして上院で共和党法案が、下院でノーウッド法案がそれぞれ可決し、審議の場は両院協議会に移り、法案の一本化が図られることになった。しかし、上下院それぞれにおいて可決された法案内容の隔たりは、大きなものだった。また共和党側は、協議会メンバーに、下院法案（ノーウッド法案）に慎重な議員を集中的に送り込んでいた。実際、共和党が協議会に送り込んだメンバーは、下院法案の支持者一人、反対者一一人、棄権者一人という構成だった。ノーウッドやガンスクなどの推進派も、含まれていなかった。[68] その結果、対立は両院協議会にまで持ち込まれ、審議は難航を極めた。

二〇〇〇年以降、交渉作業を担った主要メンバーは、民主党のケネディと共和党のニッケルズであった。しかし、ケネディは、いかなる協議会報告書も下院法案をもとに作成されるべきであると主張し、ニッケルズも、上院法案への支持を譲らない姿勢を示していた。主な対立点は、やはり患者の訴訟提起権利問題と、法案の適用範囲問題にあった。選挙が近づく中、一部共和党指導部も、何らかの形で患者の訴訟提起権利を保障すべきとの立場を、とらざるをえなくなっていた。しかし、ニッケルズは、それは医療費を高騰させるとして強く抵抗していた。(69)

結局二〇〇〇年六月まで審議が続いたが、共和党と民主党、また上下院の共和党の間の隔たりは大きく、合意形成は難航した。「患者の権利」保障問題がきたる選挙の争点となることを避けたい共和党指導部は、限定された条件のもとではあるが患者の訴訟提起権利を認める法案をまとめ、それは六月二九日に上院において五一対四七で可決された。しかし、民主党側は、対決姿勢を崩さず、両党が最終的な合意にいたることはなかった。(70) その結果、結局二〇〇〇年も、「患者の権利」保障法案は不成立に終わった。

## (三)　二〇〇一年以降の展開

### 1　再度の法案提出

こうして二〇〇〇年にも結局法案は成立せず、「患者の権利」保障法案の審議は、二〇〇一年に繰り越された。二〇〇〇年度大統領選挙において、共和党のジョージ・W・ブッシュが当選したことから、再び審議の行方は不透明性を増した。新たに大統領となったブッシュも、「患者の権利」保障法案を成立させる必要性については、選挙期間中から認めていた。それにもかかわらず、患者の訴訟提起権利をどの程度認めるか否かという問題についての、ブッシュ政権と民主党との意見の違いが、審議の進展を困難なものにした。こうした意見の相違は、法案の内容自体に、端的に反映されていた。

二月六日、下院の民主党議員と一部の共和党議員は、再び「患者の権利」保障法案を提出した。法案は、民主党のジョン・ディンゲルと共和党のグレッグ・ガンスクを主な提出者とするものであり、一九九九年一〇月に下院で可決された法案とほぼ同じ内容だった（H.R. 2563）。六八名もの共和党議員も、共同提出者として、支持を表明していた。上院でも、共和党のジョン・マッケインと民主党のエドワード・ケネディ、そしてジョン・エドワーズらが、下院とほぼ同内容の法案を提出していた。法案は、患者の訴訟提起権利に関して、問題が医療判断をめぐるものであった場合、患者は州法のもと州裁判所で賠償を求めることができ、賠償額の上限も州の規定に委ねられる一方、問題が給付をめぐるものであった場合、患者は連邦裁判所に対して五百万ドルまでの賠償を求めることができるとしていた。[71] これに対して、二月七日、ブッシュ大統領は、独自の法案内容のアウトラインを発表した。患者の医療サービスに対するアクセスの保障という点では、ブッシュのプランは、ディンゲルらの法案内容と共通する部分も多かった。しかし、患者の訴訟提起権利に関しては、ブッシュのプランとディンゲルらの法案内容の間には、大きな差異が存在した。ブッシュ案には、最終的な医療上の決定に対して責任がないかぎり雇用者は訴訟提起からは守られること、患者の訴訟提起権利は連邦裁判所に限定されること、可能な限り異議申し立てを行ったうえでしか患者は訴訟を提起できないこと、損害賠償額には「適正な」な上限が設定されるべきであること、などの内容が盛り込まれていたのである。[72]

## 2 ブッシュ大統領とノーウッドの交渉

まず審議は、上院から始まった。ブッシュは、その広範な訴訟提起権利に反発し、もしもマッケイン＝ケネディ＝エドワーズ法案が議会で可決したならば、拒否権を発動するだろうと警告した。ホワイトハウスは、彼らの法案は、「高額かつ不必要な訴訟を促し、多くのアメリカ人が、保険給付を行う能力を悪化させるものだ」と強く批判した。[73] ブッシュ政権のスポークスマンであるアリ・フライシャーは、法案をこのままの内容でブッシュに送ることは、拒否権を発動されることが事前にわかっているのに、「努力を無駄にするに等しい行為だ」と挑発した[74]。法案提出者に修正を求める働きかけも、激しさを増した。保健社会福祉省長官のトミー・トンプソンが、マッケインと個人的な交渉を行ったほか、共和党のフィル・グラムやドン・ニッケルズも、損害賠償額の上限設定などの点での修正を求める構えをみせていた[75]。しかし、上院の民主党指導層は、法案の大幅な修正を拒否した。ジョン・エドワーズは、両党の「違いがどこにあるにしろ、われわれは患者の側に立ち、彼らはＨＭＯの側に立つ」と述べた[76]。その結果、共和党指導部そしてブッシュ政権側は、共和党のビル・フリスト、ジョン・ブローらが提出した対案（S. 889）を支持し[77]、マッケインらの法案に抵抗した。これは、外部の審査機関による異議申し立て手段を十分行使した後でのみ、患者は訴訟提起権利を行使できるが、それは連邦裁判所においてのみであり、また訴訟における非経済的な損害賠償額を、五〇万ドルまでとするものだった[78]。

しかし六月二九日、若干の修正を施すかたちで、マッケイン＝ケネディ＝エドワーズ法案は、全ての民主党議員と、八人の共和党議員の支持を得て、五九対三六で可決した[79]。問題は、民主党が劣勢な下院の審議にあった。すでに述べたように、民主党のジョン・ディンゲルと、共和党のグレッグ・ガンスクは、上院可決法案とほぼ同内容の法案を下院に提出していた。しかし、共和党指導部とブッシュ大統領は、これに対抗するかたちで、共和党議員エーミー・フレッチャーの提出した法案（H.R. 2315）を支持した。この法案は、保険プランの契約にもとづく治療の遅延や否認に関しては患者は連邦裁判所に訴訟提起できるが、州裁判所における訴訟提起権については、保険者が外部の審査機関の決定を無視した場合のみ認めること、訴訟の損害賠償額については、非経済的な損害賠償額について五〇万ドルまでという上限を設定すること、懲罰的な損害賠償は認めないこと、などを内容とするものだった[80]。

しかし、審議が進むにつれて、ブッシュ大統領、そして共和党指導層は、フレッチャーの法案は、このままでは可決する見込みがないと認めざるをえなかった。下院共和党の中にも、医師出身議員を中心に、ディンゲルらの法案に対する支持が広がっていたからである。こうしたなかブッシュ大統領は、下院の共和党議員であり、長い間「患者の権利」保障法案の成立に尽力してきたチャールズ・ノーウッドと私的な会合を重ね、妥協点を模索した。ノーウッドは、一九九九年に可決され成立一歩手前までいった法案の共同提出者であり、共和党内の「患者の権利」保障法制定に向けた積極派の急先鋒だった。しかし彼は、ブッシュ大統領とこの問題について何とか妥協を実現し、超党派的な支持のもとに法案成立を図りたいと考えていた。(81) 両者の会合には、下院議長のデニス・ハスタートも加わっていた。(82) そして八月一日、ブッシュとノーウッドは、最終的な合意に達した。妥協案は、ブッシュ大統領の要求を、かなりの程度受け入れるものだった。とりわけ訴訟提起権利に関しては、患者は州裁判所に訴訟を提起できるが、連邦の法や規則に従うものとされ、その損害賠償額は非経済的な損害については一五〇万ドルまで、懲罰的な損害賠償についても一五〇万ドルまでと定められ、また訴訟提起権利自体が、マネジドケアが独立の審査機関の決定に従わなかった場合に限定された。

ノーウッドにとっては、苦渋の選択だった。ディンゲル＝ガンスク法案を、このまま審議し可決すれば、ブッシュ大統領の拒否権発動に直面してしまう。とにかく「患者の権利」保障法を成立させるためには、大統領と交渉し妥協案を作成することが、唯一の選択肢だった。八月二日、下院は、ノーウッドの修正案を取り入れた法案を、二二六対二〇三で可決した。共和党の反対者は六名にとどまり、三名の民主党議員が賛成した。しかし、民主党の強硬派からは、ノーウッドの行為は一種の裏切り行為であると、激しい反発が噴出した。リチャード・ゲッパートは、「これは患者の権利のための法案ではない。ＨＭＯおよび医療保険会社の権利のための法案だ」と述べた。(83) ケネディも、ノーウッドとブッシュとの妥協案は、「患者とＨＭＯの間の戦いを平等にすることを、保障するものではない」、「今後も、上院、両院協議会で、戦いを持続していかなければならない」と述べた。(84) またディンゲルも、妥協案の可決を受けて、「ＨＭＯは、今ごろほほえんでいるだろう」とノーウッドを批判した。しかしノーウッドは、「私は、私の仲間たちに対して、謝罪はしない」と述べ、自らの判断が間違っていないことを強調した。[85]

### 3　両団体間対立の激化

ＡＭＡは、これまで同様、より強力な「患者の権利」保障法の成立を求める立場から、マッケイン＝ケネディ＝エドワーズ法案（そしてディンゲル＝ガンスク法案）を支持した。三月に、ＡＭＡはワシントンでの記者会見において、二〇〇一年度の団体の政治的アジェンダを発表したが、「患者の権利」保障法の成立は、そのなかのトップに位置づけられていた。[86] また会長のランドルフ・スモークは、三月にオハイオ州クリーヴランドで行ったスピーチのなかで、「患者の権利」の重要性を訴えた。[87] ＡＭＡは、デラウェア、フロリダ、ニュージャージー、ニューヨーク、オハイオなどの州で活発なロビー活動を展開し、マッケインらの法案への支持を求めた。ＡＭＡは、国民の間にも法案への支持が広がる中、その成立への自信を深めていた。実際ＡＭＡ会長のリチャード・コーリンは、「アメリカの患者の八五％は、ＨＭＯ保護法ではなく、患者の権利法を支持している」「ＨＭＯのもとでの患者と医師は、ＨＭＯの濫用に対して、勝利が近いということを確信している」と自信を垣間見せた。ＡＭＡは、議員にロビー活動を通じて働きかけるよう、医師会メンバーにアクション・アラートを送付し、そのなかで下院における共和党の対案について、それは「上院で可決された最終的なヴァージョンに比べて、極めて弱体な内容だ。上院が可決した患者の権利保護法案よりも弱体な、いかなる法案も受け入れることはできないと、議員たちが理解することこそが極めて重要なのである」と強く批判した。[88] また上院の共和党フリスト案についても、フリスト側は自らが外科医ということもあり、ＡＭＡの支持を何とかとりつけようと努めたが、[89] ＡＭＡは「それはマネジドケアの濫用に対する患者の保護という点で、あまりに不十分である」、「何百万人ものアメリカ人を救うよりも、むしろ害を及ぼすものだ」と批判し、マッケインらの法案への支持を変更しなかった。[90] 下院におけるノーウッドとブッシュの妥協についても、現行法よりもさらに悪いと激しく反発した。[91] この時期になると、連邦政府レベルでの審議が難航する一方、州レベルでは、「患者の権利」保障法を制定する地域もみられた。ブッシュ大統領の出身地であるテキサス州も、そのひとつだった。AMAは、これらの州での現状について調査し、「患者の権利」保障法は州レベルにおいて成功を収め、高額な訴訟の増加にはつながっておらず、むしろ医療サービスの質の改善、無保険者の減少などにつながっていると主張した。[92]

しかし、民間医療保険団体と企業団体は、再びこれら「患者の権利」保障法案に、強く反発した。医療給付連合の会長ダン・ダナーは、マッケインやディンゲルらの法案に対して、「法案は、未だに医療訴訟から雇用者を保護するための措置を、何も講じていない。いやむしろ、訴訟の危険性を高めるものだ」と批判した。AAHPのカレン・イグナーニも、「訴訟提起権利をめぐる議論は、実際には拡大しつつある」と懸念を表明した。ビジネス・ラウンドテーブルのサミュエル・モーリーも、法案は訴訟の増加につながるとの懸念を示した。[93] 他方、これら団体は、患者の訴訟提起権を部分的に認めるとした共和党の法案にも手厳しかった。NFIBのロビーイストのエイミー・ジャンセンは、患者の訴訟提起権利を認めることは、「われわれメンバーの一部を、経営不可能な状態にまで追い込むのに、十分である」と指摘した。[94] 医療給付連合も、共和党法案は未だ患者に訴訟提起権利を認めるものであり、「雇用者の保険給付、そして患者のアクセスを、ますます困難かつ混迷した状態にする、また高負担にするものだ」と述べた。[95]

また、AAHPの副会長であるリック・スミスは、州レベルで「患者の権利」保障法が成功しているとのAMAなどの主張についても、テキサス州の法律は訴訟提起権利などの点でケネディらの法案とは異なるものであるため、「テキサスから教訓を引き出そうとする人間は、正しいとはいえない」と述べた。企業団体・民間医療保険団体は、ガンスクらの法案は、テキサスの法律よりもはるかに広範な訴訟提起権利を含んでいると主張したのである。[96] 医療給付連合は、六月に入ると、ワシントン地区限定のテレビ・ラジオ・新聞を用いた広告活動を展開し、法案に反対した。またAAHPも、団体のメンバーに、手紙・電話を用いて議員に圧力をかけるよう促し、独自の広告キャンペーンを計画していた。[97] 共和党の保守系議員、そしてブッシュ政権が、最後まで訴訟提起権利などの点で譲らなかった背景には、こうした民間医療保険団体、企業団体の激しい反発があった。実際ブッシュは、ノーウッドとの交渉の際に、企業団体と会合し、訴訟提起権利の緩和について合意に達していた。

## 4　法案の不成立とその後の展開

対立が続く中、議会は八月の休暇に入った。上院法案と下院法案の間の差異は大きく、それを解消するめどは立っていなかった。また九月に入ると、テロ事件が生じ、議会の関心は内政から外交へと、一気に変化した。こうした理由から、両院協議会を開催し、上下院の可決法案について審議することは、きわめて困難な状況となった。その結果、二〇〇一年度中も、「患者の権利」保障法案は、成立までいたらなかったのである。[98]

その後も、「患者の権利」保障法案の成立を求める動きは、収まらなかった。二〇〇二年に入り、ブッシュとエドワード・ケネディが交渉し、合意の形成を目指したのである。これまでも、両者は教育政策などで交渉を行い、合意に達した実績を持っていた。こうしたなか、難航する「患者の権利」保障問題についても、個人的な交渉によって状況を打開しようとしたのである。両者は、難問である患者の訴訟提起権利問題について、連邦レベルのガイドラインを形成する方向で、合意形成することを画策していた。[99] しかし民間医療保険団体、企業団体は、こうした法案の成立に向けた交渉の動きに、強く反発した。審議が開始されるや否や、団体は、ブッシュ大統領に民主党側と安易な妥協を行わないよう、圧力をかけた。HIAAのドナルド・ヤングは、いかなる「患者の権利」保障法案も、「数百頁にもわたる新たな規定を作成することにより、医療費を高騰させるだろう」と批判して、雇用者そして労働者の家族が保険給付を行うことをさらに難しくするだろう」と述べ、ブッシュ大統領と共和党議員に、いかなる法案も成立させないよう圧力をかけた[100]。連合は、一月末から百万ドルをかけた広告活動を展開する計画をたて、ブッシュ大統領にケネディとの交渉を進めないよう圧力をかけた。他方で、AMAも、ケネディが安易な妥協を行い、マネジドケアに対する規制を緩和するのではないか、と懸念していた[101]。

このように、いずれの利益団体も、安易な妥協をしないよう圧力をかけるなか、合意形成作業は、なかなか進展しなかった。また、ブッシュ政権、民主党いずれの陣営も、是が非でも法案を成立させなければならないと、考えていたわけではなかった。実際にブッシュ政権にとって、「患者の権利」保障問題の政治的なプライオリティは、あまり高くなかった。また民主党側も、法案が成立しないまま中間選挙に突入したほうが、自らに有利に働くとの判断があった[102]。その後状況を打開するために、再びノーウッドが、ホワイトハウスと交渉し、訴訟における非経済的損失額の上限を四百万ドルとするとの点で妥協した[103]。しかし、ケネディとホワイトハウスの交渉は、七月二四日、とうとう最終的な決裂を迎えた。上院議長のトム・ダシュルは、八月一日に両院協議会を開催すると述べたが、これが形式的なものであり、合意にいたる可能性が低いことは、誰の目にも明らかだった。ノーウッドは、「ホワイトハウスとケネディとの交渉が成功しないのならば、それ以上多くの意見を収集しても、事態は改善しない」、協議会メンバーを指名するとのダシュルの決定は、合意への期待を「効果的に終焉に導くものだ」と述べた。実際、その後両院協議会は、開催されることなく、「患者の権利」保障法成立へ向けた動きは、ストップすることになった。その後審議再開への動きは沈静化し、現在にいたるまで連邦レベルにおいては、法案は成立にいたっていない[104]。

（1）　マネジドケアの実際の医療費抑制効果と、その問題点については、田村誠『マネジドケアで医療はどう変わるのか—その問題点と潜在力』（医学書院、一九九九年）、一三一—四五頁。
（2）　"Cost of Proposed Changes to ERISA: Congressional Budget Office Analysis," *Congressional Digest*, 78(10), 1999, p. 237.
（3）　"About Us,", "Business Round table History," http://www.businessroudtable.org/aboutUs/.
（4）　"About Us,", "The U.S. Chamber's History," http://www.uschamber.com/about/.
（5）　Immanuel Ness ed., ***Encyclopedia of Interest Groups and Lobbyists in the United States, Volume One*** (Armonk, N.Y.: M. E. Sharpe, 2000), p. 332. "About Us", http:www.nam.org/
（6）　Edward Zuckerman, ed., ***the Almanac of Federal PACs 2004–2005*** (Arlington, VA: Amward, 2004). p. 482.
（7）　"What is NFIB?" http://www.nfib.com/page/pg-20040527638762.html; "Who NFIB Represents," http://www.nfib.com/page/pg-20040527643284..html.
（8）　"Mission Statement," http://www.nrf.com/content/default.asp?folder=about&file=main.htm&bhcp=1.
（9）　http://www.businessgrouponhealth.org/about/index.cfm.
（10）　Steve Langdon, "Critics Want More 'Management' of Managed Care Industry," ***Congressional Quarterly Weekly Report***, March 15, 1997, pp. 633–640.
（11）　"Health Care Quality: Recommendations for Improving the System," ***Congressional Digest***, vol. 78. no. 10, 1999, p. 229.
（12）　President's Advisory Commission on Consumer Protection and Quality in the Health Care Industry, ***Quality First: Better Health Care for All Americans***, http://www.hcqualtycommission.gov/final/. しかし報告書には、患者の訴訟提起権利に関する内容は、盛り込まれてはいなかった。
（13）　たとえば "Legislation '98: From Patient Rights to Medicare Reform Fights," ***American Medical News***, February 23, 1998.
（14）　Council on Ethical and Judicial Affairs, "Ethical Issues in Managed Care," ***Journal of American Medical Associa-***

*tion*, 273(4), 1995, pp. 330–335.

（15）Charles Marwick, "Bill of Rights' for Patient Sent to Clinton," ***Journal of American Medical Association***, vol.279(1), 1998, pp. 7–8.

（16）David A. Jones, "Putting Patients First: A Philosophy in Practice," ***Health Affairs*** 16(6), pp. 115–120.

（17）Peter H. Stone, "An Encore for Harry and Louise?" ***National Journal***, November 1, 1997, p. 2209.

（18）参加団体については，医療給付連合のホームページを参照。http://www.hbcweb.com/.

（19）Peter H. Stone, "Ready for Round Two," ***National Journal***, January 3, 1998, p. 16.

（20）Robert Pear, "Democrats Offer Health Care Bill that Has Patients' Bill of Rights," ***New York Times***, April 1, 1998.

（21）Eliza Newlin Carney, "The Ailing AMA," ***National Journal***, October 3, 1998, p. 2304.

（22）Jonathan Gartner, "AMA Stand on Bill Draws Criticism," ***Modern Healthcare***, May 4, 1998.

（23）Carney, ***op. cit.***, p. 2310.

（24）Mary Agnes Carey, "Rep. Norwood's Persistence, Democratic Pressure Keep Focus on Managed Care," ***CQ Weekly***, May 9, 1998, p. 1232.

（25）Peter H. Stone, "Health Care Reform Hits the Road," ***National Journal***, July 25, 1998, p. 1761.

（26）Scott Sleek, "Managed-Care Battle Waged on Capital Hill," ***APA Monitor***, 29(2), 1998.

（27）John W. Moore, "Playing Footsie with Health Care," ***National Journal***, June 27, 1998, p. 1518.

（28）***Congressional Quarterly Almanac 1998***, chapter 14, P. 3.

（29）両党案の比較については，***Ibid.***, chapter.14, pp. 10–11.

（30）"AMA Urging Lawmakers to Support 'Patients' Bill of Rights," ***Medical Industry Today***, July 21, 1998.

（31）Mary Agnes Carey, "GOP Tries to Claim Middle Ground with Managed Care Overhaul Plan," ***CQ Weekly***, June 27, 1998, p. 1755.

（32）Mary Agnes Carey, "Managed-Care Task-Force's Tensions Burst into View," ***CQ Weekly***, June 6, 1998, p. 1529.

（33）"Employers Worry that More Liability Creates Hardship," ***Medical Industry Today***, April 28, 1998.　法案の審議

過程のなかでは、医療保険給付に関する決定に関与した場合には、保険者とともに企業も損害賠償責任を負うべきとの議論も、提出されていた。

（34） Susan Benkelman and Mary Agnes Carey, "Prognosis for Health Care are Complicated by Partisanship," ***CQ Weekly***, August 1, 1998, pp. 2065–2066.

（35） Stone, "Ready for … ,", p. 16.

（36） Peter H. Stone, "Business Blitz on Health Care Bill," ***National Journal***, April. 4, p. 773.

（37） Peter H. Stone, "Health Care Industry Strikes Back," ***National Journal***, May 16, 1998, p. 1140.

（38） Stone, "Health Care Reform … ," p. 1761.

（39） Lizette Alvarez, "House Passes a Patients Bill: Veto is Likely," ***New York Times***, July 25, 1998; ***Congressional Quarterly Almanac***, 1998, chapter 14, p. 14.

（40） Lizette Alvarez, "Senate Deadlocked on Rules for Health Bill Rushes through House," ***New York Times***, July 30, 1998.

（41） Laurie McGinley, "Senate Approves Republican-Sponsored Patients' Rights Measure," ***Wall Street Journal***, July 16, 1999.

（42） Karen Foerstel, "Managed Care Struggle Shifts to Unpredictable House," ***CQ Weekly***, July 17, 1999, p. 1715–1721.

（43） Michael Grunwald, "GOP Doctors in the House Put Patients before Party: Push for 'Bill of Rights' Irks Leadership," ***Washington Post***, July 27, 1999.

（44） Laurie McGinley and Shailagh Murray, "House Passes Broad Patient-Right Bill," ***Wall Street Journal***, October 8, 1999.

（45） Karen Forestel, "Health Care Forces Fight to Frame the Debate," ***CQ Weekly***, April 3, 1999, pp. 800–801.

（46） Sue Kirchhoff, "Insurer's Latest Advertising Blitz May Outdo 'Harry and Louse'," ***CQ Weely***, July 17, 1999, p.1719.

（47） "Medical Group Lend Support to House's Managed-Care Plan," ***New York Times***, August 24, 1999; "AMA Endorses Managed Care Bill," *Medical Material Update*, September, 1999.

(48) Geri Aston, "Doctor-Lawmakers Playing Key Role in House Patient Protection Bill," ***American Medical News***, September 6, 1999.

(49) "AMA Endorses Managed Care Bill," ***Medical Material Update***, September, 1999.

(50) ***Ibid***; "Medical Group Lends Support … ,".

(51) Karen Foerstel, "Accentuating the Negative in Managed Care Overhaul," ***CQ Weekly***, August 14, 1999, p. 2008.

(52) Karen Foerstel, "Right to Sue Remains Toughest Issue in Debate Over Managed Care Bills," ***CQ Weekly***, September 4, 1999, p. 2057.

(53) Jack Koszczuk, "Hitting Them Where They Live," ***CQ Weekly***, October 2, 1999, p. 2286.

(54) Geri Aston, "Wrangling May Sidetrack Patient Protections Bill," ***American Medical News***, October 11, 1999.

(55) Forestel, "Health Care Forces … ," 1999, p. 799.

(56) Kirchoff, "Insurer's Latest … ." P. 1718.

(57) Foerstel, ***op. cit.***, pp. 800–801.

(58) Foerstel, "Accentuating … ," p. 2008.

(59) Kirchhoff, "Insurers' Latest … ," p. 1719.

(60) Marilyn Werber Serafini, "Ignore Us, Please," ***National Journal***, February 27, 1999, pp. 534–538.

(61) Foerstel, "Right to Sue … ,"

(62) ***Ibid.***

(63) Mary Agnes Carey, "GOP Leaders in Tight Spot as Managed Care Vote Nears," ***CQ Weekly***, October 2, 1999, p. 2276.

(64) Lawrence K. Altman, "Policing Health Care," ***New York Times***, December 1, 1999.

(65) Mary Agnes Carey, "Managed-Care Target Date Slips As Conferees Wrangle Over Scope, Liability, Appeals Process," ***CQ Weekly***, April 1, 2000, p. 68.

(66) "Patients' Rights: Ad's Impact Was Lost Credibility," ***American Medical News***, May 8, 2000.

(67) Mary Agnes Carey, "Managed-Care Conferees Struggle for Consensus On External Review Process," ***CQ Weekly***, April 8, 2000, p. 842.

(68) Mary Agnes Carey, "Hastert's Choice of Conferees Diminishes Prospects for Survival of House's Managed Care Bill," ***CQ Weekly***, November 6, 1999, p. 2657.

(69) ***Congressional Quarterly Almanac 2000***, chapter 12, pp. 3–5.

(70) ***Ibid.***, p.15.

(71) Howard Isenstein, "Jumpin'Jim: Jeffords' Defection Boosts Democrats' Patient Rights Bill," ***Modern Physician***, July 1, 2001.

(72) ***Congress Quarterly Almanac***, 2001, chapter 12, p. 3.

(73) Mary Agnes Carey, "Patients' Protection Bills Lock Horns on Employer Liability," ***CQ Weekly***, June 23, 2001, p. 1499.

(74) Mary Agnes Carey, "Democrats Undaunted White House's Warnings About Patients' Right Bill," ***CQ Weekly***, June 2, 2001, p. 1319.

(75) Mary Agnes Carey, "GOP Targets Liability Provision in Senate Patients' Rights Bill; Daschle Says Major Changes Unlikely," ***CQ Weekly***, June 9, 2001, p. 1377.

(76) "Political Football: Senate Debates Patients' Rights Bill," ***Modern Healthcare***, June 25, 2001.

(77) George W. Bush, "Statement on Patients' Bill of Rights Legislation," ***Weekly Complication of Presidential Documents***, May 21, 2001.

(78) Isenstein, ***op. cit.***

(79) Mary Agnes Carey and Rebecca Adams, "Senate OKs Patients' Rights Bill: Backers Brace for House Battle," ***CQ Weekly***, June 30, 2001, p 1579.

(80) Marlin Werber Serafini and Corine Hegland, "When Patients Can Sue," ***National Journal***, July 28, 2001, p. 2400.;

*CQ Almanac*, 2001, chapter 12, p. 3.

(81) Mary Agnes Carey and Karen Foerstel and Samuel Goldreich, "Hastert Seeks Fallback Strategy as Favored Health Bill founders" ***CQ Weekly***, July 28, 2001, p 1845.

(82) Mary Agnes Carey and Samuel Goldreich, "McCain Amendment Revives Senate's Consciousness of Patients' Rights Issue," ***CQ Weekly***, May 12, 2001, p 1090.

(83) Rebecca Adams, "House Sends Patients' Rights on to Last Critical Test," ***CQ Weekly***, August 4, 2001, p. 1900.

(84) ***Congress Quarterly Almanac, 2001***, chapter 12, pp. 3–7.

(85) Rebecca Adams, "House Sends Patients' Rights on … ," p. 1904.

(86) "Patients' Rights Top AMA's Agenda," ***Modern Healthcare***, March 5, 2001.

(87) Randolf D. Smoak Jr., "Healthcare Coverage for All Americans," ***Vital Speeches of the Day***, 67(14), 2001.

(88) Lovern and Michael Romano, "GOP Leadera Seek Partisan Support," ***Modern Healthcare***, July 9, 2001.

(89) Mary Agnes Carey, "Duel Patients' Rights Bills … ," p. 1160.

(90) Mary Agnes Carey, "McCain-Edward-Kenned Proposal for Patients' Rights Legistlation Gains Leverage in Senate," ***CQ Weekly***, May 26, 2001, p. 1260.

(91) Rebecca Adams, ***op. cit.***

(92) Serafini and Hegland, ***op. cit.***, pp. 2401–2402.

(93) Mary Agnes Carey, "Liability Remains Main Obstacle to Patients' Rights Legislation," ***CQ Weekly***, February 24, 2001, p. 426.

(94) Rebecca Adams and Mary Agnes Carey, "Speaker Pulls Out All the Stops for a Win on Managed Care," ***CQ Weekly***, July 21, 2001, p 1767.

(95) Mary Agnes Carey, "Senators Float Managed-Care Proposal that Seeks to Bridge Differancea on States' Option, Liability Limits," ***CQ Weekly***, March 17, 2001, p. 604.

(96) Serafini and Hegland, ***op. cit.***, pp. 2401–2; Carey, "Liability Remains Main Obstacle to … ,"

(97) Mary Agnes Carey, "GOP Targets Liability Provision in Senate Patients' Rights Bill …"

(98) *Congress Quarterly Almanac, 2001*, chapter 12, p. 3.

(99) Lizza Ryan, "Bone to Pick," *New Republic*, February 25, 2002.

(100) Mary Agnes Carey, "Kennedy Relies on Dual Strategy of Public Attack, Private Negotiations to Shape Health Care Initiative," *CQ Weekly*, February 16, 2002, p. 481.

(101) Samuel Goldrich, "Dealmaking Between Bush and Kennedy Galvanizes Managed-Care Lobbying Groups," *CQ Weekly*, January 26, 2002, p. 241.

(102) Mary Agnes Carey, "With No Patients' Rights Agreement in Sight Daschle Prepares to Name Conferees," *CQ Weekly*, May 25, 2002, p. 1394.

(103) Mary Agnes Carey, "Norwood's Revelation on Patients' Rights Legistlation May Reflect Progress—or It Ma Be Pressure Tactic," *CQ Weekly*, June 8, 2002, p. 1495.

(104) Mary Agnes Carey and Samuel Goldreish, "Patients' Right: Doomed?," *CQ Weekly*, August 3, 2002, p. 2114.

# 第八章　医師の団体交渉問題をめぐる対立

「患者の権利」の保障問題と並んで、一九九〇年代後半以降大きな政治的争点となったのが、医師の団体交渉（collective bargaining）をめぐる問題である。そして、この問題も、ＡＭＡと民間医療保険団体、そして企業団体との間に、激しい対立を引き起こした。対立点は、以下の点にあった。すなわち、ＡＭＡがマネジドケアのもとでの医師―患者関係に対する不当な介入を阻止し、自律性を保持・回復するために医師の団体交渉を推進しようとしたのに対し、民間医療保険団体、企業団体は、医療費の高騰につながるとして、これに反対したのである。とりわけ対立は、開業医（自営医）（self-employed physician）（病院やマネジドケアなどに雇用されていない非被雇用医）による団体交渉を可能にするための、反トラスト法の適用除外の是非をめぐり生じた。労働組合や団体交渉問題については、ＡＭＡ内でも必ずしも意見が一致していた訳ではなかった。しかし、これまでこうした問題に対して消極的であった点を考慮すれば、ＡＭＡが勤務医の労働交渉組織結成や開業医の団体交渉権確立に踏み出したことは大きな変化であり、マネジドケアに対する医師の懸念や不満が極めて大きいことを意味していた。

# 第一節　問題の政治的争点化

## (一)　医師の団体交渉をめぐる問題

すでに述べてきたとおり、マネジドケアの急速な発展にともない、医師の診療活動をめぐる状況は大きく変化した。大半の医師が、マネジドケアに雇用される、あるいはそれと契約するといった形態のもと、マネジドケアのもとで診療活動を行わざるを得なくなってきたのである。実際に、一九九六年時点で、医師の八八％が、少なくともひとつ以上のマネジドケアと契約を結んでいる。一九九〇年時点では六一％だったことを考えれば、これは急激な変化であった[1]。その結果、マネジドケアのもとでの診療活動に対する医師の懸念や不満も、当然のことながら急速に高まった。こうした医師の診療活動をめぐる状況の変化とマネジドケアに対する懸念・不満の高まりを背景に、医師の団体交渉をめぐる問題が、本格的な政治的争点として浮上することになる。ますます多くの医師たちが、保険者による介入を阻止し、医療をめぐる意思決定過程における自らの権限（自律性）をとりもどすために、団体交渉へと向かったのである。ＡＭＡは、マネジドケアのもとでの医療サービスの質の低下から患者を守るためには、団体交渉は必要不可欠である、と主張した[2]。

医師による労働組合の組織化自体は、必ずしも新しいアイディアではない。すでにそうした動きは、病院勤務医を中心に、一九六〇年代半ばから存在し、一九七〇年代には一定の盛り上がりをみせた（病院勤務医を中心に、一九七四年には五万五千人以上が労働組合に加入していたとされる）。その背景には、医療過誤訴訟の増加、連邦政府の医療介入の動き（たとえば国民皆医療保険制度の導入を求める声の高まりや公的規制強化の動き）など、医療をめぐる環境の変化があった。その後動きはいったん衰退するが、マネジドケアへの懸念・不満を背景に、一九九

○年代以降徐々に拡大する。[3] 実際にニューヨーク、ニュージャージー、カリフォルニア、コネチカットに加え、他の一〇の州において、医師による労働組合組織化への動きがみられ、ある労働問題に関する専門家の推計によれば、労働組合に所属している医師の割合は、毎年一五％かそれ以上の割合で増加しているとされた。また別の医療関係の専門家によれば、一九九九年時点で既に全国の約三万五千人の医師が労働組合に所属しており、その割合は全医師の五％に達するとみなされた。一九九六年時点では、約二万五千人と推計されていたことを考慮すれば、その数値が、急速な増加傾向にある点は明らかだった。[4] さらに、ＡＭＡが一九九七年に出した報告書によれば、全国の七三万七八〇〇人の医師のうち、一万四千人から二万人が労働組合に加入しており、その半数近くがレジデントだった。[5] なかでも代表的な組合として、一九五七年にニューヨークで創設され、医師による労働組合としてはアメリカで最古の「インターンズ・レジデンツ委員会（Committee of Interns and Residents）」、そして一九七一年に創設されカリフォルニア州オークランドに基盤を持つ「アメリカ医師・歯科医師組合（Union of American Physicians and Dentists）」などを指摘できる。[6] 前者は一九九八年時点で約九千人のメンバーを擁し、過去二年間に四〇％ほどメンバーが増加した。[7] 後者の組合は、約五千人のメンバーを擁し、一九九七年に、約一三〇万人のメンバーを有する州・郡・市従業員連盟（Federation of State, County, and Municipal Employees）に加わった。[8]

しかし、組合のメンバーは、勤務（被雇用）医に限定されていた。[9] 現行の反トラスト法のもとでは、価格の固定化、ボイコット、その他の反競争的な効果をもたらすような競争者間の合意は、禁じられている。医師の場合、病院、保険会社、政府機関に直接雇用されている医師については、団体交渉を行うことが認められていた。しかし、勤務医ではなく、開業医（自営医）（self-employed physicians）（独立契約医も含む）がこうした団体交渉を行うことは、自営中小企業が価格を固定化するのと同一の行為とみなされ、反トラスト法に違反するとされていた。

反トラスト法のもとでは、開業医は競争者とみなされ、自らのサービスのために結集し価格の固定化につながるような行為を行うことはできない、とされていたのである。[10] ただし、この「勤務医」か否かという区別自体、必ずしも明確ではなかった。ＡＭＡの調査では、現在存在するアメリカの医師のうち、約七分の一のみが、勤務医とされていた。しかし、マネジドケアとの契約も雇用契約とみなし、それと契約している医師も勤務医である、との立場に立てば、約半数もの医師が、勤務医として分類されることになる。実際に、ニューヨークに基盤を置く医師協議会（Doctor's Council）は、そう主張していた。[11] いずれにせよ、開業医の多くもマネジドケアと契約を結ぶかたちで診療活動を行うようになり、それに対する懸念・不満が高まるなか、彼らにも団体交渉権を認めるべきとの声が高まったことから、この問題は本格的に政治的争点化することとなったのである。

### (二)　アメリカ医師会内の動向

医師の間では、マネジドケアに対する懸念・不満から、団体交渉の推進を求める声が高まっていた。ＡＭＡ内も、例外ではなかった。一九九七年六月、まさにＡＭＡ創設一五〇年目の節目にシカゴで開催された代表者会議において、ＡＭＡは、開業医にも団体交渉権を認めるべきである、との方針を打ち出した。[12] 現在のマネジドケアが支配的な環境において、適正な診療活動条件のために交渉し、また競争していくために、必要であれば開業医による団体交渉権の確立を求める法案を作成するとの方針を、投票によって決定したのである。また同月にＡＭＡは、反トラスト法や団体交渉権などに関する情報に対して、メンバーがアクセスするための機関を設置した。[13] ＡＭＡが、これまで団体交渉に消極的であった点を考慮すれば、これは大きな変化だった。

しかし、医師の間でも、団体交渉を進めるか否かに関しては、必ずしも意見が一致していたわけではなかった。特に長い歴史を持つＡＭＡのメンバーの間での、労働組合や団体交渉に対する抵抗感は、極めて強いものがあった。伝統的にＡＭＡは、自らを単なる労働者ではなく、高い職業倫理と義務意識のもとに患者に奉仕する「専門職」とみなしており、労働組合結成から隔たりを置いてきた。また、医師会組織のほうが、法的にも専門職的にも、労働組合よりも団体交渉において医師を補助するのに適している、という意見も強かった。実際に、ＡＭＡは、ボストン医療センター（Boston Medical Center）における、レジデントやインターンによる団体交渉のための組織を形成する動きを支持することは控え、彼らがストライキを行う権利自体にも反対していた[14]。ＡＭＡはその代わりに、全米卒後医学教育協議会（American Council On Graduate Medical Education）が、ティーチング・ホスピタルのインターンやレジデントをよりよく待遇するための認定制度を創設することを、推奨したのである。しかし、こうしたＡＭＡの対応は、団体交渉を推進する活動家からは批判を受けた。インターンズ・レジデンツ委員会ボストン地区代表のサンディ・シェアは、こうした認定制度ではレジデントを保護することはできない、と批判し、「我々が関心を持っている限りで、それは真の団体交渉ではない」と述べた[15]。

現実的な政治的立場としても、ＡＭＡは、長い間アメリカ労働総同盟・産業別組合会議（American Federation of Labor-Congress of Industrial Organizations）などの労働組合とは対立することが多かった。実際、ＡＭＡのメンバーの間では、団体交渉に消極的な意見も数多く存在した[16]。たとえば、一部のメンバーは、労働組合を組織化しなくとも、現在の医師会組織のままで、マネジドケアと十分闘うことができると考えていた。最も憂慮されていたのは、ストライキ権をめぐる問題だった。医師が労働者同様、ストライキ権を主張することは、患者に対するケアに悪影響を与える可能性があり、患者の利益を第一に考えるという医師会の職業倫理に反する、との声が強かったのである。また、開業医による団体交渉権の確立のためには、反トラスト法というハードルを超えなければならない、という事情もあった[17]。たとえば、ＡＭＡ会長のパーシー・ウートンは、団体交渉権の必要性については認めつつも、一九九八年時点で、「われわれは、伝統的な労働組合は、医療専門職にとって必要ではない、と考える」「AMAは、団体交渉において医師を援助するにあたり、州や郡、さらには専門医の医師会の方が、法的にも専門職的にも、労働組合より的確な立場にあると信ずる」、「医師のストライキは、考えられない」、「医師は互いに団結し集団としての声を獲得しなければならないが、その声の強さはプロフェッショナリズムに基づくものであり、ピケに基づくものではない」と述べた。[18] そのウートンから会長を受け継いだ、AMAのナンシー・ディッキーも、「伝統的な商業組合活動が、患者―医師関係の高潔性を保障し、この国において質の高い医療を実現するために、医師が最善の決定を行う上での手助けになるとは、信じられない」と述べた。[19] とりわけ、AMAの協議会（Board of Trustees）は、団体内の分裂を助長しかねないとして、労働組合の組織化に消極的な姿勢を示していた。[20] また州レベルにおいても、カリフォルニア州医師会（California Medical Association）は、労働組合を結成せずとも、立法的・司法的な手段を用いることにより、マネジドケアと戦うことは可能であるとし、労働組合結成に消極的な姿勢を示していた。[21] 一九九九年の四月には、一方で六八％のメンバーが労働組合結成を支持しているとの調査結果もあったものの、AMAは協議会で労働組合結成を見送り、代表者会議などでもう一度調査を続けることを決定した。AMAのテッド・レヴァーズは、協議会は「六月にAMAの代表者会議によって問題についての十全な議論がなされるまで、現時点では医師を代表する全国レベルでの労働組合は結成すべきではないとの結論に達した」と述べた。[22]

### (三)　団体交渉への流れ

しかし、AMAの外部では、労働組合組織化への動きは、急速に高まっていた。一九九九年の三月には、既存の三つの医師による労働組合が合併し、新たに全米医師同盟（National Doctors Alliance）を結成、一万五千人もの医師がメンバーとなった。[23] ニューヨークを中心とし、二五〇〇人のメンバーを擁した医師協議会、インターンズ・レジデンツ委員会そして雇用医師・歯科医師組合（Union of Salaried Physicians and Dentists）（両者合わせて一万人）（さらにはより小規模な地域の組合（二五〇〇人））が合併したのである。こうして新たに誕生した全米医師同盟は、多くの看護師や在宅医療従事者を擁し、一三〇万人のメンバーを持つサービス従業員国際組合（Service Employees International Union）に加盟することとなった。同盟の会長であるバリー・リーボヴィッツは、合併によって組合活動家は一二の州の支部で活動することが可能となったとし、「リソース、基盤、そして地域のサービス従業員国際組合のひとびとの助けを得て、我々はいまや全ての勤務医を組織できる立場となったと信ずる」、「われわれの意図は、この国でその資格を有する全ての医師を組織するところにある。」と述べ、ターゲットは七〇万人の医師の半数を占める、給与を支払われる立場にある（salaried）医師全体である、と示唆した。[24]実際、医師の労働組合加入者自体増加傾向にあることは明白であり、この三年間で八〇％伸び、四万人、全医師の六％に達していた。[25]

しかしＡＭＡの指導層内では、やはり、労働組合の組織化を回避しようとする動きもみられた。[26]一九九九年に入っても、既に述べたように副会長のテッド・レヴァーズが、労働組合の結成を延期する方針を発表するなど、消極的な姿勢を示していた。[27]しかし、全米医師同盟の結成は、全国規模での医師の労働組合にまで発展していく可能性を秘めていた。ＡＭＡ会長のナンシー・ディッキーも、全国レベルで労働組合を結成する動きは、「全く予想できないものではない」と述べた。[28]もしＡＭＡ自らが団体交渉に踏み出さなければ、これら組合に、団体交渉の推進を求めるＡＭＡ内メンバーの一部を、吸収されてしまうことは確実だった。また全米医師同盟以外にも、五千人のメンバーを擁するアメリカ医師・歯科医師組合などの労働組合が存在し、互いにメンバー獲得を競い合っていた。アメリカ医師・歯科医師組合会長のロバート・ウェインマンは、全米医師同盟の結成をたたえ、「競争はこの領域にとってよいことだと思う。それによって、より多くの医師が、労働組合に加入するであろうからだ」と述べた。[29] すでに第二章でも述べたとおり、一九六〇年代には七〇%を超えていたＡＭＡの組織率も、その後専門医化の進展などから低下の一途をたどり、すでに三四%にまで下落していた。この問題への対応が遅れれば、この数字はさらに低下する可能性があったのである。実際に、多くの組合が医師の組織化を求めて競い合っており、それはＡＭＡの基盤を侵食するとともに、ますますＡＭＡを団体交渉に関して消極的な存在として印象づけていた。[30]

またＡＭＡ内部でも、マネジドケアへの懸念・不満が急速に高まり、団体交渉は避けて通ることができないとの声が噴出していた。たとえば、地域レベルでの医師の不満は、急速に高まっていた。実際、イリノイ州医師会は、四月に入り、勤務医による団体交渉のための組織を立ち上げることを決定した。会長のクレア・キャランは、イリノイ州医師会の決定が、ＡＭＡ内の議論に影響を与えるだろうとし、ＡＭＡにとって「大きな州であるイリノイが、この問題を代表者会議で議論し、それを支持した事実を知ることは、重要だ」、この事件が団体交渉の推進へのひとつのはずみになると思う、と述べた。またテキサス州でも、開業医に団体交渉権を認めるとする法案が議会に提出され、州医師会はそれを支持し、ＡＭＡ指導部のドナルド・パルミザーノも、州議会の委員会で発言を行うなど、法案を支持する姿勢を示した。[31]

## 第二節　団体交渉権確立の動きと民間医療保険団体・企業団体の反対

### (一)　勤務医による労働交渉組織結成と開業医の団体交渉権確立へ

#### 1　「責任ある交渉のための医師たち」の結成

こうしたなか、とうとう九九年六月二〇日、AMAは、マネジドケアの勤務医を中心に、のちに「責任ある交渉のための医師たち（Physicians for Responsible Negotiations）」と称されることになる全国的な労働交渉組織の結成を決定した。「全国労働関係法（National Labor Relations Act）のもとで、ただちに全国的な労働組織を実現し、勤務医のひとつの選択肢として、地域の交渉組織の発展と運営を支持する」との決定を下したのである。[32] 四九四名からなる代表者会議、その五日間の開催日程の四日目に、二時間にわたる激しい議論が繰り広げられた結果だった。「私たち専門職は、堅い規則と規制、政府の介入、HMO、PPO、そして様々な契約関係によって、おしつぶされている。これらと戦うための手助けが、必要なのだ」、会議のメンバーであり、オハイオの医師であるジャック・サマーズは、こう述べた。[33] 一般的な労働組合が有するようなストライキ権には訴えないとしたものの、これは、一五〇年以上にわたるAMAの長い歴史の中でも、画期的な決断だった。

しかし、当然団体内部では、反対の声も高かった。開業医の団体交渉権が認められてからにすべきだ、との意見もあった。またメンバーからは、労働交渉組織の結成が、プロフェッショナリズムからの逸脱につながるのではないか、との懸念の声があがった。テキサス選出の代議員のスーザン・ワインは、「われわれは、単なる労働者ではない。われわれは、ストライキをする者ではない。」「われわれは、患者に仕える者である。社会に対する義務を誓った、ケア提供者（caregiver）である」とし、労働交渉組織結成についての決定に反対した。団体の代表者会議議長であるランドルフ・スモークは、こうした懸念を受けて、「これは、全ての医師のためのものではない。これは、伝統的な労働組合を意味しない」、「医師は、ストライキもしないし、患者へのケアをおろそかにもしない。われわれは、今後すべての段階において、医療倫理の諸原則に従うであろう。他のいかなる組織も、アメリカの患者に対してこうした約束をできないし、またそれを守ることもできない」、ただ現在、「アメリカの医師は、（マネジドケアの）利益のために、患者に対するケアをめぐり妥協を強いられ、それをおろそかにすることを余儀なくされている。こうした行為を回避するための力を欠いているのだ。われわれの目的は、まさにそのための力を、アメリカの医師に与えることにある」と述べた。[34] この組織は「責任ある交渉のための医師たち」と名づけられ、かつて、あるいは現役のＡＭＡの役員である五人のメンバーが、新たに組織の統治委員会のメンバーに選出され、さらに七名の委員会メンバーが選出されることが決定された。[35] 勤務医を組織化しその雇用者との交渉を支援していく、この「責任ある交渉のための医師たち」は、同年一一月から活動を開始した。[36] その活動は、デトロイトのＨＭＯであるウェルネス・プラン（Wellness Plan）のもとで労働している医師の組織化から始まった。ＡＭＡのロス・ルビンは、ウェルネス・プランの管理経営部は、医師団体側と対話することもなければ、意思決定過程に対する参加を認めていない、と批判した。「責任ある交渉のための医師たち」は、一二月に、ウェルネス・プランに雇用されている三六人の医師を組織化するという申し出を、全国労働関係委員会に提出した。[37]
決定が下された後も、ＡＭＡ内部では批判の声があった。フロリダ州の代議員などからは、開業医の団体交渉権が容認されるまで待つべきではないか、労働交渉組織を組織化すれば、保守系議員との信頼関係が損なわれてしまうのではないか、といった疑問の声もあがった。前会長のダニエル・ジョンソンも、ＡＭＡに、単に地域の交渉組織を支持するとの選択肢を認めるべきである、と主張した。[38] しかし他方で、既に述べたように、イリノイ州医師会は四月に労働交渉組織結成を決定し、メリーランド州医師会も検討していた。労働交渉組織結成の動きは、州レベルにも波及していたのである。[39]

## 2 開業医の団体交渉権確立への動き

ただし、「責任ある交渉のための医師たち」は、あくまで勤務医の労働交渉組織だった。開業医が団体交渉を行うためには、それを禁じている反トラスト法の適用除外を獲得し、労働条件などに関する団体交渉権を認める法律を可決させる必要があった。[40] その結果、一部医師の働きかけにより、一九九九年の三月には、共和党議員のトム・キャンベルと民主党のジョン・コンヤーズによって、反トラスト法の適用除外を定め、開業医にも民間医療保険との団体交渉権を認めるべきである、との内容を盛り込んだ法案が、一〇七名の共同提出者を得て、下院に提出された。法案は、「クオリティある医療のための連合法（Quality Health Care Coalition Act）」と名づけられ、開業医に、診療報酬と診療活動に関する団体交渉権を認めるとするものだった。[41] ＡＭＡも、これを支持した。実際、議会の公聴会の席では、ＡＭＡの執行部副会長であるラトクリフ・アンダーソンが、法案を支持する姿勢を示した。アンダーソンは、ＨＭＯは診療報酬や診療活動に関する決定に余りに大きな力を行使しており、これらの問題に対する医師の発言権を保障するには、団体交渉が唯一の道である、と述べた。[42] このようにＡＭＡ内では、勤務医だけでなく、反トラスト法の適用除外のもと、開業医の団体交渉権確立を求める動きも、高まりをみせていたのである。

### (二) 民間医療保険団体・企業団体の反対

しかし、民間医療保険団体、企業団体は、ＡＭＡによる、開業医の団体交渉権確立を求める動きに、激しく反発した。アメリカ医療保険プラン協会（ＡＡＨＰ）会長のイグナーニは、医師は団体交渉権確立によって自分たちの収入を確保せんとしている、と批判した。[43] またアメリカ医療保険協会（ＨＩＡＡ）も、六月に公表した報告書のなかで、医師による団体交渉によって、最初の一年間で「保険料は、率にして一一%、八〇〇億ドル分上がるだろう」と述べ、法案が与える深刻な影響を強調した。[44] 民間医療保険団体は、医師の団体交渉権確立の動機は疑わしく、また患者に害を与えかねないと主張したのである。[45] さらにこれら団体は、約五〇の団体を募って、「医療における消費者の選択のための反トラスト法連合（Antitrust Coalition for Consumer Choice in Health Care）」を形成した。この連合は、開業医の団体交渉権を認めるべきとする、H.R. 1304の提出に対する危機感を背景に創設されたものであり、反トラスト法を守ることで、医療における適正な競争を促進することを目的としたものだった。連合には、ＡＡＨＰ、ＨＩＡＡ、ブルークロス・ブルーシールド協会といった民間医療保険団体に加え、シグナ（Cigna）やフマナ（Humana）など個々の民間医療保険会社、そしてアメリカ商工会議所、全米製造業者協会、全米小売業者連盟、ミズーリ、テキサス、ピッツバーグ、ルイジアナなど地方レベルの雇用者団体であるビジネス・グループ・オン・ヘルス、[46] さらに地域レベルの雇用者団体の集合体である全米医療ビジネス連合（National Business Coalition on Health）[47] などの企業団体などが参加していた。ほかに、アメリカ看護師協会（American Nurse Association）、アメリカ看護診療士学会（American Academy of Nurse Practioners）、アメリカ看護麻酔医師会（American Association of Nurse Anesthetists）などの団体も、連合に加わっていた。[48] さらに、連邦取引委員会（Federal Trade Commission）、司法省なども、法案に反対していた。

これら団体が、反トラスト法の適用除外のもとでの開業医の団体交渉権確立に反対したのは、主に以下の三つの理由からである。[49] 第一に、医療費高騰への懸念がある。反トラスト法の適用除外のもとでの開業医の団体交渉権確立は、価格の固定化、ボイコット、市場における合意などにつながり、医師に有利な診療活動、診療報酬の設定につながりかねない。また、医師によるある種のカルテル化を促進し、医療における市場競争を阻害する。その結果、それは医療費を高騰させる。また、医師以外の医療供給者を競争上不利な立場に追いやる。第二に、反トラスト法の適用除外は、端的に不必要である。もしそれが、（医師の主張するように）消費者の利益となるため、あるいは患者に対する医療サービスの質をめぐる問題についてきちんと議論するためのものなら、現行法のもとでも十分可能である。現在でも、医師が自らのネットワークを形成し、他の民間医療保険と競争する権限は認められており、また反トラスト法を侵害することなく、患者に対する医療サービスの質について、医師が民間医療保険側と対話する権限、あるいは問題について公衆の関心を促す権限も認められている。そのため、反トラスト法の適用除外は必要ない。第三に、法案は、他の労働者に認められている反トラスト法の適用除外と、整合性のないものである。確かに、一般労働者に対しては、反トラスト法の適用除外が認められており、雇用者側との交渉権が認められている。しかし、それらに対しては、労使双方に権利と責任を定めた厳しい規則が適用されており、全国労働関係委員会が厳格な監督を行っている。しかし、法案における反トラスト法の適用除外は、一般的な労働交渉よりも広範な反面、全国労働関係委員会や他の政府機関による、交渉に対する監督は盛りこまれていない。

とりわけ重要なのは、第一の点である。すなわち、医師（開業医）が団体交渉を行い、医師の労働条件の改善を求めれば、その分医師の診療報酬の増加につながり、医療費の高騰につながる。その結果、民間医療保険は保険料を引き上げざるを得ず、企業の負担はますます大きくなる、というのが、これら団体の主張だった。

## (三)　法案の審議

キャンベルらの法案については、六月に入り、下院の司法委員会で審議が開始された。支持は、なかなか広がらなかった。民間医療保険団体・企業団体は、強く反対した。これらの団体を中心とした「医療における消費者の選択のための反トラスト法連合」は、六月二二日の下院司法委員会で証言を行い、法案 H.R. 1304 が医療費を劇的に高騰させる恐れがあること、すでに反トラスト法のもとでも医療供給者間の協力関係の構築は、様々なかたちで認められていること、法案は高コストの医療供給者に有利に働くだけであること、企業雇用者、政府のプログラム、そして消費者に多大な悪影響を及ぼすこと、他の労働者に認められている反トラスト法の適用除外と、全く整合性のないものであること、などの点を主張した。[50] また、医療費の高騰につながるとして、クリントン政権も、法案に反対していた。[51] 他に病院団体も、自らが雇用する医師への影響を危惧して、法案に反対していた。アメリカ病院協会は、反トラスト法の改正は端的に不必要である、と主張していたのである。[52] また連邦取引委員会も、反対を表明していた。会長のロバート・ピトフスキーは、下院の司法委員会の場で、医療費の高騰につながるため、「委員会は引き続き、(反トラスト法の) 適用除外が、消費者にとって悪い医療をもたらすと信ずる」「医療供給者および医療保険プラン間の競争は、コストの抑制、消費者に対する選択肢の提供、イノベーションや高いクオリティの促進にあたり、重要な手段である」と述べた。[53] また、連邦の反トラスト法の実施に公的な責任を有している司法省も、法案に反対していた。省の官僚であるジョー・クラインは、「反トラスト法のもとで、医療専門職に特別な地位を与えることには、何の正当性もない」と述べた。[54] また、法案を管轄する委員会の議長である、共和党のオーリン・ハッチやヘンリー・ハイドも、法案に反対していた。[55]

これに対して、AMAは、「責任ある交渉のための医師たち」の創設を決定した六月の会合において、キャンベル法案を強く支持する姿勢を決定し、もし法案が成立すれば、AMAは開業医のための労働交渉組織を創設する立場に立たなくてはならない、とした。[56] 他の医師団体であるアメリカ眼科学会 (American Academy of Ophthalmology) やアメリカ白内障・屈折手術協会 (American Society of Cataract and Refractive Surgery) も、法案を支持した。下院司法委員会の公聴会の席において、アメリカ眼科学会は、「眼科医や他の医師が、医療保険会社との団体的な交渉を禁止されているなかで、本当の犠牲者であるのは患者たちである。その結果、しばしばクオリティあるケアを提供できなかったり、ケアを必要としている人々に、それを与えられない状況になってしまっているのだ」「マネジドケアが統合を進める一方、眼科医は現行の反トラスト法のもとでは医療保険プランと団体交渉することができないため、（極めて限定された法的手段を除けば）自らの患者に対して有効に仕えることができない」と主張した。アメリカ白内障・屈折手術協会も、「この法案によって、開業医は、契約交渉において、地域の同僚と協力することができる」と、法案を支持する姿勢を鮮明にした。[57] また、七月には、ジョージ・W・ブッシュが知事を務めるテキサス州で、反トラスト法の適用除外を定め、開業医に団体交渉権を認める法案が成立した。法案では、州の最高法務官が交渉プロセスを監督し、また交渉する医師グループの規模が限定されるとともに、医師によるストライキやボイコットは違法とされた。ブッシュは、自らの州は、「チェック・アンド・バランスを提供し、HMOがその市場における権力を不当に行使し、患者に対するケアのクオリティを左右することができないようにする」と述べた。[58] しかし、連邦レベルでの法案の審議はその後進まず、一九九九年中には審議未了となった。

## 第三節　両団体間対立の激化と法案の不成立

### (一)　アメリカ医師会の積極姿勢と民間医療保険団体・企業団体の反対

#### 1　委員会での審議

二〇〇〇年に入り、キャンベルらが提出した、開業医に団体交渉権を認めるとする法案の審議が、再び議会で始まった。法案は、民間医療保険と契約を結んでいる開業医（あるいは他の医療専門職）に対して、一般的な労働組合が全国労働関係法のもとに保有しているのと同じ団体交渉権を、認めようとするものだった。[59] AMAは、こうした法案により、「強力な医療保険プランと、個々の患者、医師間の闘争は、より平等なものとなるだろう」と述べ、その必要性を訴えた。[60] アメリカ歯科医師会（American Dental Association）も、法案を支持していた。[61] しかし、法案は、民間医療保険団体・企業団体の大きな反発を招いた。[62] たとえば、全米製造業者協会は、二〇〇〇年の三月一六日に声明を発表し、医師によるカルテル形成を促し、市場競争を阻害し、医療の質やコストに悪影響を及ぼすキャンベルらの法案を否決するよう、議会に強く促した。[63] またアメリカ病院協会やアメリカ医療システム連盟（Federation of American Health Systems）などの病院団体も、医療サービス供給体制に悪影響を与えるとして、法案に反対していた。[64] 他方消費者団体についていえば、アメリカ消費者連盟（Consumer Federation of America）は、法案に反対していたが、他の消費者団体は概して中立的な立場をとっていた。[65]

まず下院において、法案の審議がはじまった。選挙の年であり、また「患者の権利」保障法案の審議中に亀裂が入ったAMAとの関係を修復するためにも、共和党はとりあえず団体交渉権の確立に同意する必要があった。こうした共和党議員の動きもあり、法案は、三月の末に、まず下院の司法委員会において二六対二で可決された。キャンベルは、この可決を、医師、患者双方に悪影響を与えるマネジドケアの支配に対抗するという点で大勝利である、と述べた。同様にAMAも、法案可決を大勝利と位置づけ、「この法案によって、医師は医療保険プランと契約条件をめぐり、団結して交渉することが可能となる。そして、医師は、患者の代弁者としての役割を果たすことができる」と述べた。しかしHIAAは法案を批判し、それは医師の「ボイコット、価格の固定化、怠業、休業、そして規制なき労働組合結成を可能とするものだ」と述べた。[66] また、一部の民間医療保険会社がメンバーとなっている利益団体連合である、医療リーダーシップ協議会（Health Leadership Council）も、法案は医師がカルテルを形成することを認めるもので、OPECがガソリンの価格について行っている行為と同質のもので

あり、医療費のコントロールを困難なものにしてしまうだろう、と指摘した。(67)

## 2　下院での可決

こうした民間医療保険団体、そして企業団体などの反対もあり、下院での審議は、難航した。司法委員会で可決された法案には、下院での可決を容易なものとするために、医師のストライキ権は認めない、さらにメディケア・メディケイドには法案は適用されない、などの修正が施されていた。しかし、共和党の間にも、法案に慎重な意見が存在した。こうしたなか、下院議長である共和党のデニス・ハスタートは、当初は五月二五日に設定されていた本会議での審議を、突然延期すると発表した。ハスタート自身は、延期は十分な審議の時間がなかったためであり、審議自体を遅延する意図は毛頭ない、と述べたが、彼のスポークスマンのジョン・フィーヘリーは、「実際には誰もが好んでいない法案に対して、妥協を行うことはできない」と述べ、早急な審議に慎重な姿勢を示した。法案提出者のキャンベルとＡＭＡ指導層は、共和党の議員たちは審議を遅滞させることにより、ＡＭＡと民間医療保険団体の両者から選挙支援を受けようとたくらんでいると批判した。(68) キャンベルは、「議会メンバーたちが私に個人的に語ったところでは、最も共通した意見は、『私に二つの潜在的な支援者である医師と保険会社の間で、選択を強いるようなことはしないでくれ。いずれからも支援を得ることができるまで、審議を延期してくれ』というものだった」と暴露した。(69)

民間医療保険団体・企業団体からなる「医療における消費者の選択のための反トラスト法連合」は、三月から法案を批判するラジオ広告をワシントン地域で流すなど、激しい反対活動を展開していた。広告は、医師による団体交渉権の確立を、ＯＰＥＣによる石油市場のカルテル化になぞらえるもの、それを「医師のためのＯＰＥＣ（OPEC for doctors）」であると、批判するものだった。(70) さらにＡＡＨＰとこの「医療における消費者の選択のための反トラスト法連合」は、六月末に、もしも法案が成立すれば二〇〇三年までに民間医療保険のコストは八・

六％上昇するであろう、との調査書を提出した。[71] 法案の支持者のなかには、五月二五日に突然審議が延期されたのは、前日にワシントンで開かれた資金収集のためのパーティーで、民間医療保険団体が共和党指導部に圧力をかけた結果である、と主張する者もいた。「昨晩ワシントンで、保険会社が、何百万ドルもの資金を、資金収集者に渡したことは、明らかだ」、五月二五日、共和党議員であるグレッグ・ガンスクは、そう告発した。他方、共和党側は、審議の延期とパーティーとの関連性を否定した。[72]

しかし最終的には、法案は、六月三〇日に、下院を二七六対一三六で通過した。ＡＭＡのドナルド・パルミサーノは、「下院全体が、現行の反トラスト法には修正が必要であることを、認めた」と述べ、法案可決を歓迎した。また法案提出者のキャンベルは、「これは患者のための法案である。もしあなたが今日の医療システムにおいて患者が十分なケアを受けていないと感じているならば、それは医師とＨＭＯとのバランスがとれていないからだ」と述べた。また民主党のジョン・ディンゲルも、法案は、「（医師と保険会社の間の）バランスを公平な地点にまで引き戻すものだ。それは全く正当なことである。」とコメントした。しかし、ＡＡＨＰの会長カレン・イグナーニは、法案により保険料は九％上昇し、三百万人のアメリカ人が保険給付を失うことになるとの調査をあげ、「議会がこれまで可決した法案の中で、最も反消費者的なもののひとつである」、「法案はクオリティの改善を名目としているが、実際には全てが医師の収入のためのものにすぎない」と強く非難した。[73] また「医療における消費者の選択のための反トラスト法連合」も、この法案は価格の固定化やボイコットにつながるだけで、消費者や納税者には不利益にしかならない、と、批判した。[74] ただし、法案阻止への自信をほのめかす意見もあった。医療リーダーシップ協議会会長のメアリー・グリーリーは、「一カ月前に想定されたよりも、投票結果は僅差であった」と述べ、説得工作に自信を除かせた。[75]

## (二)　法案の不成立

既に述べたように、共和党の一部議員は、選挙での支持を取り付けるため、そして「患者の権利」保障法案の審議中に亀裂の入ったＡＭＡとの関係を修復するためにも、外面上法案を支持していた。しかし、共和党側も、必ずしも法案成立に積極的だったわけではなかった。とりわけ上院では、共和党議員も含め、法案に批判的な議員が多数を占めていた。実際にキャンベルは、上院における同内容の法案の提出者を探していたが、なかなか見つからなかった。上院で成立の見込みがないため、下院の共和党議員は、一種のパフォーマンスとして、法案に賛成しているとの声もあった。あるロビイストは、下院共和党議員がキャンベル法案に賛成したのは、法案が上院で可決されず法律にはならないとわかっているからだ、と述べた[76]。実際、民間医療保険団体・企業団体の強い批判に加え、上院の共和党指導部の多くが法案成立に慎重であったことから、上院における審議は、なかなか始まらなかった[77]。上院院内総務である、共和党のトレント・ロットのスポークスマンも、ロットがキャンベル法案に反対しており、上院で投票にかけることに消極的である、と指摘した[78]。また、上院の民主党も、法案の成立には慎重だった。その背景には、法案提出者のキャンベルが、次の選挙において、カリフォルニア州の上院民主党議員ダイアン・ファインスタインの挑戦者であるという経緯も存在した[79]。結局、こうした政治状況を反映するかたちで、上院で審議が開始されることはなく、法案は不成立に終わった。

その後も、ＡＭＡの団体交渉推進への動きは、難航した。ＡＭＡの試みの障害となる、様々な決定がなされたのである。たとえば二〇〇一年に入ると、コロンビア特別区における財務管理委員会（financial control board）が、地区の開業医による団体交渉権を認めるという、ＡＭＡが支持していた法案を、大差で否決した。ＡＭＡのパルミサーノは、「D.C.の財務管理委員会による、独立開業医が医療関連会社と交渉する権限を阻止するとの奇妙な決定は、ワシントンの患者たちを、巨大なHMOの犠牲にし、マネジドケアの濫用から無防備な状況におくものだ」と強く非難した。しかし、HIAAの会長チャールズ・カーンは、もし法案が通れば「地区住人の保険料は、年に一三％以上上がっていただろう」と否決を歓迎した。[80] また、勤務医に関しても、リソースや経験不足もあり、「責任ある交渉のための医師たち」によるその組織化は、なかなか進んではいなかった。こうしたなか、AMA内部では、「責任ある交渉のための医師たち」に対して行っている貸付金（loan）を打ち切るべきとの強硬意見も出始めた。[81] 実際すでに二〇〇二年四月のAMAの協議会では、「責任ある交渉のための医師たち」側が求めた一六〇万ドルの貸付金要求を拒絶するという方針が、投票によって決まった。[82] しかし最終的には、資金助成を持続することが決定された。代表者会議が存続を支持した結果であった。[83]

## (三)　その後の展開

### 1　再度の法案提出

二〇〇〇年にいったん葬られた団体交渉法案だったが、二〇〇一年の終わりになって、再び法案を提出せんとする動きが、AMAの内部で高まった。一一月に入り、AMAのドナルド・パルミサーノは、新たに法案を提出する意思があることを発表するとともに、その旨を上下院の議員とブッシュ政権の高官に伝えたことを明らかにした。彼は、現在保険市場がますます集中化・寡占化する傾向にあり、大きな保険会社が寡占的に市場占有率を高めつつあること、そのなかで、患者に対するケアという点に関して、大手保険会社と交渉する医師の権限が損なわれつつあり、ますます不利な立場に追い込まれていること、などを示す調査結果を発表した。実際調査結果では、一九九五年以降、三二一の保険会社の合併や買収が生じており、多くの大都市では、少なくともひとつの保険会社が、市場の三〇％以上を独占しているとされ、一部の都市ではその割合は四〇―五〇％にも上っているとされた[84]。すなわち、現行の反トラスト法のもとでは、市場競争どころか市場競争を阻害する保険会社の寡占化が進行しているのであり、それ故それを修正する必要があるというのが、ＡＭＡの主張だった[85]。

こうして二〇〇二年の三月七日に、再び開業医の団体交渉権を認める「二〇〇二年度医療における反トラスト法改善法（Health Care Antitrust Improvements Act of 2002）」が、下院に提出された（H.R. 3897）。これは、共和党のボブ・バーと民主党のジョン・コンヤーズによって導入されたものであり、今回は三六名の民主党議員と二七名の共和党議員からなる、全部で六三名の議員が、法案提出者に名を連ねていた。ＡＭＡと三〇以上の専門医団体の支持を得ていたこの法案は、二人あるいはそれ以上の医師による、医療保険プランとの交渉活動は、「合理の原則（rule of reason）」のもとに判断される、従って反トラスト法「それ自体」は適用されない、と定めるものだった[86]。ＡＭＡのドナルド・パルミサーノは、「これまでＡＭＡとこの法案に関心を持つ他の全てのひとびとは、法案に理解を示す議会関係者の意見に慎重に耳を傾けてきた」「その結果、われわれは、この法案が現在提起されている全ての問題を解決するものと信じる」、「この法案によって、われわれの患者の利益のために、医師と医療保険プランの間の戦場をより平等なものにする、大きな前進が可能となるだろう」と指摘した[87]。

しかし当然、民間医療保険団体・企業団体は、強く反発した。法案が提出されるとすぐに、「医療における消費者の選択のための反トラスト法連合」は、法案に反対するステートメントを発表した。その内容は、「議会に提出された、この有害な反トラスト法法案は、患者の医療選択肢を制限し、コストを引き上げるものだ」、法案によって、「一億七千七百万人の労働者、退職者、扶養家族に自発的に保険給付を行っている雇用者、そして被雇用者」も、大きな負担増に直面するであろう、というものだった[88]。また連合は、議会に手紙を送付し、議員に対して法案に反対することを働きかけた。その内容は、これまで同様、法案が医療費の高騰につながること、医師以外の医療供給者に不利に働きかねないこと、医療のクオリティ改善にはつながらないことなどの点を主張するものだった。[89] AAHP会長のイグナーニも、「バーとコンヤーズの法案は、この重要な消費者のための法律（すなわち反トラスト法）に対する、これまでにない適用除外を付与するとともに、他の全ての企業や専門職には正当に禁じられている反競争的な価格設定権限を付与するものだ」と、法案を批判した。さらにAAHPは、AMA側が提出した、一部の大手保険会社が支配的な地位を占めているために医療保険市場が現在寡占状態にある、との報告書を、不完全かつ矛盾をはらんだデータを用いた、誤解を招きかねないものだ、と激しく批判した。[90] またHIAAのドナルド・ヤングも、法案は、医師に対してカルテルを形成することを認めるものであり、競争を妨げ、公的・民間双方の医療プログラムのコストを高騰させるとともに、消費者により多くの医療費負担を強いるものだ、と述べ、こうした重要な意味を持つ法案に対して公衆はもっと関心を持つべきだ、との懸念を示した。[91] こうした強い反対もあり、議会において、法案についての本格的な審議はなされなかった。二〇〇〇年のケースと比較して、法案に対する支持は、議会においてなかなか広がらなかったのである。その結果、結局、法案は不成立に終わった。

## 2 「責任ある交渉のための医師たち」をめぐる変化

その後二〇〇三年の三月五日にも、ほぼ同内容の法案――「二〇〇三年度医療における反トラスト法改善法（Health Care Antitrust Improvement Act of 2003）」（H.R. 1120）――が、共和党のスペンサー・バックスと民主党のジョン・コンヤーズによって、下院に提出された。[92] AMAは、「われわれは以下のように信じる。医療保険市場が急激な合併統合（consolidation）を遂げ、医師が道理に合わず交渉能力を奪われたかたちで契約を強いられている現状は、反トラスト法を純粋に適用しても、それが機能していないということを、明確に証明している、と。多くの医師が、ビジネスに携わる道理をわきまえた人間であれば受け入れないような契約にサインすることを強要されている、と感じている事実は、市場のダイナミクスをめぐり深刻な問題を提起する。法案 H.R. 1120

は、医療市場における深刻な力の不均衡を低減するとともに、医師の権限を一定程度回復させ、医師が患者の最善の利益のために行動することを可能にするものだ」と主張し、法案への強い支持を打ち出した。[93] しかしやはり法案は、本格的な審議にはいたらなかった。

そして二〇〇四年の三月、ＡＭＡは、勤務医の労働交渉組織である、「責任ある交渉のための医師たち」との関係を事実上廃棄する決定を行った。三月一〇日、ＡＭＡのマイケル・メイブズは、「最近、ＡＭＡと『責任ある交渉のための医師たち』は、同組織がＡＭＡと全く関係のない完全に独立した組織として活動すべきである、という点について合意に達した。」とのコメントを発表した。[94] そしてその後ＡＭＡとの関係を解消した「責任ある交渉のための医師たち」は、六月一日、新たにサービス従業員国際組合と連携する、と発表した。同組合は、既にインターンズ・レジデンツ委員会と医師協議会という二つの労働組合を傘下におさめており、これにより「責任ある交渉のための医師たち」のもとに組織されているメンバーも、新たに獲得することになった。「責任ある交渉のための医師たち」の会長であるマーク・フォックスは、「合同することによって、われわれは自らの成果に依拠し、全国の医師と連絡し、急速に変化している医療システムに直面する医師たちに対して、より効果的な声をあげる手助けを行うことができる」と述べた。[95] こうした関係廃棄の背景には、「責任ある交渉のための医師たち」の資金難や経験不足、そしてその結果、医師の組織化が進まなかったことなどの要因があったとされる。[96] こうしてＡＭＡによる団体交渉の推進は、ひとつの節目を迎えたのである。

以上のように、一九九〇年代以降、マネジドケアをめぐる争点――供給者運営組織問題、「患者の権利」保障問題、医師の団体交渉問題――をめぐり、ＡＭＡ、民間医療保険団体、企業団体（そして共和党や一部民主党）の間に存在してきたコンセンサスは、大きく変容した。医師の診療活動の自律性を尊重すべきか、それともマネジドケアの促進やそのもとでの医療費抑制を重視すべきか、という点をめぐり激しい対立が生じたのである。その結果、医師の自律性を尊重してきたアメリカの医療保険政策は、重要な転換点を迎えつつあるといえよう。

（1） Wendy Knight, ***Managed Care: What It is and How It Works*** (Maryland: An Aspen Publication, 1998), pp. 26–28.

（2） Lisa M. Nijim and Bryan A. Liang, "Physician Unionization: White coats with Blue Collars?" ***Hospital Physician***, May. 2001, p. 71; Uwe E. Reinhardt, "Should Physicians Unionize? No, Patients Would Pay the Price." ***Wall Street Journal***, July 7, 1999.

（3） Michael Casey, "Physicians Now Look for the Union Label," ***Medical Industry Today***, October 9, 1998.

（4） Steven Greenhouse, "Angered by H. M. O.'s Treatment, More Doctors are Joining Unions," ***New York Times***, February 4, 1999.

（5） Percy Wootton, "Commentary: AMA Supports Collective Voice, But Not Pickets," ***Modern Healthcare***, May 11, 1998.

（6） ***Ibid.***

（7） "AMA Not Waffling on Patient Protection, "***Modern Healthcare***, March 30, 1998.

（8） Wooton, ***op. cit.***

（9） "More and More Physicians are Turning to Big Labor Unions to Help in Dealing with Managed Care, But Could Unions Conflict with the Hippocratic Oath?" ***Medical Industry Today***, October 9, 1998.

（10） "More Doctors Wearing the Union Label," ***Medical Industry Today*** , April 2, 1997.

（11） Elizabeth Thompson, "Organized Doctors; Unionization of Physicians a Small But Significant Force as Relationships with Hospitals Change," ***Modern Healthcare***, February 28, 2000.

（12） Mary Chris Jaklevic, "Wanted: Bargaining Power: AMA Urges Freedom for Self-Employed Docs to Unionize in Response to Managed Care," ***Modern Healthcare***, June 30, 1997.

（13） ***Ibid.***

（14） Mary Chris Jaklevic, "AMA Backs Collective Bargaining for Doctors," ***Modern Healthcare***, October 6, 1997.

(15) Mary Chris Jaklevic, "AMA Dodges Union Case: Group Pushes for More House Staff Clout Instead," *Modern Healthcare*, February 23, 1998.

(16) "National News Briefs: Medical Association Decides against Union," *New York Times*, April 14, 1999.

(17) Staff Reports, "Doctor Unionization Movement Gains Steam with New Initiative," *Medical Industry Today*, March 3, 1999.

(18) Percy Wootton, "Commentary: AMA Supports Collective Voice, But Not Pickets," *Modern Healthcare*, May 11, 1998.

(19) Molly Tschida, "Getting Organized: Nation's Largest Physician Union Forms under SEIU," *Modern Physician*, 3 (4), 1999.

(20) Aaron Bernstein, "The Amalgamated Doctors of America? The AMA is Badly Split over the Issue of a Physicians' Union," *Business Week*, June, 28, 1999.

(21) Diane Kainski, "California Doctors Should Not Form Union, Association Says," *Medical Industry Today*, January 23, 1998.

(22) Tschida, *op. cit.*; "AMA Opts Not to Form Union, But Plans to Study Issue," *Medical Industry Today*, April 14, 1999.

(23) *Ibid.*

(24) Molly Tschida, *op. cit.*

(25) Jodie Morse, "Unionizing the E. R.: to Combat Managed Care, Doctors Want to Organize. But It's No Magic Elixir," *Time*, June 5, 1999.

(26) "AMA Seeks Mediation Alternative to Unions for Employed Physicians," *Modern Healthcare*, March 22, 1999.

(27) "National News Briefs: Medical Association …… ,"

(28) Mary Chris Jaklevic, "SEIU Alliance Targets DOCS," *Modern Healthcare*, March 8. 1999.

(29) Molly Tschida, *op. cit.*

(30) Steven Greenhouse, "A.M.A.'s Delegates Vote to Unionize: In Taking on H.M.O.'s, Group Seeks Leverage for Doctors," ***New York Times***, June 24, 1999.

(31) Molly Tschida, "Local Call: State Medical Societies Push Collective Bargaining," ***Modern Physician***, May 1, 1999.

(32) Julie Rovner, "USA Takes First Steps to A Doctors' Union," ***Lancet***, July 3, 1999.

(33) "AMA to Aid Doctors in Forming a Union to Negotiate Pacts," ***Wall Street Journal***, June 24, 1999.

(34) "AMA Backs Formation of Union for Employed Doctors," ***Medical Industry Today***, June 24, 1999; "AMA Votes to Form Union," ***Modern Medicine***, August, 1999.

(35) Mary Chris Jaklevic, "AMA Union Makes a Name for Itself," ***Modern Healthcare***, September 13, 1999.

(36) Staff Reports, "AMA Launches Organization to Represent Doctors," ***Medical Industry Today***, November 29, 1999.

(37) Elizabeth Thompson, "Organized Doctors; Unionization of Physicians a Small But Significant Force as Relationships with Hospitals Change," ***Modern Healthcare***, February 28, 2000.

(38) Mary Chris Jaklevic, "AMA to Wear Union Label: House of Delegates' Decision Pits Docs Against Hospitals, ***Modern Healthcare***, June 28, 1999.

(39) Molly Tschida, "Union Happy: With the AMA Onboard, Local Unions Hope to See A Benefit," ***Modern Physician***, August 1, 1999.

(40) Randolph D. Smoak Jr., "Stage is Set for Discussion of Collective Bargaining," ***American Medical News***, June 14, 1999.

(41) ***Congressional Quarterly Almanac, 1999***; Kristen Hallam, "Doc Groups Split on Collective Bargaining Bill," ***Modern Healthcare***, March 29, 1999.

(42) Kristen Hallam, "Hospital Groups Fight Doc Antitrust Relief," ***Modern Healthcare***, June 28, 1999.

(43) Josh Fischman, "Physicians Unite! Doctors Aspire to Become Trade Unionists," ***U. S. News & World Report***, July 5, 1999.

(44) Aaron Bernstein, "The Amalgamated Doctors of America?" ***Business Week***, June 28, 1999.

（45）Jodie Morse, *op. cit.*
（46）既に述べたが、こうした州レベルのビジネス・オン・ヘルスの全国レベルでの集合体が、全米ビジネス・グループ・オン・ヘルス（National Business Group on Health）である。
（47）約九〇の地域レベルの企業雇用者団体をメンバーとし、総計七〇〇〇もの企業雇用者をメンバーとする。そのメンバーは、部分的に、全米ビジネス・グループ・オン・ヘルスと重複している。http://www.nbch.org/more.cfm.
（48）連合のホームページ、http://www.healthantitrust.org/about.htm を参照。
（49）「医療における消費者の選択のための反トラスト法連合」が、議会に送付した手紙を参照した。"Letter to Congress," http://www.healthantitrust.org/congress1.htm.
（50）Antitrust Coalition Testimony, Before the House Judiciary Committee, June 22, 1999. http://www.healthantitrust.org/testomony.htm.
（51）Rovner, *op. cit.*
（52）Hallam, *op. cit.*
（53）"AMA Delegates Vote to Create Union," *Family Practice Management*, July/August, 1999.
（54）Rovner, *op. cit.*
（55）Karin Bierstein, "Greater Hope for Physician Unions?" *American Society of Anesthesiologists Newsletter*, 63, September 1999.
（56）"AMA Votes in favor of Organized Labor," *CNN News*, June 23, 1999.
（57）George A. Becker, "Ophathalmic Groups Support MD Unions," *Ophthalmology Times*, July 15, 1999.
（58）Joshua M. Sharfstein, "Doctors Unite," *New Republic*, August 2, 1999.
（59）Staff Reports, "Physician Negotiating Group Announces Progress in Organizing Efforts," *Medical Industry Today*, March 28, 2000.
（60）Mary Agnes Carey, "Physician Unionization Measure Gets House Judiciary Approval But Could Face Jurisdictional Hurdles," *CQ Weekly*, April 1, 2000, p. 767.

(61) "Doctor Bargaining Bill Approved by House Committee," ***Medical Industry Today***, April 3, 2000.

(62) Marilyn Werber Serafini, "Physicians, Unite!" ***National Journal***, June 5, 1999, pp. 1525, 1528.

(63) National Association of Manufacturers, "Nation's Manufacturers Oppose H. R. 1304," http://www.healthantitrust.org/NAM.html.

(64) Kristen Hallam, "House OKs Doc Bargaining; Senate is Hurdle to Giving Physicians Clout with Managed Care," ***Modern Healthcare***, July 3, 2000.

(65) Kristen Hallam, "Washington Report: Betting for a No-Show: Consumer Groups See No Reason to Back a Physician Bargaining Bill that Won't Become Law," ***Modern Healthcare***, March 27, 2000.

(66) "Doctor Bargaining Bill …,"

(67) "House Votes for Change in Antitrust Law to Allow Doctors to Unionize," ***CQ Almanac 2000***, chapter 12, p. 38.

(68) Sarah A. Klein and Vida Foubister, "Collective Bargaining Measure Stalled on Way to House Vote," ***American Medical News***, June 12, 2000.

(69) ***Op. cit.***; ***CQ Almanac 2000***, chapter 12, p. 39.

(70) "Antitrust Coalition Launches Radio Ads," http://www.healthantitrust.org/Antiradioads.html.

(71) Kristen Hallam, "House OKs Doc Bargaining; Senate is Hurdle to Giving Physicians Clout with Managed Care," ***Modern Healthcare***, July 3, 2000.

(72) ***CQ Almanac, 2000***, chapter 12, pp. 39–40.

(73) ***op. cit.***, p. 40; Hallam, ***op. cit.***

(74) "Antitrust Coalition Statement on house Passage of the Campbell Antitrust Bill," June 29, 2000, http://www.healthantitrust.org/6-30release.htm

(75) Hallam, ***op. cit.***

(76) ***Ibid.***

(77) Rebecca Adams, "Doctors' Unionization Bill Wins Easy Passage in House But Lacks GOP Sponsor in Senate,"

*CQ Weekly*, July 1, 2000, p.1600.

(78) Hallam, *op. cit.*

(79) *CQ Almanac 2000*, chapter 12, p. 38.

(80) Michael Romano, "Doc Bargaining Setback; D. C. Board Halts Effort to Give Physicians Antitrust Break," *Modern Healthcare*, February 5, 2001.

(81) John Morrissey, "Withdrawal Pains: As AMA Cuts Funds, Future of Doc Union in Doubt," *Modern Healthcare*, May 13, 2002.

(82) *Ibid.*

(83) Michael Romano, "AMA's Labor Union Gets Second Wind," *Modern Healthcare*, June 24, 2002.

(84) Marilyn Werber Serafini, "AMA Seeking to Revive Bargaining Bill," *Congress Dailey*, November 19, 2001.

(85) AMA, "AMA Position Paper on Antitrust Relief Legislation," http://www.ama-assn.org/ama/pub/category/12978.html

(86) Ana Albert, "Physician Collective Bargaining Bill Returns," *American Medical News*, March 25, 2002; "A New Bid for Antitrust Relief: Congress Tries Again," *American Medical News*, April 15, 2002.

(87) Albert, *op. cit.*; "Congress Gets Federal Antitrust Bill," *Ohio State Medical Association News*, March 19, 2003.

(88) Antitrust Coalition for Consumer Choice in Health Care, Antitrust Coalition Statement Opposing New Legislation, http://www.healthantitrust.org/2-72002statement.htm

(89) Antitrust Coalition for Consumer Choice in Health Care, "Opposition to H. R. 3897," April 12, 2002, http://www.healthantitrust.org/3897/3897-4letter.htm

(90) American Association of Health Plans, "AMA Uses Flawed Report to Support Anti-Consumer Bargaining Powers: Agenda Would Create 'Doctor Cartels' that Drive Up Costs," December 2001.

(91) Albert, *op. cit.*

(92) Michael Scott, "ASA Legislative Conference to Focus on Host of 2003 Health Issues," *American Society of Anes-*

*thesiologists Newsletter*, 67, 2003.

(93) Michael D. Maves, "AMA letter re: Support for HR 1120," http://www.ama-assn.org/ama/pub/category/12979.html.

(94) Michael Romano, "Labor Union Didn't Work: AMA Abandons Embattled In-House Group for Docs," *Modern Healthcare*, May 31, 2004.

(95) "Three Doctors' Unions Form Partnership to Unite Resident, Salaried, and Private Practice Physicians," June 2, 2004. http://www.seiu.org/media/pressreleases.

(96) Romano, *op. cit.*

# 終章　概括と展望

## (一) 概括

これまでの分析を、簡単に概括してみたい。

高度な専門的（医学的）知識が必要とされる医療の世界では、科学者・医師といった専門家の存在が極めて重要である。歴史的にみて、アメリカでは他国にもまして、これら専門家の職業活動上の自律性（職業活動上の諸決定に関して、外部からの介入を受けないこと）を尊重する政策がとられてきた。こうした「専門家重視政策」がとられてきた背景には、医療政策過程における有力アクター間のコンセンサスが存在した。医学研究政策過程においては、国立衛生研究所（ＮＩＨ）、議会（委員会）、利益団体の間に、そして医療保険政策過程においては、アメリカ医師会（ＡＭＡ）、民間医療保険団体、企業団体といった有力団体、そして共和党や一部民主党の間に、それぞれ科学者、医師の自律性を尊重するという点に関する、コンセンサスが存在してきたのである。しかし、一九九〇年代以降、「専門家重視政策」は転換点に直面する。医療政策過程自体が、大きく変容したためである。従来まで存在してきた政治的コンセンサスが崩壊し、専門家の職業活動上の自律性をこれまでのように尊重すべきか否か、をめぐり、アクター間に激しい対立が生じたのである。本書では、こうした対立について主に、自律性を主張する専門家集団と、その見直しを求める利益団体の間の対立に焦点を当てつつ、考察を行ってきた。

医学研究政策の場合、これまで専門家である科学者が支配的な位置を占めてきた医学研究活動の「民主化」を求める動きが生じ、それが政策過程において新たな対立をもたらしている。こうした対立、すなわち科学者の自律性を尊重すべきか否かをめぐる対立の第一は、医学研究の優先順位決定問題をめぐる、エイズ、乳癌、パーキンソン病などの患者団体と科学者コミュニティとの間の対立であり、対立の第二は、胎児組織、ヒト胚・胚性幹細胞、クローン研究などに関する生命倫理問題をめぐる、プロ・ライフ派団体と科学者コミュニティとの間の対立である。すなわち、科学者の自律性を主張する専門家集団である科学者コミュニティと、医学研究に患者の声を反映させるべきであるとする患者団体、そして倫理的・宗教的な立場から先端医療研究に対する規制を求めるプロ・ライフ派団体との間の対立である。これに対して、医療保険政策においては、これまで専門家である医師が自由な決定を行ってきた診療活動の「合理化」を求める動きが生じ、それが新たな対立をもたらしている。こうした対立、すなわち医師の自律性を尊重すべきか否かをめぐる対立とは、具体的にはマネジドケアをめぐる新たな政治的争点――供給者運営組織問題、「患者の権利」保障問題、医師の団体交渉問題――をめぐる、AMAと民間医療保険団体、そして企業団体との間の対立である。すなわち、自らの診療活動上の自律性を保持・回復し、医師―患者関係に対するマネジドケアによる介入を阻止するための政策的措置を講じようするAMAと、マネジドケアの促進およびそのもとでの医療費の抑制を重視する民間医療保険団体、そして企業団体の間の対立である。

このような医療政策過程の変容の結果、アメリカの医療政策の歴史的特質をなしてきた「専門家重視政策」自体、現在ひとつの転換点に直面している。医学研究政策の場合、医学研究の優先順位決定問題については、その決定過程に対して、患者や市民の参加を促す政策がとられつつあるし、生命倫理問題についても、ヒト胚・胚性幹細胞研究のケースにみられるように、倫理的・宗教的な配慮から、科学者の研究活動の自由を制限しようという政策がとられつつある。また医療保険政策についていえば、マネジドケアへの懸念・不満から、診療活動上の自律性を保持・回復するための政策的措置を講じることを目的とした、AMA側の対応策は、必ずしも成功しているとはいえない。「患者の権利」保障法案は、未だ連邦レベルでは成立にいたっておらず、開業医の団体交渉権確立のための法案も、不成立のままである。また、供給者運営組織についても、その数は少数にとどまっている。「その理由としては、その運営が医師に対して多くの時間と資金的なコミットメントを強いるものである点が、大きい。市場に対しての参入が遅れたこと、さらに組織を開始するためのコストが膨大であることを考慮すれば、供給者運営組織が生き残る可能性は、限定されているといえる」[1]。確かに以下述べるように、現在マネジドケアにおける保険者側と医師側、そして患者側との間の関係性には一定の変化がみられる。しかし、従来と比較して、医師の自律性が困難な政治的状況に直面している点は否定しがたい。専門家――科学者および医師――の自律性を尊重してきた、アメリカの「専門家重視政策」は、現在ひとつの転換点に直面しつつあるといえる。

## (二) 展　望

では、本書で考察した一九九〇年代以降の医療政策過程の変容、専門家の自律性をめぐり生じた対立は、今後どのように展開していくのだろうか。

医学研究政策についてはどうだろうか。まず、医学研究の優先順位決定問題をめぐる対立についてみてみたい。財政均衡、緊縮財政を求める声が高まっているにもかかわらず、医学研究振興予算は、その後も順調に増加している。クリントン政権のもとでは、NIH予算を、一九九八年以降五年間で二倍に増額することが、ほぼ超党派的な支持のもとに決定された[2]。またブッシュも二〇〇一年の大統領就任後すぐさま、「われわれは、疾病に対する治療法を研究するにあたって、連邦政府がとても重要な役割を果たすことを認めている」とし、NIH予算を二八億ドル増額する旨を発表した[3]。しかし、キャラハンが指摘するように、「研究をめぐる主要な闘争は、NIHに対する予算を見出すレベルにはない。予算増自体は、相対的にみて実現することが容易である。真の闘争は、予算をどのように用いるのが最善なのか、様々な特定目的のための予算、とりわけ特定疾病に対する研究予算を、どのように増やせばよいのか、という点をめぐるものだ」[4]。確かにすでに述べたように、一九九八年から一九九九年にかけて、NIHの改革が提案・実施され、医学研究に患者・市民の意向を一定程度取り入れることが決定された。しかし、患者団体による研究予算増や研究体制の改善を求める政治活動は、依然活発なものである。エイズ、乳癌、パーキンソン病といった、これまで述べてきた患者団体に加えて、アルツハイマー病（アルツハイマー病協会[5]）、糖尿病（アメリカ糖尿病協会[6]）、前立腺癌（前立腺癌財団（Prostate Cancer Foundation）[7]）、筋ジストロフィー（筋ジストロフィー協会（Muscular Dystrophy Association）[8]）などの患者団体も、それぞれ活発な活動を展開している。たとえば二〇〇四年には、アルツハイマー病協会の強い働きかけのもと、ロナルド・レーガン元大統領の同病による死去を受けて、NIHにおける同病研究予算を二倍に増額する「ロナルド・レーガン・アルツハイマー病・ブレイクスルー法（Ronald Reagan Alzheimers Breakthrough Act）」が、上院六三名と下院七二名の議員の支持を得て、議会に提出された（成立にはいたらなかったが、翌年に再提出されている）[9]。このように、いったん火がついた患者団体の活発な働きかけは、今後も収束することはないであろう。

また、議会でも、再びNIHにおける研究の優先順位決定に介入しようという動きがみられる。実際、二〇〇四年の六月二日には、議会の委員会において、この問題をめぐりNIH官僚に対する質疑が行われた。そのなかで、共和党のマイケル・ビリラキスは、「NIH、センター、そして研究所における優先順位決定プロセスは、議会メンバー、患者アドボカシー団体などから疑問を呈されている」とし、「私は、こうした批判の多くは、優先順位決定プロセスが、とりわけグラントの認可プロセスにみられるように極端に複雑であり、NIH自体が多くの点に関して透明性を欠いているためだと思う」と述べた。また民主党のシェロッド・ブラウンも、もしNIHの医学研究が十分に公衆の要望にこたえていないとしたならば、「その優先順位は、常に誤りであろう」と指摘した。[10]このように、患者団体や議会側による問い直しの動きが続く限り、これら勢力と科学者コミュニティとの間での、医学研究の優先順位決定問題をめぐる対立は、今後も重要であり続けるであろう。

他方、生命倫理問題をめぐる対立は、近年ますます激しいものとなっている。二〇〇五年に入り、科学者コミュニティの支持を背景に、ヒト胚・胚性幹細胞研究については、二〇〇一年八月九日午後九時以前に存在していたもののみならず、それ以降に余剰胚から樹立された胚性幹細胞を用いた研究に対しても連邦政府の資金助成を認めるとした法案が、五月二四日に下院を二三八—一九四で通過した。[11]しかし、ブッシュ大統領やプロ・ライフ派団体はその成立に激しく反対しており、今後成立するか否かは、微妙である。また、クローン研究についても、二〇〇五年に、新たに研究を全面禁止する法案と、治療クローニングを目的とした研究のみ認めるとする法案両方が提出され、審議が行われている。[12]いずれの問題についても、これまで同様、科学者コミュニティとプロ・ライフ派団体の間に、激しい対立が生じていることは言うまでもない。現在、ヒト胚を破壊しないかたちでの幹細胞研究も進められている。しかし、その進展や再生医療面での可能性には今のところ不透明な部分も多く、現在のような状況がつづく限り、科学者コミュニティとプロ・ライフ派団体との間の対立は、今後とも激しいものであり続けるであろう。

次に、医療保険政策についてはどうだろうか。二〇〇一年のブッシュ政権誕生後も、「患者の権利」保障問題、医師の団体交渉問題などをめぐり、AMAと民間医療保険団体、そして企業団体との間に、激しい対立が生じている点については、既に述べた。しかし、その背後で、重要な変化が生じている点も、事実である。第一に、「患者の権利」保障法案は、連邦レベルでは未だ成立にいたっていないが、州レベルでは成立するところも増加しており、患者によるマネジドケア（保険者）に対する医療過誤訴訟を認める州もみられる。第二に、保険者による厳しい診療内容・診療報酬のチェックにさらされてきた病院や医師側だが、合併や相互提携によって、保険者との交渉力を強化しつつある。第三に、患者やメディアの間での批判の高まりを受けて、マネジドケア側も、事前審査の撤廃など、保険者による診療内容の管理・規制を緩和しようとしている。第四に、従来まで支配的だったＨＭＯ型のマネジドケアに比べて、より広く医師・病院に対するアクセスを認める、選別者供給組織（Preferred Provider Organization）やポイント・オブ・サービス・プラン（Point of Service Plan）といったタイプのマネジドケアが、新たにそのシェアを拡大している。このように現在、マネジドケア（保険者）の権限が相対的に弱まり、医師や患者の権限が一定程度回復されている点は否定できない[13]。

しかし、上記のような傾向が、今後も持続するか否かは疑問である。確かにマネジドケア（保険者）側と、医師、患者側との関係性には、重要な変化はみられるが、それが新たな医療費の高騰につながっている点は、否定できない。実際、一九九〇年代以降マネジドケアの急速な発展にともない、アメリカの医療費の伸び率は、一時的に低下したものの、その後二〇〇〇年以降は再び高水準に戻りつつある[14]。こうした傾向が続けば、再びマネジドケア（保険者）による医師の診療活動に対する管理・規制が強化され、ＡＭＡのマネジドケア（保険者）に対する懸念や不満が高まることは確実である。また、公的医療保険であるメディケアに対する、マネジドケアの導入も、依然進められている。第六章の最後で触れたような、マネジドケアのメディケア離脱問題に象徴されるように、メディケア・マネジドケア促進政策自体は、決して成功しているとはいえないが、それは依然として共和党、そして一部民主党の間で、医療費抑制のための重要な戦略のひとつとして認知されているのである。実際に、二〇〇三年にブッシュ政権のもとで成立した「メディケア処方薬改善近代化法（Medicare Prescription Drug, Improvement, and Modernization Act）」では、外来薬剤給付の保障とともに、メディケア受給者のマネジドケア加入が、さらに促進された。こうした点を考慮すれば、マネジドケアをめぐる、AMAと、民間医療保険団体、そして企業団体の間の対立は、今後とも持続していく可能性が高い。

## ㈢　直面している課題

このように、本書で考察した専門家の自律性をめぐる対立は、今後とも基本的に持続していくものと思われる。それは同時に、対立が突きつけている課題、換言すれば現在アメリカ医療政策が直面している課題自体、今後とも重要であり続けていくであろうということを意味する。すなわち、人間の生死に、そして人間の身体的・精神的な福利厚生に直接関係する医療という領域において、専門家がどのような位置を占めていくべきかという、極めて重要な課題である。具体的には、医学研究政策についていえば、科学者による自由な医学研究の発展と、疾病患者（やその家族など）のニーズ、さらには倫理的・宗教的な文化・価値観とのバランスをいかにとっていくか、という課題であり、医療保険政策に関しては、可能な限り医療サービスの質を下げることなく、医師の診療活動への適正な介入を行うことにより、どのように医療費を抑制していくか、という課題がそれである。

繰り返し指摘してきたように、アメリカは歴史的に、他国にもまして、専門家の職業活動上の自律性が尊重されてきた国である。本書が考察したのは、まさにそれに対するゆり戻しが、一九九〇年代以降顕著なかたちで、生じつつある状況に他ならない。医学研究政策の場合は、科学者の医学研究活動を「民主化」しようという動きが、医療保険政策の場合は、医師の診療活動を「合理化」しようという動きが強まり、それが激しいアクター間対立を引き起こしたのである。しかし当然ながら、高度な専門的知識を必要とする専門家による職業活動上の意思決定を、完全に「民主化」することは不可能であるし、またそれを過度に「合理化」することには危険が伴う。とりわけ医療のような、人間の生死に直接関わる領域の場合、「民主化」や「合理化」には一定の限度が存在するであろうし、それを超えた場合、問題が生じることもあろう。望ましいのは、専門家に基本的な意思決定権限をゆだねつつも、たとえばアカウンタビリティ（説明責任）を促進することにより、バランスのとれた「民主化」、そして「合理化」を進めていくことではないか。

医学研究をめぐる、科学者のアカウンタビリティ（説明責任）とは、具体的に何を意味するのだろうか。科学者一般のアカウンタビリティは、「財政的アカウンタビリティ」と「社会的アカウンタビリティ」の二つに分類される。前者は、投入すべき／投入した社会的資源が社会的問題の解決に役だつか（その研究がどの程度社会にとって価値があるか）を問うものであり、後者は、研究活動やその成果が社会に及ぼす影響や研究活動の内容を、社会に知らせて理解を求める責任（研究内容を詳しく国民に説明する責任）である。[15] 藤垣裕子は、近年こうした「科学技術に対するアカウンタビリティ（説明責任）の要求」が拡大しているとし、それは「そもそも科学技術は社会のため、市民のため、公共のためにあるのであるから、その財政投資の根拠も、社会的有用性の根拠も、市民に説明されていなくてはならない、という要求からくると考えられる」と指摘している。[16] 本書第四章で考察したＮＩＨ改革も、医学研究におけるＮＩＨ側のアカウンタビリティの促進をその内容に含むものであり、科学者に対してアカウンタビリティを求める流れの一環として、位置づけることが可能である。今後科学者には、ますますこうしたアカウンタビリティが求められよう。

それは、医療保険政策における医師に関しても、同様である。医師は、様々な領域、そして様々な医療関係者に対して、アカウンタビリティを有している。一方では当然のことながら、医師は、自らの診療活動の適切性やインフォームド・コンセントの実施などの点で、医療サービスの消費者であるところの患者に対して、アカウンタビリティを有している。しかし同時に、医療費を支出・管理している企業や民間保険（マネジドケア）に対しても、財政的な業績（financial performance）という点で、アカウンタビリティを有している。すなわち、医療サービスの価格、サービス提供方法の効率性などの点について、より端的にいえば医療費の適正性について、企業や民間医療保険、そして政府などに対して、アカウンタビリティを果たす責任を有しているのである。[17] しかし、これまでのアメリカでは、財政的なアカウンタビリティが、相対的に軽視されてきたとはいえないだろうか。その結果、それに対するゆり戻しが、現在マネジドケアの発展というかたちで、急速に生じている面は、否定できない。[18] もちろん、医師が自らの診療活動を行うにあたって、患者側の意向ではなく、保険者などの第三者的支払い者側の財政的な意向（たとえばコスト重視）を過度に配慮すること自体も、大きな問題を孕んでいる。マネジドケア（あるいはより広範なアメリカ医療の「営利化」）が抱える問題は、まさにこの点にある。[19] 現在「患者の権利」の保障が重要な問題として浮上しているのも、こうした理由からといえる。それゆえ、現代のアメリカの医療保険制度においては、医師のアカウンタビリティを適正なかたちで促進すること、さらには、否それ以上に、マネジドケアにおけるアカウンタビリティを促進していくことも、重要といえるだろう。

ダニエルズとサビンは、マネジドケアに求められるアカウンタビリティを、「市場的アカウンタビリティ（market accountability）」と、「正当性（妥当性）をめぐるアカウンタビリティ（accountability for reasonableness）」という二種類に分類している。これまでも述べてきたように、マネジドケアは、患者に対する何らかの医療サービスの制限に基づいて、医療費の抑制を図っている。前者の「市場的アカウンタビリティ」とは、保険購買者や消費者側に対して、こうした医療サービスの制限も含めたかたちで、マネジドケアが、自らの保険プランの内容について、情報を開示する責任である。これに対して、後者の「正当性（妥当性）をめぐるアカウンタビリティ」とは、マネジドケアが、医師や患者に対して、自らの医療費抑制を目的とした、医療サービス制限の正当性（妥当性）を伝えるとともに、それが本当に正当（妥当）か否かについての公共的な議論を深めていく責任である。[20] 一部の「患者の権利」保障案や、全国クオリティ保証委員会（National Committee for Quality Assurance）[21] の活動は、部分的にではあるがこうしたアカウンタビリティの促進を求めるものといえる。このように、マネジドケア側のアカウンタビリティも、現在ますます求められているのである。

現代アメリカの医療政策が直面する、専門家の自律性をめぐるこれらの課題は、今後も重要であり続けるであろう。そして、アカウンタビリティの促進を含め、こうした課題に建設的に対処していくにあたって、専門家集団の果たすべき役割や責任自体、今後さらに重要性を増していくのではないだろうか。

（1） Susan Giaimo, ***Markets and Medicine: The Politics of Health Care Reform in Britain, Germany, and the United States***（Ann Arbor: The University of Michigan Press, 2002）, p. 189. また次の文献も参照。Howard Isenstein, "Plan B: PSOs Lose Steam as Providers Opt to Form State-Regulated HMOs," ***Modern Physician***, June 1, 1999; Peter, R. Kongstvedt, ***The Managed Health Care Handbook, fourth edition***（Maryland: An Aspen Publication, 2001）, p. 1372.

（2） Sue Kirchoff, "Progress or Bust: the Push to Double NIH's Budget," ***CQ Weekly***, May 8, 1999, pp. 1061–1062.

（3） "Bush Seeks Increases for Health Research," ***New York Times***, February 24, 2001.

（4） Daniel Callahan, ***What Price Better Health? Hazards of the Research Imperative***（Berkeley: University of California Press, 2003）, p. 238.

（5） Meredith Wadman, "Aging Population of Voters Backs Alzheimer's Funding," ***Nature***, 392, April 2, 1998, p. 428; Renee L. Beard, "Advocating Voice: Organizational, Historical and Social Milieux of the Alzheimer's Disease Movement," Phil Brown and Stephen Zavestoski eds., ***Social Movements in Health***（Oxford: Blackwell Publishing, 2005）, pp. 115–136.

（6） "Diabetes Funding; Diabetes Group Comments on President's Budget Request," ***Health and Medicine Week***, March 7, 2005; Judith Havemann, "Crusading for Cash: Patient Groups Compete for Bigger Shares of NIH's Research Funding," ***Washington Post***, December 15, 1998.

（7） http://www.prostatecancerfoundation.org/.

(8) Jocelyn Kaiser, "In Step With Advocates, NIH Backs Targeted Research Centers," ***Science***, October 24, 2003.

(9) Stephan Barlas, "New Initiative, New Worries on Alzheimer's Research," ***Geriatric Times***, July 1, 2004; "Alzheimer Disease: Missouri Lawmaker Highlights Anti-Alzheimer Effort," ***Pain & Central Nervous System Week***, March 7, 2005; "Alzheimer Disease: Genworth Releases 30-year Perspective on Long-Term Care and Alzheimer Disease," ***Pain & Central Nervous System Week***, April 4, 2005.

(10) Ted Agres, "Congressional Panel Explores How Agency Allocates Research Spending," ***The Scientist***, 5(1), 2004.

(11) Kato Schuler, "Stem Cell Funding Fight Divides GOP," ***CQ Weekly***, May 30, 2005, pp. 1444–1445.

(12) Eli Kintisch, "Anticloning Forces Launch Second-Term Offensive," ***Science***, March 18, 2005; Sheryl Henderson Blunt, "U. N.: No Cloning," ***Christian Today***, 49(5), 2005, p. 18; "Senators Hatch, Feinstein, Specter, Kennedy, Harkin," ***Grobal News Wire***, April 21, 2005; "Health Policy: Board Formalizes Position on Federal Legislation Banning Human Cloning," ***Stem Cell Week***, September 15, 2005.

(13) 伊原和人、荒木謙『揺れ動く米国の医療—政策・マネジドケア・医薬品企業』（じほう、二〇〇四年）、八〇—八七頁、William D. White, "Reason, Rationalization, and Professionalism in the Era of Managed Care," ***Journal of Health Politics, Policy and Law***, 29(4–5), 2004, pp. 260–261.; ***CQ Almac+2002***, chapter 10, p. 7.

(14) 伊原、荒木、前掲書、八五頁。

(15) 藤垣裕子「科学政策論—科学と公共性—」金森修・中島秀人編『科学論の現在』（勁草書房、二〇〇二年）、一六三頁。

(16) 藤垣裕子『専門知と公共性—科学技術社会論の構築に向けて—』（東京大学出版会、二〇〇三年）、七五頁。

(17) 堀真奈美、印南一路、「米国医療におけるアカウンタビリティーの概念と動向」『会計検査研究』二三号、二〇〇一年三月、四三—四四頁。Ezekiel J. Emmanuel and Linda L. Emmanuel, "What is Accountability in Health Care?" ***Annals of Internal Medicine***(124), 1996, pp. 229–239; Ezekiel J. Emmanuel and Linda L. Emmanuel, "Preserving Community in Health Care," ***Journal of Health Politics, Policy, and Law***, 22(1), 1997, pp. 147–183.

(18) Miriam J. Laugesen and Thomas Rice, "Is the Doctor in? The Evolving Role of Organized Medicine in Health Policy," ***Journal of Health Politics, Policy and Law***, 28(2–3), 2003, p. 293. この点に関して、たとえばモローンらは、民間中心の医療保険制度であるアメリカよりも、公的保険中心の医療保険制度であるヨーロッパの方が、医師の診療活動上の自律性が保障されていると指摘している。「大きな歴史的皮肉は、民間（あるいは擬似市場的な）部門におけるよりも、国家中心的な医療システムにおけるほうが、専門職の自律性がより安全なものになっていると思われる点だ。アメリカの医師たちが長い間激しく抵抗してきた国家それ自体が、いまや医師の自律性を、それを従属させつつある市場勢力から守る緩衝材として機能している点は、明白である。その理由は数多く存在する。国家は、民間の医療費支払い者よりも、経営的なイノベーションを、熱心に（あるいは向こう見ずに）促進しようとはしない。また国家は、企業ほど、攻撃的ではない。さらに国家は、医療供給者のような、組織化され発言力のある利益団体の勧告に、より耳を傾ける傾向にある。そしておそらく、国家が医療費の抑制に相対的に見て成功している点が、医師の活動をコントロールする必要性自体を、緩和しているのだ」。James A. Morone and Janice M. Goggins, "Health Policies in Europe: Welfare States in a Market Era," ***Journal of Health Politics, Policy and Law***, 20(3), 1995, pp. 566–567. また現代アメリカにおける医師の変容については、たとえば、Deborah A. Stone, "The Doctor as Businessman: The Changing Politics of a Cultural Icon," ***Journal of Health Politics, Policy and Law***, 22(2), 1997, pp. 533–556.

(19) Bradford H. Gray, ***The Profit Motive and Patient Care: the Changing Accountability of Doctors and Hospitals*** (Cambridge, Mass: Harvard University Press, 1991); Bradford H. Gray, "Trust and Trustworthy Care in the Managed Care Era: Can Managed Care Organization Take on the Mantle of Trust that Traditionally Has Belonged to Physicians?" ***The People to People Health Foundation***, (January/February, 1997); Arnold S. Relman, "What's Happened to U. S. Health Care," ***Issues in Science and Technology***, Winter(1991–2), pp. 80–82..

(20) Norman Daniels and James Sabin, "The Ethics of Accountability in Managed Care Reform: Recent Efforts at Reforming Managed Care Practices Have One Thing in Common: A Call for Accountability to Consumers," ***Health Affairs***, 1998 (September/October); Norman Daniels, "Accountability for Reasonable Limits to Care: Can We Meet the Challenges?" David Mechanic, Lynn B. Rogut, David C. Colby, and James R. Knickman eds., ***Policy Challenges in***

*Modern Health Care* (New Brunswick, New Jersey: Rutgers University Press, 2004), pp. 238–248.

(21) 全国クオリティ保証委員会（ＮＣＱＡ）は、一九九〇年に独立の組織として創設された、非営利組織である。その目的は、マネジドケアにおける医療サービスの質を審査し、その認定を行うこと、そして同時に、雇用者や消費者が保険を購買あるいは選択するにあたっての情報を、開示していく点にある。その審査基準は、(一) アクセスおよびサービス、(二) 医療サービス供給者の質、(三) 加入者の健康維持、(四) 加入者が健康を害した際のケア、(五) 慢性病患者への対応、の五つである。マネジドケア側もこうしたＮＣＱＡの審査・評価を受け入れており、全国のＨＭＯ加入者の三分の二に保険を給付している、ＨＭＯの半数以上が、ＮＣＱＡの審査を受けている。また三〇もの州が、マネジドケアの規制を行うにあたって、ＮＣＱＡによる認可を受け入れている。ＮＣＱＡのホームページを参照。www. ncqa.org. またＮＣＱＡについては、次の文献も参照。William L. Roper and Charles M. Cutler, "Health Plan Accountability and Reporting: Issues and Challenges; Despite the New Measures of Health Plan Performance, the "Accountability Movement" is Still Less than A United front," *Health Affairs*, 1998 (March/April); Joseph W. Thompson, James Bost, Faruque Ahmed, Carrie E. Ingallis, and Cary Sennett, "The NCQA's Quality Compass: Evaluating Managed Care in the United States: A Brief Look at the NCQA's Comparison of Health Plan Performance," *Health Affairs*, 1998 (January/Febuary).

# あとがき

本書は、慶應義塾大学大学院法学研究科（政治学専攻）に二〇〇四年一二月に提出した博士論文に、大幅な加筆修正を施したものである。出版にあたっては、財団法人アメリカ研究振興会から、アメリカ研究図書出版助成をいただいた。心より、謝意を表したい。

アメリカの医療政策は、GDPの約七分の一を占める医療をめぐる、巨大かつ複雑な政策領域であり、また現代アメリカが抱える諸問題の縮図的な存在でもある。それゆえに、様々な問題意識や分析視点からの検討が可能であるし、また検討する必要がある。たとえば、国民皆医療保険制度が存在せず、民間・市場原理中心の医療保険制度ゆえに、現在約四千万人以上もの無保険者が存在するという問題が、アメリカの医療政策が抱えるもっとも深刻な問題のひとつであることは、言うまでもない。しかし他にも、医療費の高騰や医療サービスの質の低下など、それが直面する難題は、多岐にわたる。振り返ってみれば、研究を始めた当初から、このように巨大かつ様々な問題を抱えたアメリカの医療政策を、自分の問題意識に絡めてどう分析すればよいのか、決めあぐねていた。なんとか自分なりの観点からアプローチできれば、と考えていたが、暗中模索の状態だったのである。当初の関心は医療保険政策に限られており、できればそれを日米比較の視点から研究したいと考えていた。さらに、どの時期を中心に扱えばアメリカの医療政策・政策過程の重要な転換点（ターニング・ポイント）をとらえることができるのか、なかなか見出せずにいた。実証研究に不可欠である、十分な資料がどの程度収集できるのか、という不安もあった。そうした状況のなかで、何年か試行錯誤を繰り返し、最終的には医学研究政策と医療保険政策の二つの政策領域、そして科学者コミュニティとアメリカ医師会という二つの専門家集団に焦点を当て、一九九〇年代以降の時期に主な考察時期を絞った上で、書き上げたのが、本書である。これまで進めてきた研究を、このようなかたちで公にすることができたことは、幸運というほかない。

本書により、不十分とはいえ、現代アメリカ医療政策・政策過程の変容とそこに潜んでいる問題の一端に、光を当てることができたのではないかと思う。しかし、現代アメリカの医療政策と専門家集団をめぐっては、たとえば産学連携、バイオテクノロジー産業の発展、医療過誤訴訟、医療情報をめぐる問題など、本書が考察した以外にも多くの問題が存在する。これらの問題に触れることができなかった点は、心残りといわざるをえない。また現在進行中である、医療保険制度に対する民間・市場原理の導入をめぐる問題も、現代アメリカの医療政策を考える上で、きわめて重要である。一九九〇年代以降のアメリカでは、クリントン政権による国民皆医療保険改革の失敗以後、民間・市場原理をこれまで以上に導入しようという動きが活発化している。その背景に存在する、共和党の保守化とその支持基盤の強化、さらには民主党の中道化といった政治的変化、そして民間・市場原理の導入自体がはらむ深刻な問題――それは第六章の最後で触れた、メディケアに対するマネジドケア導入政策が直面する問題点に象徴的である――などは、本書で考察したマネジドケアと医師の自律性をめぐる諸問題と絡めて、検討する必要のある重要なテーマであろう。現在日本の医療においても、民間・市場原理の導入が検討されているが、その是非を考える上でも、この問題についてのより立ち入った考察が不可欠と思われる。こうした点についても、本書では必要最低限しかふれることができなかった。さらに資料面でも、入手可能な資料は可能な限り収集したつもりであるが、関係者へのインタビュー調査などを行えば、より充実した実証的分析を行うことができたのではないか、という思いが残る。これらの点については、今後の課題としたい。

本書の完成までには、多くのかたがたにお世話になった。現東京大学法学部教授の久保文明先生には、先生が慶應義塾大学におられたころはもちろん、東京大学に移られた後も、変わらぬ御指導御鞭撻をいただいた。研究の内容や方向性は言うに及ばず、アメリカ政治全般についての知識にいたるまで、先生の御指導に負うところは本当に大きい。本書、そして本書の元型となった博士論文についても、貴重な御助言をいただいた。慶應義塾大学出版会に、本書の刊行を推薦してくださったのも、先生である。その御厚情なしには、本書の刊行も容易ではなかったであろう。心から感謝申し上げたい。加えて、慶應義塾大学では、国分良成先生や関根政美先生にも、温かい御配慮・御指導を賜った。専門分野が違うにもかかわらず研究会（ゼミ）に受け入れてくださり、様々な場で貴重な御助言をいただいたことについては、ただただ感謝するばかりである。さらに千葉大学法経学部教授の広井良典先生にも、大変にお世話になった。アメリカの医療政策全般について御教示いただいただけでなく、医学研究政策という、重要であるがしばしば見過ごされがちな政策領域に着目することができたのは、先生の御研究に負うところが大きい。他大学の院生であるにもかかわらず、時に講義に参加させてくださり、またたびたびのぶしつけな質問にも丁寧にお答えいただいた先生には、感謝の言葉もない。

さらに、慶應義塾大学大学院の久保文明研究会（ゼミ）で、ともにアメリカ政治を学んだ大学院生の諸氏には、日常的な講義や勉強会、その他プライベートな場でのコミュニケーションを通じて、多くの貴重な刺激や励ましをいただいた。また、アメリカ研究振興会の出版助成にあたっては、審査委員の方々に、論文を丁寧に読んでいただいた上、貴重なコメントを賜った。二〇〇三年五月に神戸大学で開催されたアメリカ学会および、二〇〇四年の四月に学習院大学で開催されたアメリカ政治研究会では、報告の場を与えていただき、多くの方々からあたたかい御助言を賜る機会を得た。そして出版にあたっては、なにより慶應義塾大学出版会の堀井健司氏に、大変な御尽力をいただいた。出版状況が厳しい折、本書の出版を快諾していただいたことは、誠に感謝に堪えない。

これらのかたがたにも、この場を借りて、厚く御礼申し上げたい。

最後に、これまで迷惑をかけるばかりだったにもかかわらず、いろいろな面で支援し続けてくれた両親に、改めて感謝の念を表したい。

天野　拓

# 主要参考文献

## 著作・論文等


Al-Assaf A. F. ed., *Managed Care Quality: A Practical Guide*, Boca Raton: CRC Press, 1998.

Alford, Robert, *Health Care Politics: Ideological and Interest Group Barriers to Reform*, Chicago: the University of Chicago Press, 1975.

Altman, Robert, *Waking up, Fighting back; The Politics of Breast Cancer*, Canada: Little Brown and Company, 1996.

Anderson, Orin W., *Health Services in the United States: A Growth Enterprise Since 1875*, Chicago, Illinois: Health Administration Press, 1986.

Arno, Peter S., and Karyn L. Feiden, *Against the Odds: The Story of AIDS Drug Development, Politics, and Profits*, New York: Harper Collins, 1992.

Auerbach, Judith D., and Anne E. Figert. "Women's Health Research: Public Policy and Sociology", *Journal of Health and Social Behavior*, extra issue, 1995.

Babbo, Thomas John, "Begging the Question: Fetal Tissue Research, The Protection of Human Subjects, and the Banality of Evil," *Depaul Journal of Health Care Law*, Spring/Summer, 2000.

Bagby, Nancy S., and Sean Sullivan, *Buying Smart: Business Strategies for Managing Health Care Costs*, Washington D.C.: American Enterprise Institute, 1986.

Baird, Karen L., *Gender Justice and the Health Care System*, New York: Garland, 1998.

—— "The New NIH and FDA Medical Policies: Targeting Gender, Promoting Justice," *Journal of Health Politics, Pol-*

*icy and Law*, 24(3), 1999.

Barfield, Claude E. and Bruce L. R. Smith, eds., *The Future of Biomedical Research*, Washington D. C.: American Enterprise Institute and The Brookings Institution, 1997.

Barone, Michael and Richard E. Cohen eds., *The Almanac of American Politics: 2004*, Washington D. C.: National Journal Group, 2004, p. 650.

Baumgartner Frank R. and Bryan, D. Jones, *Agendas and Instability in American Politics*, Chicago: University of Chicago Press, 1993.

Baumgartner, Frank R. and Beth L. Leech, *Basic Interests: The Importance of Groups in Politics and Political Science*, Princeton, NJ: Princeton University Press, 1998.

Baumgartner, Frank R. and Jeffery C. Talbert, "From Setting a National Agenda on Health Care to Making Decisions in Congress," *Journal of Health Politics, Policy and Law*, 20(2), 1995.

—— "Interest Groups and Political Change," Bryan D. Jones ed., *The New Directions in American Politics*, Boulder: Westview Press, 1995.

Beard, Renee L., "Advocating Voice: Organizational, Historical and Social Milieux of the Alzheimer's Disease Movement," Phil Brown and Stephen Zavestoski eds., *Social Movements in Health*, Blackwell Publishing, 2005.

Bell, Nikki Melina Constantine, "Regulating Transfer and Use of Fetal Tissue in Transplantation Procedures: The Ethical Dimensions," *American Journal of Law and Medicine*, 1994.

Ben-David, Joseph, *Scientific Growth; Essays on the Social Organization and Ethos of Science*, Berkeley, California: University of California Press, 1991.

—— ,*The Scientists Role in Society*, Englewood Cliffs, NJ: Prentice-Hall, 1971.

Berghold, Linda, *Purchasing Power in Health: Business, the State, and Healthcare Politics*, New Brunswick: Rutgers University Press, 1990.

Berry, Jeffery M., "Subgovernment, Issue Networks, and Political Conflict," Richard A. Harris and Sidney M. Milkis eds., ***Remaking American Politics***, Boulder, San Francisco and London: Westview Press, 1989.

—— ***The Interest Group Society***, Glenview: Foresman/ Little Brown, 1989.

Bettelheim, Adriel, "Embryo Research," ***Issues in Health Policy: Selections from the CQ Researcher***, Washington D. C.: CQ Press, 2001.

Billi, John and Gail B. Agrawal, ***The Challenge of Regulating Managed Care***, Ann Arbor: University of Michigan Press, 2001.

Birenbaum, Arnold, ***Wounded Profession: American Medicine Enters the Age of Managed Care***, Westport, Conn: Praeger, 2002.

Bjorkman, James Warner, "Professionalism in the Welfare State: Sociological Savior or Political Pariah?" ***European Journal of Political Research***, 10, 1982.

—— "Politicizing Medicine and Medicalizing Politics: Physician's Power in the United States," Georgio Freddi and James W. Bjorkman eds., ***Controlling Medical Professionals: The Comparative Politics of Health Governance***, London: Sage, 1989.

Blanchard, Dallas A. ***The Anti-Abortion Movement and the Rise of the Religious Right: From Polite to Fiery Protest***, New York: Twayne Publishers, 1994.

Blank, Robert H. and Viola Burau, ***Comparative Health Policy***, New York: Palgrave Macmillan, 2004.

Bodenheimer, Thomas and Kevin Grumbach, ***Understanding Health Policy: A Clinical Approach, second edition***. Appeleton and Lange, 1999. 下村健、小林明子、亀田俊忠、西山正徳訳『アメリカ医療の夢と現実―アメリカ医療を臨床面からみる―』社会保険研究所、二〇〇〇年。

Bok, Derek Curtis, ***Universities in the Marketplace: The Commercialization of Higher Education***, Princeton, New Jersey: Princeton University Press, 2003. 宮田由紀夫訳『商業化する大学』玉川大学出版部、二〇〇四年。

Bondeson, William B. and James W. Jones, eds., ***The Ethics of Managed Care: Integrity and Patient Rights***, Dordrecht, Boston, London: Kluwer Academic Publishers, 2002.

Brazier, Margarett, Jill Lovecy, Michael Moran and Margaret Potton, "Falling from a Tightrope: Doctors and Lawyers between the Market and the State," *Political Studies*, 16, 1993.

Brenner, Barbara A. "Sister Support: Women Create a Breast Cancer Movement," Anne S. Kasper and Susan J. Ferguson eds., *Breast Cancer: Society shapes an Epidemic*, New York: Palgrave, 2000.

Brint, Steven, *In an Age of Experts: The Changing Role of Professionals in Politics and Public Life*, Princeton, New Jersey: Princeton University Press, 1994.

Brown, Laurence, *Politics and Health Care Organizetion: HMOs as Federal Policy*, Washington D. C.: Brookings Institution, 1983.

Brown, Phil and Stephen Zavestoski eds., *Social Movements in Health*, Oxford: Blackwell Publishing, 2005

Burger, Edward J., *Science at White House*, Baltimore: The Johns Hopkins University Press, 1980.

Burrow, James G., *AMA: Voice of American Medicine*, Baltimore: University of Johns Hopkins University Press, 1963.

Bush, Vannevar, *Science: Endless Frontier: A Report to the President By Vannevar Bush, Director of the Office of Scientific Research and Development*, United States Government Printing Office, Washington, July, 1945.

Callahan, Daniel, "Shaping Biomedical Research Priorities: The Case of the National Institutes of Health," *Health Care Analysis*, 7, 1999.

—— *What Price Better Health?: Hazards of the Research Imperative*, Berkerly: University of California Press, 2003.

Campion, Frank D., *The AMA and U. S. Health Policy: Since 1940*, Chicago; Chicago Review Press, 1984.

Carr-Saunders, Alexander and Paul Alexander Wilson, *The Professions*, Oxford: Clarendon Press, 1939.

Casamayou, Maureen Hogan, *The Politics of Breast Cancer*, Washington D. C.: Georgetown University Press, 2001. 久塚純一監訳『乳がんの政治学』、早稲田大学出版部、二〇〇一年。

Childress, James C. "Deliberation of the Human Fetal Tissue Transplantation Research Panel," Kathie E. Hanna ed., *Biomedical Politics*, Washington D.C.: Institute of Medicine, 1991.

Chubin, Daryl E. and Edward, J. Hackett, *Peerless Science: Peer Review and U. S. Science Policy*, New York: State Uni-

versity of New York Press, 1990.
Cigler, Allan J. and Burdett, A. Loomis, eds., ***Interest Group Politics, 4th edition***, Washington D. C.: CQ Press, 1995.
——., eds., ***Interest Group Politics, 5th edition***, Washington D. C.: CQ Press, 1998.
Clinton, Bill and Albert Gore Jr., ***Putting People First: How We Can All Change America***, New York: Times Book, 1992. 東郷茂彦訳『アメリカ再生のシナリオ』講談社、一九九二年。
Cobb, Roger W. and Charles, D. Elder, ***Participation in American Politics: The Dynamics of Agenda Building***, Baltimore: Johns Hopkins University Press, 1972.
Cohen, Alan B. and Ruth, S. Hanft, et al, ***Technology in American Health Care: Policy Directions for Effective Evaluation and Management***, Ann Arbor: The University of Michigan Press, 2004.
Committee on the NIH Research Priority-Setting Process, Health Science Section, ***Scientific Opportunities and Public Needs: Improving Priority-Setting and Public Input at the National Institute of Health***, Washington D.C.: National Academy Press, 1998.
Costain, Anne N. and Douglas W. Costain, "The Women's Lobby: Impact of a Movement on Congress," ***Interest Group Politics, third edition***, Washington D. C.: CQ Press, 1983,
Coutts, Mary Carrington, "Fetal Tissue Research," ***Kennedy Institute of Ethics Journal***, 3(1), 1993.
Craig, Barbara Hinkson and David G. O'Brien, ***Abortion and American Politics***, Chatham, New Jersey: Chatham House Publishers, Inc, 1993.
Cunningham, Robert and Robert M. Cunningham Jr., ***The Blues: A History of the Blue Cross and Blue Shield System***, Decalb: Northern Illinois University Press, 1997.
Daniels, Norman, "Accountability for Reasonable Limits to Care: Can We Meet the Challenges?" David Mechanic, Lynn B. Rogut, David C. Colby, and James R. Knickman eds., ***Policy Challenges in Modern Health Care***, New Brunswick, New Jersey: Rutgers University Press, 2004.
Derickson, Alan, ***Health Security for All: Dreams of Universal Health Care in America***, Baltimore: Johns Hopkins Univer-

sity Press, 2005.

Dickson, David, ***The New Politics of Science***, New York: Pantheon Books, 1984. デビッド・ディクソン『戦後アメリカと科学政策―科学超大国の政治構造』里深文彦監訳、一九八八年。

Dohler, Marian, "Policy Networks, Opportunity Structures and Neo-Conservative Reform Strategies in Health Policy," Bernd Marin and Renate Mayntz eds., ***Policy Networks: Empirical Evidence and Theoretical Considerations***, 1991.

Dresser, Rebecca, "Public Advocacy and Funds for Biomedical Research," ***Milbank Quarterly***, 77(2), 1999.

―― "Wanted: Single White Male for Medical Research," ***Hastings Center Report***, January-February, 1992.

―― "Setting Priorities for Science Support," ***Hastings Center Report***, May-June, 1998.

―― ***When Science Offers Salvation: Patient Advocacy and Research Ethics***, Oxford: Oxford University Press, 2001.

Ecstein, H., ***Pressure Group Politics: The Case of the British Medical Association***, Stanford, California: Stanford University Press, 1960.

Eilers, Robert, ***Regulation of Blue Cross and Blue Shield Plan***, Honewood: University of Pennsylvania Press By R. D. Irwin, Inc., 1963.

Emilio, John, "Cycles of Change, Questions of Strategy: The Gay and Lesbian Movement after Fifty Years," Craig A. Rimmerman, Kenneth Wald, and Clye Wilcox eds., ***The Politics of Gay Rights***, Chicago an London; The University of Chicago Press, 2001.

Emmanuel, Ezekiel J. and Linda L. Emmanuel, "What is Accountability in Health Care?" ***Annals of Internal Medicine*** (124), 1996.

―― "Preserving Community in Health Care," ***Journal of Health Politics, Policy, and Law***, 22(1), 1997.

Epstein, Sammuel, S., ***The Politics of Cancer, Revisited***, New York: East Ridge Press, 1998.

Epstein, Steven, "Democratic Science? AIDS Activism and the Contested Construction of Knowledge," ***Socialist Review***, 91(2), 1991.

―― "The Construction of Lay Expertise: AIDS Activism and the Forging of Credibility in the Reform of Clinical Tri-

als," *Science, Technology, & Human Values*, 20, 1995.
—— *Impure Science: AIDS, Activism, and the Politics of Knowledge*, California, Berkeley; University of California Press, 1996.
—— "Democracy, Expertise, and Treatment Activism," in Daniel Lee Kleinman ed., *Science, Technology, and Democracy*, New York: State University of New York Press, 2000.
Falkson, Joseph L., *HMOs and the Politics of Health Service Reform*, Chicago: American Hospital Association and Robert J. Brady, 1980.
Feder, Judith M., *Medicare: The Politics of Federal Health Insurance*, Lexington, Mass: D. C. Health, 1977.
Fein, R., *Medical Care, Medical Costs: The Search for a Health Insurance Policy*, Cambridge, Mass: Harvard University Press, 1986.
Feldstein, Paul J., *Health Associations and the Demand for Legislation: the Political Economy of Health*, Cambridge, Mass: Ballinger Publishing Company, 1977.
—— *The Politics of Health Legislation: An Economic Perspective, second edition*, Chicago, Illnois: Health Administration Press, 1996.
Field, Marilyn J. and Harold T. Shapiro, eds., *Employment and Health Benefits*, Washington D. C.: National Academy Press, 1991.
Fishbein, Morris, *A History of the American Medical Association 1847–1947*, Philadelphia: W. B. Saunders Company, 1947.
Foot, Susan, *Managing the Medical Arms Race: Public Policy and Medical Device Innovation*, California, Berkeley: University of California Press, 1992.
Foundation of Public Affairs, *Public Interest Profiles, 2001–2002*, Washington D. C.: Congressional Quarterly Inc., 2001.
Fox, Daniel M., *Health Politics, Health Policy: The British and American Experience: 1911–1965*, Princeton, New Jersey: Princeton University Press, 1986.

—— *Power and Illness: The Failure and Future of American History*, California, Berkeley: University of California Press, 1993.

Freddi, Giorgio, "Problems of Organizational Rationality in Health Systems: Political Controls and Policy Options," in Giorgio Freddi and James Warner Bjorkman eds., *Controlling Medical Professionals: The Comparative Politics of Health Governance*, London: Sage Publications, 1989.

Freidson, Elliott, "The Impurity of Professional Authority," Howard Becker et al eds., *Institutions and the Person*, Chicago: Aldine Publishing Company, 1968.

—— *The Profession of Medicine; The Sociology of Applied Knowledge*, Chicago; University of Chicago Press, 1970.

—— *Professional Dominance: The Social Structure of Medical Care*, New York: Atherton Press, 1970. 進藤雄三、宝月誠訳『医療と専門職支配』、恒星閣厚生閣、一九九二年。

—— "The Reorganization of the Professions by Regulation," *Law and Human Behavior* 7, 1983.

—— *Professional Powers: A Study of the Institutionalization of Formal Knowledge*, Chicago: the University of Chicago Press, 1986.

—— *Professionalism Reborn*, Chicago: the University of Chicago Press, 1994.

Gais, Thomas L., Mark A. Peterson and Jack L. Walker, "Interest Groups, Iron Triangle, and Representative Institutions in American National Government," *British Journal of Political Science*, 14, 1984.

Garceau, Oliver, *The Political Life of the American Medical Association*, Cambridge, MA: Harvard University Press, 1941.

Garpency, Peter, *The State and the Medical Profession: A Cross-National Comparison of the Health Policy Arenas in the United Kingdom and Sweden, 1945–1985*, University of Linkoping, 1989.

Giamo, Susan, *Markets and Medicine: The Politics of Health Care Reform in Britain, Germany, and the United States*, Ann Arbor: The University of Michigan Press, 2002.

Gibbons, Michael and Bjorn Wittrock, *Science as a Community: Threats to the Open Community of Scholars*, Harlow, Essex, UK: Longman Group Ltd., 1985. 吉岡斉、白鳥紀一訳『商品としての科学―開放的な学者共同体への脅威』吉岡書店、一九九一年。

Gibbons, Michael, et al, *The New Production of Knowledge: The Dynamics of Science and Research in Contemporary Societies*, London: Sage Publication, 1994. 小林信一監訳、『現代社会と知の創造―モード論とは何か―』丸善ライブラリー、一九九七年。

Gilb, Corinne Lathrop, ***Hidden Hierarchies: The Professions and the Government***, New York: Harper & Row, 1961.

Gingrich, Newt , Army, Dick , and the House Republicans, ***Contract with America***, New York: Times Books, 1994.

Ginzberg, Eli, The ***Medical Triangle: Physicians, Politicians, and the Public***, Cambridge, Mass.: Harvard University Press, 1990.

Ginzberg, Eli and Anna B. Dutka, ***The Financing of Biomedical Research***, Baltimore: The Johns Hopkins University Press, 1990.

Goggins, Malcom L. ed., ***Understanding the New Politics of Abortion***, New Bury Park: Sage Publications. 1993.

Goldstein, Kenneth M., ***Interest Groups, Lobbying, and Participation in America***, Cambridge: Cambridge University Press, 1999.

Goodman, John C., ***The Regulation of Medical Care: Is the Price Too High?*** San Francisco: Cato Institute, 1980.

Gordon, Colin, ***Dead on Arrival: The Politics of Health Care in Twentieth-Century America***, Princeton: Princeton University Press, 2003.

Gottweis, Herbert, "Stem Cell Policies in the United States and in Germany: Between Bioethics and Regulation," ***Policy Studies Journal***, 30(4), 2002.

Gray, Bradford H., ***The Profit Motive and Patient Care: The Changing Accountability of Doctors and Hospitals***, Cambridge: Harvard University Press, 1991.

Greenberg, Daniel S., ***The Politics of Pure Science, New Edition***, Chicago and London: The University of Chicago Press, 1999.

—— *Science, Money, and Politics: Political Triumph and Ethical Erosion*, Chicago and London: The University of Chicago Press, 2001.

Gusmano, Michael, "the Doctors' lobby," Robert Biersack, Paul S. Herrnson, and Clyde Wilcox eds., *After the Revolution: PACs, Lobbies, and the Republican Congress*, Boston: Allyn and Bacon, 1996

Hacker, Jacob S, and Theodore R. Marmor, "The Misleading Language of Managed Care," *Journal of Health Politics, Policy and Law*, 24(5), 1999.

Hafferty, Fredric W., "Theories at the Crossroad: A Discussion of Evolving Views on Medicine as a Profession," *The Milbank Quarterly*, 66(2), 1988.

—— "The Professional Dominance, Deprofessionalization, Ploretarianization, and Corporatization Perspectives: An Overview and Synthesis," Fredric W. Haffery and John B. Mckinlay eds., *The Changing Medical Profession: An International Perspective*, New York and Oxford: Oxford University Press, 1993.

Hall, Richard. H., *Occupations and the Social Structure*, Upper Saddle River, N.J.: Prentice-Hall, 1968.

Hanna, Kathi E., ed., *Biomedical Politics*, Washington D. C.: National Academy Press, 1991.

Haug, Marie R., "Deprofessionalization: An Alternative Hypothesis for the Future," *Sociological Review Monograph*, 1973.

—— "The Deprofessionalization of Everyone?" *Sociological Focus*, 8(3), 1975.

—— *Consumerism in Medicine: Challenging Physician Authority*, London: Sage Publication, 1983.

Haug, Marie R. and Marvin, B. Sussman, "Professional Autonomy and the Revolt of the Client," *Socal Problems*, 17 (Fall), 1969.

Heclo, Hugh, "Issue Networks and the Executive Establishment," Anthony King ed., *The New American Political System*, The Washington D. C.: The AEI Press, 1978.

Heinz, John P., Laumann, Edward O., Nelson, Robert L. and Robert H. Salisbury, *The Hollow Core: Private Interests in National Policymaking*, Cambridge: Harvard University Press, 1993.

Herrnson, Paul, Shaiko, Ronald, G., and Clyde Wilcox eds., *The Interest Group Connection; Electioneering, Lobbying, and Policymaking in Washington*, Chatham, New Jersey: Chatham House Publishers, Inc., 1998.

Higgins Joy and Angie Titchen eds., *Practice Knowwledge and Expertise in the Health Professions*, Oxford: Butterworth Heinemann, 2001.

Hilliard, Bryan, et al eds., *George Bush: Evaluating the President at Midterm*, Albany: State University of New York, 2004,

Hirshfield, Daniel, *The Lost Reform*, Cambridge: Harvard University Press, 1970.

Hirshfeld, Edward B., Katherine, Nino, and Helen Jameson, "Structuring Provider-Sponsored Organizations: The Legal and Regulator Hurdles," *The Journal of Legal Medicine* 20, 1999.

Hollingsworth, Rogers J., *A Political Economy of Medicine; Great Britain and the United States*, Baltimore: Johns Hopkins University Press, 1986.

Hollingsworth, Rogers J., Hage, Jerald, and Robert A. Hanneman, *State Intervention in Medical Care: Consequence for Britain, France, and the United States: 1890–1970*, Ithaca: Cornell University Press, 1990.

Hrebner, Robert Brnedict, and Burbank Matthew, *Interest Groups, Political Parties, and Political Campaigns*, Boulder, Colo.: Westview Press, 1999.

Hrebenar, Ronald J., *Interest Group Politics in America, third Edition*, New York: M. E. Sharpe, 1997.

Hula, Kevin W., "Dolly Goes to Washington: Coaliton. Cloning, and Trust," Paul S. Herrson, Ronald G. Shaiko, and Clyde Wilcox eds., *The Interest Group connection: Electioning, Lobbying, and Policymaking in Washington, second edition*, Washington D.C.: CQ Press, 2004.

Hyde, David, Wolff, Payson, Gross, Anne, and Eliot Lee Hoffman, "The American Medical Association: Power, Purpose and Politics in Organized Medicine," *Yale Law Journal*, 63, May, 1954.

Immergut, E. M., *Health Politics: Interests and Institutions in Western Europe*, Cambridge: Cambridge University Press, 1992.

Immershein, A. W, Roud Ⅲ., and Mathis, M. P., “Restructuring Patterns of Elite Dominance and the Formation of the State Policy in Health Care,” *American Journal of Sociology*, 97 (4), 1992.

Institute of Medicine, *Fetal Research and Applications: A Conference Summary*, Washington D.C.: National Academy Press, 1994.

——, *Women and Health Research: Ethical and Legal Issues of Including Women in Clinical Studies*, volume 1, 2, Washington D.C.: National Academy Press. 1994.

—— *Information Trading: How Information Influences the Health Policy*, Washington D. C. National Academies Press, 1997.

Johnson, Terence, *Professions and Power*, London; Macmillan, 1972.

Johnson, James A. and Walter J. Jones, *The American Medical Association and Organized Medicine: A Commentary and Annotated Bibliography*, New York and London: Garland Publishing Inc., 1993.

Kasper, Anne S. and Susan J. Ferguson, *Breast Cancer: Society Shapes an Epidemic*, New York: Palgrave, 2000.

Kerry , Stanley Jr., *Professional Public Relations and Political Power*, Baltimore: Johns Hopkins Press, 1956.

Kessel, Reuben, “Price Discrimination in Medicine,” *The Journal of Law and Economics*, 1, 1958.

Kingdon, John, W., *Agendas, Alternatives and Public Policies, 2nd ed*, New York: Harper, Collins, 1995.

Kitcher, Philip, *Science, Truth, and Democracy*, Oxford: Oxford University Press, 2001.

Klegon, Douglas, “The Sociology of Professions: An Emerging Perspective,” *Sociology of Work and Occupations*, 5 (3), 1978.

Kleinman, Daniel Lee, ed., *Science, Technology, and Democracy*, New York: State University of New York Press, 2000.

Knight, Wendy, *Managed Care: What It is and How It Works*, Maryland: An Aspen Publication, 1998.

Kolker, Emily S., “Framing as a Cultural Resource in Health Social Movements: Funding Activism and the Breast Cancer Movement in the US 1990–1993,” Phil Brown and Stephen Zavestoski eds., *Social Movements in Health*, Oxford: Blackwell Publishing, 2005

Kollman, Ken, ***Outside Lobbying: Public Opinion & Interest Group Strategies***, Princeton: Princeton University Press, 1998.

Kondracke, Morton, ***Saving Milly: Love, Politics, and Parkinson's Disease***, New York: Ballantine Books, 2001.

Kongstvedt, Peter R., ***The Managed Health Care Handbook, fourth edition***, Maryland: An Aspen Publication, 2001.

Krause, Ellot A., ***Professions, States and the Advancement of Capitalism, 1930 to Present***, New Haven: Yale University Press, 1996.

Laham, Nicholas, ***Why the United States Lacks a National Health Insurance Program***, Westport, Connecticut: Greenwood Press, 1993.

Larson, Margali, Sarafatti, ***The Rise of Professionalism: A Sociological Analysis***, Chicago: The University of Chicago Press, 1978.

—— "Proletarianization and the Educated Labor," ***Theory and Society***, 9, 1980.

Laugesen, Miriam, J. and Rice, Thomas, "Is the Doctor in ? The Evolving Role of Organized Medicine in Health Policy," ***Journal of Health Politics, Policy and Law***, 28(2-3), 2003.

Lauritzen, Paul ed., ***Cloning and the Future of Human Embryo Research***, New York: Oxford University Press, 2001.

Lerner, Arther, "Federal Trade Commission Anti-Trust Activities in the Health Care Service Field," ***The Anti-Trust Bulletin***, 29(2). 1984.

Light, Donald and Sol Levine, "The Changing Character of the Medical Professions: A Theoretical Overview," ***The Milbank Quarterly*** 66. supplement 2, 1998.

Litman, Theodor J., Robins, Leonard S., eds., ***Health Politics and Policy*** (***3rd ed***), New York: Delmar Publishers, 1997.

Longest, Jr., Beaufort B., ***Health Policymaking in the United States***, Chicago, Illinois: Health Administration Press, 1998.

Luft, Harold S., "Competition and Regulation," ***Medical Care***, 23, 1985.

—— "Why are Physicians So Upset about Managed Care?" ***Journal of Health Politics, Policy and Law***, 24(5), 1999.

Macdonald, Keith M., ***The Sociology of Professions***, London: Sage Publication, 1995.

Mackinnon, Barbara, ed., *Human Cloning*, Urbana and Chicago: University of Illinois Press, 2000.

Mahood, H. R., *Interest Groups in American National Politics: An Overview*, Upper Saddle River, New Jersey: Prentice Hall, 2000.

Mann, Thomas E. and Norman Ornstein J., eds., *Intensive Care: How Congress Shapes Health Policy*, Washington D. C.: American Enterprise Institute and the Brookings Institution, 1995.

Maraniss, David and Michael Weisskopf, *Tell Newt to Shut Up!* New York: A Touchstone Book, 1995.

Marmour, Theodore R., "Procompetitive Movement in American Medical Politics," Wendy Rannade ed., *Market and Health Care: A Comparative Analysis*. London and New York: Longman, 1998.

—— *The Politics of Medicare, second edition*, Chicago: Aldine de Grutyer, 1999.

—— *Political Analysis and American Medical Care*, Cambridge: Cambridge University Press, 1982.

Martin, Cathie Jo, "Markets, Medicare, and Making Do: Business Strategies after National Health Care Reform," *Journal of Health Politics, Policy and Law*, 22(2), 1997.

—— "Employers: Passive Purchasers or Provocateurs?" *Journal of Health Politics, Policy, and Law*, 28(2–3), 2003.

Mayes, Rick, *Universal Coverage: The Elusive Quest for National Health Insurance*, Ann Arbor: University of Michigan Press, 2004.

Maynard-Moody, Steven, *The Dilemma of the Fetus: Fetal Research*, Medical Progress, and Moral Politics: New York, St. Martin Press, 1995.

McGee, Glenn, and Arther Caplan eds., *The Human Cloning Debate*, Berkeley and California: Berkeley Hills Books, 2004.

McKeegan, Michele, *Abortion Politics: Mutiny in the Ranks of the Right*, New York: the Free Press, 1992.

Mckinlay, John B. and Joan Arches, "Toward the Proletarianization of Physicians," *International Journal of Health Services*, 15(2), 1985.

Mechanic, David, Lynn B. Rogut, David C. Colby, and James R. Knickman eds., *Policy Challenges in Modern Health*

*Care*, New Brunswick, New Jersey: Rutger University Press, 2004.

Melhado, Evan M., "Competition versus Regulation in American Health Policy," Evan M. Melhado, Walter Feinberg, Harold M. Swartz, eds., *Meney. Power, and Health Care*, Ann Arbor, Michigan: Health Administration Press, 1988.

Moon, Marylin, *Medicare Now and in the Future*, Washington D.C.: Urban Institure Press. 1996.

Moore, Wilbert, *The Professions: Roles and Rules*, New York: Russel Sage Foundation, 1970.

Moran, Michael, *State, Regulation, Medical Profession*, Open University Press, 1993.

―― *Governing the Health Care State: A Comparative Study of the United Kingdom, the United States, and Germany*, Manchester: Manchester University Press, 1999.

Morgen, Sandra, *Into Our Own Hands: The Women's Health Movement in the United States, 1969–1990*, New Brunswick, New Jersey: Rutgers University Press, 2002.

Morone, James A., *The Democratic Wish: Popular Participation and the Limits of American Government*, New York: Basic Books, 1990.

―― "The Health Care Bureaucracy: A Small Changes, Big Consequences," *Journal of Health Politics, Policy, and Law*, 18(3), 1993.

Morone, James A. and Gary Belkin S., eds., *The Politics of Health Care Reform*, Durham, N.C.: Duke University Press, 1994.

Morone, James A. and Janice M. Goggins, "Health Policies in Europe: Welfare States in a Market Era," *Journal of Health Politics, Policy and Law*, 20(3), 1995.

Morone, James A. and Lawrence R. Jacobs, eds., *Healthy, Wealthy, & Fair: Health Care and the Good Society*, New York: Oxford University Press, 2005.

Morton, Lois Wright, *Health Care Restructuring: Market Theory vs. Civil Society*, Westport, Connecticut: Auburn House, 2001.

Moss, Kary I. ed., *Man-Made Medicine: Women's Health, Public Policy, and Reform*, Durbam and London: Duke University Press, 1996.

Murphy Raymond, "Proletarianization, or Bureaucratization: the Fall of Professional?" Rolf Torstendahl and Michael Burrage eds., *The Formation of Professionals: Knowledge, Stale and Strategy*, London: Sage Publication, 1990.

National Bioethics Advisory Commission, *Ethical Issues in Human Stem Cell Research* vol. 1–2, Rockville MD, National Bioethics Advisory Commission, 1999, 2000.

Naylor, David, *Private Practice, Public Payment: Canadian Medicine and the Politics of Health Insurance, 1911–1966*, Kingston and Montreal: Mcgil-Queen's University Press, 1986.

Ness, Immanuel, ed., *Encyclopedia of Interest Groups and Lobbyists in the United States, Volume. One–Two*, Armonk, New York: M. E. Sharpe, 2000.

Norsigian, Judy, "The Women's Health Movement in the United States." Kary L. Moss ed., *Man-Made Medicine: Women's Health, Public Policy, and Reform*, Durbam and London: Duke University Press, 1996.

Numbers, Ronald L., *Almost Persuaded: American Physicians and Compulsory Health Insurance*, Baltimore: Johns Hopkins University Press, 1978.

Oberlander, Jonathan, "Managed Care and Medicare Reform," *Journal of Health Politics, Policy and Law*, 22(2), 1997.

—— *The Political Life of Medicare*, Chicago and London; the University of Chicago Press, 2003.

O'Conner, Karen, *No Neutral Ground?: Abortion Politics in an Age of Absolutes*, Colorado: Westview Press, 1996.

Oliver, Thomas R., "Policy Entrepreneurship in the Social Transformation of American Medicine: The Rise of Managed Care and Managed Competition," *Journal of Health Politics, Policy and Law*, 29(4–5), 2004.

Patel, Kant, and Mark Rushefsky, *Health Care Politics and Policy in America 2 ed.*, New York: M.E. Sharpe, 1999.

—— *Health Care Policy in an Age of New Technologies*, Armonk, New York: M. E. Sharpe, 2002.

Paton, Calum R., *U. S. Health Politics: Public Policy and Political Theory*, Aldershot: Avebury, 1990.

Peterson, Mark A., "Political Influence in the 1990s: From Iron Triangles to Policy Networks," *Journal of Health Politics, Policy and Law*, 18(2), 1993.

—— "From Trust to Political Power: Interest Groups, Public Choice, and Health Care," *Journal of Health Politics, Policy and Law*, 26, 2001.

Petracca, Mark, *The Politics of Interests: Interest Groups Transformed*, Boulder, Colo.: Westview Press, 1992.

Poen, Monte M., *Harry S. Truman versus the Medical Lobby*, Columbia: University of Missouri Press, 1979.

Powledge, T.M., "Springtime for Fetal Tissue Research?" *Hastings Center Report*, March/April, 1991.

Quandagno, Jill, "Why the United States Has No National Health Insurance: Stakeholder Mobilization against the Welfare State, 1965–1996", *Journal of Health and Social Behavior*, 45 (extra issue), 2004.

——, "Physician Sovereignty and the Purchasers' Revolt," *Journal of Health Politics, Policy and Law*, 29 (4–5)

—— *One Nation Uninsured: Why the U. S. Has No National Health Insurance*, Oxford, New York: Oxford University Press, 2005.

Ramsay, Craig, ed. *U. S. Health Policy Groups: Institutional Profiles*, Westport, Conneticut: Greenwood Press, 1995.

Rayack, Elton, *Professional Power and American Medicine*, Cleveland, Ohio: The World Publishing Company, 1967.

Resnik, David, "Setting Biomedical Research Priorities: Justice, Science, and Public Participation," *Kennedy Institute of Ethic Journal*, 11(2), 2001.

Rettig, Richard, *The Cancer Crusade: The Story of the National Cancer Act*, Princeton: Princeton University Press, 1977.

Rimmerman, Craig A., "ACT UP," Raymond A. Smith ed. *Encyclopedia of AIDS: A Social, Political, Cultural and Scientific Record of the HIV Epidemic*, Chicago: Fitzroy Dearborn, 1998.

—— *From Identity to Politics: The Lesbian and Gay Movements in the United States*, Philadelphia: Temple University Press, 2000.

—— "Beyond Political Mainstreaming: Reflections on Lesbian and Gay Organizations and the Grassroots," Craig A. Rimmerman, Kenneth Wald and Clyde Wilcox eds., *The Politics of Gay Rights*, Chicago and London: University of Chicago Press, 2001.

Rimmerman, Craig A., Kenneth Wald, and Clyde Wilcox eds., *The Politics of Gay Rights*, Chicago and London: University of Chicago Press, 2001.

Ripley, Randall B., and Grace A. Franklin, ***Congress, the Bureaucracy, Public Policy, Forth edition***, Pacific grove, California: Brooks/Cole Publishing Company, 1987.

Ritzer, George, ***The Macdonalization of Society***, Newbury Park, California: Pine Forge Press, 1993. ジョージ・リッツア『マクドナルド化する社会』、正岡寛司監訳、早稲田大学出版部、一九九六年。

——"The Changing Nature of American Medicine," ***Journal of American Culture***, 9, 1987.

Ritzer, George, and David Walczac, ***Working: Conflict and Change***, New Jersey; Prinston-Hall, 1986.

——"Rationalization and the Deprofessionalization of Physicians," ***Social Forces***, Vol. 67(1), September, 1988.

Robins, Leonard S., and Charles Backstrom, "The Politics of AIDS," Theodor J. Litman, Leonard S. Robins eds., ***Health Politics and Policy (3rd ed)***, Albany, New York: Delmar Publishers, 1997.

Robinson, Judith, ***Noble Conspirator: Florence S. Mahoney and the Rise of the National Institutes of Health***, Washington, D. C.: The Francis Press, 2001.

Rognehaugh, Richard, ***The Managed Health Care Dictionary***, Maryland: Aspen Publishers, 1996.

Rom, Mark Karl, "Gays and AIDS: Democratizing Disease?" Craig A. Rimmerman, Kenneth Wald, and Clyde Wilcox eds., ***The Politics of Gay Rights***, Chicago and London: The University of Chicago Press, 2001.

Rossiter, Louis F., ***Understanding Medicare Managed Care***, Chicago: Health Administration Press, 1995.

Rothstein, W. G., ***American Physicians in the Nineteenth Century: From Sect to Science***, Baltimore: The Johns Hopkins University Press, 1972.

Rubin, Alissa, "Interest Groups and Abortion Politics in the Post-Webster Era," Allan J. Cigler and Burdett A. Loomis eds., ***Interest Group Politics, third edition***, Washington D. C.: Congressional Quarterly Press, 1991.

Ruse, Michael and Christopher A. Pynes, ***The Stem Cell Controversy: Debating the Issues***, New York: Prometheus Books, 2003.

Rushefsky, Mark and Kant Patel, ***Politics, Power and Policy Making: The Case of Health Care Reform in the 1990s***, Armonk, New York: M. E. Sharpe, 1998.

Ruzek, Sheryl Burt., ***The Women's Health Movement: Feminist Alternatives to Medical Control***, New York: Praeger Publishers, 1978.

Salkos, Chrysso Barbara, "The Fetal Tissue Transplant Debate in the United States: Where is King Solomon When You Need Him?" ***Journal of Law and Politics***, 379, 1991.

Scheffler, Richard M., "Physician Collective Bargaining: A Turning Point in U. S. Medicine," ***Journal of Health Politics, Policy and Law***, 24(5), 1999.

Schlesinger, Mark, "A Loss of Faith: The Origins of Declining Political Legitimacy for the American Medical Association," ***Milbank Quarterly***, 80(2), 2002.

Scholzman, Lehman Kay and John T. Tierney, ***Organized Interests and American Democracy***, New York: Harper-Collins Publishers, 1986.

Schroeder, Patricia and Olympia Snowe, "The Politics of Women's Health", Cynthia Costello and Anne J. Stone eds., ***The American Woman: 1994–1995***, New York: W.W. Norton and Company, 1995.

Scofea, Laura A., "The Development and Growth of Employer-Provided Health Insurance," ***Monthly Labor Review***, March, 1994.

Scott, Richard W., Ruef, Martin, Mendel, Peter, J., and Carol A. Caronna, ***Institutional Change and Healthcare Organizations: From Professional Dominance to Managed Care***, Chicago and London: University of Chicago Press, 2000.

Shannon, James A., "Advancement of Medical Research: A Twenty-Year View of the Role of the National Institutes of Health," ***Journal of Medical Education*** 42, 1967.

Shyrock, Richard H., ***American Medical Research***, New York: Commonwealth Fund, 1947.

Skocpol, Theda, ***Boomeranging: Clinton's Health Security Effort and the Turn against Government in U. S. Politics***, New York: Norton, 1997.

Smith, David, G., ***Paying for Medicare: The Politics of Reform***, New York; Aldine de Grutyer, 1992.

—— *Entitlement Politics; Medicare and Medicaid 1995–2001*, New York: Aldine de Grutyer, 2002.

Smith, Martin J., *Pressure, Power & Policy: State Autonomy and Policy Networks in Britain and the United States*, Pittsburgh: University of Pittsburgh Press, 1993.

Spignan, Davis, *Heartbeat: The Politics of Health Research*, Washington: Robert B. Luce, 1976.

Starr, Paul, *The Social Transformation of American Medicine*, New York: Basic Books, 1982.

Steimmo, Sven and John Watts, "It's the Institutions, Stupid: Why Comprehensive National Health Insurance Always Fails in America," *Journal of Health Politics, Policy and Law*, 20(2), 1995.

Steslicke, William E., *Doctors in Politics: The Political Life of Japan Medical Association*, New York: Praeger Publishers, 1973.

Stevens, Rosemary, *American Medicine and the Public Interest*, New Haven: Yale University Press, 1971.

—— *In Sickness and in Wealth: American Hospitals in the Twenty Century*, New York: Basic Books, 1989.

—— "Public Roles for the Medical Profession in the United States: Beyond Theories of Decline and Fall," *Milbank Quarterly*, 79(3), 2001.

Stockdill, Brett C,. "ACT-UP (AIDS Coalition to Unleash Power)," Roger Powers and William B. Vogele eds., *Protest, Power, and Change: An Encyclopedia of Nonviolent Action from ACT-UP to Women's Suffrage*," New York and London: Garland Publishing Inc, 1997.

Stone, Deborah, *The Limit of Professional Power*, Chicago: the University of Chicago Press, 1980.

—— "The Doctor as Businessman: the Changing Politics of a Cultural Icon," *Journal of Health Politics, Policy and Law*, 22(2), 1997.

Strickland, Stephen P., *Politics, Science, & Dread Disease: A Short History of United States Medical Research Policy*, Cambridge: Harverd University Press, 1972.

—— "Medical Research: Public Policy and Power Politics," Douglas Carter and Philip R. Lee eds., *Politics of Health*, New York: MeDCOM Press, 1972.

Tatalovitch, Raymond, *The Politics of Abortion in the United States and Canada: A Comparative Study*, Armonk, New York: M. E. Sharpe, 1997.

Thompson, Frank J., *Health Policy and the Bureaucracy: Politics and Implementation*, Cambridge, Mass.: MIT Press, 1981.

Throrpe, Kenneth E., "The Health Care System in Transition: Care, Cost, and Coverage," *Journal of Health Politics, Policy and Law*, 22(2), 1997.

Tierney, John T., "Organized Interests in the Health Politics and Policy-Making," *Medical Care Review*, 44 (1) (spring), 1987.

Toren, Nina, "Deprofessionalization and Its Sources: A Preliminary Analysis," *Sociology of Work and Occupations* 2(4), November, 1975.

Vanchieri, Coli, and Dorothy A. Tisevich, "Reauthorization Hearing Hits Major Biomedical Research Issue," *Journal of the National Cancer Institute*. May 1. 1991.

Vawter, Dorothy E. and Arthur Caplan, "Strange Brew: The Politics and Ethics of Fetal Tissue Transplant Research in the United States," *Journal of Laboratory Clinical Medicine*, July, 1992.

Walker, Jack, *Mobilizing Interest Groups in America: Patrons, Professionals, and Social Movements*, Ann Arbor: the University of Michigan Press, 1991.

Weisman, Carol S., *Women's Health Care: Activist Traditions and Institutional Change*. Baltimore, MD: Johns Hopkins University Press, 1998.

—— "Breast Cancer Policymaking," Anne S. Kasper and Susan J. Ferguson, eds., *Breast Cancer: Society Shapes an Epidemic*, New York: Palgrave, 2000.

Weissert, Carol S. and William G. Weissert, *Governing Health: The Politics of Health Policy, second edition*, Baltimore and London: Johns Hopkins University Press, 2002.

Wendy, Ranade, ed., *Markets and Health Care: A Comparative Analysis*, New York and London: Addison Wesley Longman, 1988.

West, Darrell M. and Burgett A. Loomis, *The Sound of Money: How Political Interests Get What They Want*, New York and London: W. W. Norton & Company, 1998.

White, William D., "Reason, Rationalization, and Professionalism in the Era of Managed Care," *Journal of Health Politics, Policy and Law*, 29(4–5), 2004.

Wilcox, Clyde, *Onward Christian Soldiers?: The Religious Right in American Politics*, Boulder, Colo.: Westview Press, 1996.

Wilding, Paul, *Professional Power and Social Welfate*, Routledge: Kegan & Paul, 1982.

Wilkerson, John D. et al eds., *Competitive Managed Care: The Emerging Health Care System*, San Francisco: Jossey-Bass Publishers, 1995.

Wilsford, David, *Doctors and the State: The Politics of Health Care in France and the United States*, Durham, London: Duke University Press, 1991.

Wimberley, T., "Toward National Health Insurance in the United States: An Historical Outline: 1910–1979," *Social Science and Medicine*, 14C, 1980.

Wolinsky, Fredric D., "The Professional Dominance Perspective, Revisited," *The Milbank Quarterly*, 66(2), 1988.

Wolinsky, Howard, and Tom Brune, *The Serpents on the Staff: The Unhealthy Politics of the American Medical Association*, New York: G. P. Putnam, 1995.

Woliver, Laura R., "Abortion Interests: From the Usual Suspects to Expanded Coalitions," Allan J. Cigler and Burdett A. Loomis eds., *Interest Group Politics, fifth edition*, Washington D. C.: Congressional Quarterly Press, 1998.

Zelman, Walter A., and Robert A. Berenson, *The Managed Care and How to Cure Them*, Washington D. C.: Georgetown University Press, 1998. 宮川路子、宮川義隆訳『アメリカ医療改革へのチャレンジ』東洋経済新報社、二〇〇四年。

Ziman, John, *Prometheus Bound: Science in a Dynamic "Steady State"*, Cambridge: Cambridge University Press, 1994. 村

上陽一郎、川崎勝他訳、『縛られたプロメテウス』、シュプリンガー・フェアラーク社、一九九五年。

Zuckerman, Edward, ed., *the Almanac of Federal PACs, 2004–2005*, Arlington, VA: Amward, 2004.

阿部斉、久保文明『国際社会研究—現代アメリカの政治』放送大学、二〇〇二年。

天野拓「現代アメリカ医療政策における利益団体政治の変容—新たな団体の参入とその背景要因」『法学政治学論究』第五七号、二〇〇三年。

——「現代アメリカにおける医学研究政策—新たな争点の出現と政策過程の変容」『法学政治学論究』第五八号、二〇〇三年。

——「現代アメリカにおける高齢者医療保険改革—メディケア・マネジドケアの促進と利益団体政治の変容」『法学政治学論究』第六一号、二〇〇四年。

——「諸外国における医療政策の決定過程—アメリカ」『病院』二〇〇五年、一二月号。

——「クリントン政権の国民皆医療保険改革をめぐる政治過程—共和党および利益団体の反対を中心に」『法学政治学論究』第六七号、二〇〇五年。

池上直己『医療問題』日本経済新聞社、二〇〇二年。

五十嵐武士『政策革新の政治学—レーガン政権下のアメリカ政治』東京大学出版会、一九九二年。

伊原和人、荒木謙『揺れ動く米国の医療—政策・マネジドケア・医薬品企業』じほう、二〇〇四年。

上林茂「アメリカの医療産業複合体—その現状と問題点」『社会保険旬報』一五五七—一五五八号、一九八六年。

大津留智恵子「シングルイシュー政治の排他性—中絶をめぐる市民運動の性格」『アメリカ研究』二五号、一九九一年。

掛札堅『アメリカＮＩＨの生命科学戦略』講談社ブルー・バックス、二〇〇四年。

粥川準二『クローン人間』光文社、二〇〇三年。

久保文明『現代アメリカ政治と公共利益—環境保護をめぐる政治過程』東京大学出版会、二〇〇〇年。

——「近年の米国共和党の保守化をめぐって—支持団体の連合との関係で—」『法学研究』七五巻一号、二〇〇二年一月。

久保文明編『G. W. ブッシュ政権とアメリカの保守勢力―共和党の分析』日本国際問題研究所、二〇〇三年。

小林傳司「科学コミュニケーション―専門家と素人の対話は可能か」金森修・中島秀人編『科学論の現在』勁草書房、二〇〇三年。

――『誰が科学技術について語るのか―コンセンサス会議という実験―』名古屋大学出版会、二〇〇四年。

進藤雄三『医療の社会学』世界思想社、一九九〇年。

竹内洋「専門職の社会学―専門職の概念―」『ソシオロジ』第一六巻　第三号、一九七一年。

――「専門職業の台頭と変容」岩内亮一編『職業生活の社会学』学文社、一九七八年。

田村誠「米国の公的医療保障に導入されるマネージドケア：仕組み、課題、わが国への示唆」『医療と社会』vol.8 no.4, 一九九九年。

――『マネジドケアで医療はどう変わるのか：その問題点と潜在力』医学書院、一九九九年。

西田在賢『マネジドケア革命：民活重視の医療保険改革』日本経済新聞社、一九九九年。

西村由美子編『アメリカ医療の悩み』サイマル出版会、一九九五年。

蓮見博昭『宗教に揺れるアメリカ』日本評論社、二〇〇二年。

――「宗教的保守勢力とブッシュ政権」久保文明編『G. W. ブッシュ政権とアメリカの保守勢力―共和党の分析―』日本国際問題研究所、二〇〇三年。

早川純貴、内海麻利、田丸大、大山礼子『政策過程論―「政策科学」への招待』学陽書房、二〇〇四年。

平川秀幸「科学技術と市民的自由：参加型テクノロジーアセスメントとサイエンスショップ」『科学技術社会論研究』第一号、二〇〇二年。

広井良典『アメリカの医療政策と日本―科学・文化・経済のインターフェイス』勁草書房、一九九二年。

――「医療制度―マネジドケアを中心に―」藤田伍一、塩野谷祐一編『先進諸国の社会保障：アメリカ』東京大学出版会、二〇〇〇年。

――『生命の政治学―福祉国家・エコロジー・生命倫理』岩波書店、二〇〇三年。

――『脱「ア」入欧―アメリカは本当に「自由」の国か』NTT出版、二〇〇四年。

広井良典編『医療改革とマネジドケア―選択と競争原理の導入』東洋経済新報社、一九九九年。

広井良典、印南一路『アメリカにおける医学・生命科学研究開発政策と日本の課題報告書―「高齢化日本」の新たな科学技術政策―』財団法人医療経済研究機構、一九九六年。

藤垣裕子「科学政策論―科学と公共性―」金森修・中島秀人『科学論の現在』勁草書房、二〇〇二年。

――『専門知と公共性―科学技術社会論の構築に向けて―』東京大学出版会、二〇〇三年。

堀真奈美、印南一路「米国医療におけるアカウンタビリティーの概念と動向」『会計検査研究』二三号、二〇〇一年三月。

宮田由紀夫『アメリカの産学連携―日本は何を学ぶべきか』東洋経済新報社、二〇〇二年。

村上陽一郎「科学者のアカウンタビリティ」『化学』52(2)、一九九七年。

――『科学の現在を問う』講談社現代新書、二〇〇〇年。

李啓充『アメリカ医療の光と影―医療過誤防止からマネジドケアまで』医学書院、二〇〇〇年。

――『市場原理が医療を滅ぼす―アメリカの失敗』医学書院、二〇〇四年。

## その他の主要な参考雑誌・新聞

*American Medical News.*
*Biotechnology Newswatch.*
*Chronicle of Higher Education.*
*Congressional Digest.*
*Congressional Quarterly Almanac.*
*Congressional Quarterly Weekly Report.*
*CQ Weekly.*
*Gene Therapy Weekly.*
*Health Affairs.*

*Journal of American Medical Association.*

*Lancet.*

*Medical Industry Today.*

*Modern Healthcare.*

*National Journal.*

*National Underwriter.*

*Nature.*

*New England Journal of Medicine.*

*New York Times.*

*Newsweek.*

*Science.*

*Stem Cell Week.*

*U. S. News & World Report.*

*Wall Street Journal.*

*Washington Post.*

# 索　引

**か行**

## さ行

### た行

**な行**

## は行

**ま行**

## や行



## ら行

**わ行**

天野拓（あまの・たく）
慶應義塾大学法学部非常勤講師
1971年生まれ。慶應義塾大学大学院法学研究科博士課程修了。博士（法学）。専攻は現代アメリカ政治、医療政策。
主要著作に、「現代アメリカにおける医学研究政策と科学者コミュニティ」、『法学政治学論究』第62号（2004年9月）、「現代アメリカにおけるクローン研究規制をめぐる政治過程」、『法学政治学論究』第66号（2005年9月）、「クリントン政権の国民皆医療保険改革をめぐる政治過程」『法学政治学論究』第67号（2005年12月）など。

現代アメリカの医療政策と専門家集団

2006年7月1日　初版第1刷発行

著　者――――天野拓
発行者――――坂上弘
発行所――――慶應義塾大学出版会株式会社
〒108-8346　東京都港区三田2-19-30
TEL〔編集部〕03-3451-0931
〔営業部〕03-3451-3584〈ご注文〉
〔　〃　〕03-3451-6926
FAX〔営業部〕03-3451-3122
振替　00190-8-155497
URL　http://www.keio-up.co.jp/
装　幀――――渡辺澪子
印刷・製本――萩原印刷株式会社
カバー印刷――株式会社太平印刷社


Printed in Japan ISBN 4-7664-1284-2